T. Hasenberg, T. Hilberg (Hrsg.)

**Bewegungstherapie bei Adipositas und metabolischem Syndrom**

Till Hasenberg, Thomas Hilberg (Hrsg.)

# Bewegungstherapie bei Adipositas und metabolischem Syndrom

**Mit Beiträgen von:**
Ali Canbay, Bochum; Barbara König, Oberhausen; Pia Wittlage, Holtheim

ELSEVIER

Elsevier GmbH, Bernhard-Wicki-Str. 5, 80636 München, Deutschland
Wir freuen uns über Ihr Feedback und Ihre Anregungen an kundendienst@elsevier.com

ISBN 978-3-437-23026-4
eISBN 978-3-437-05049-7



1. Auflage 2024


Die medizinischen Wissenschaften unterliegen einem sehr schnellen Wissenszuwachs. Der stetige Wandel von Methoden, Wirkstoffen und Erkenntnissen ist allen an diesem Werk Beteiligten bewusst. Sowohl der Verlag als auch die Autorinnen und Autoren und alle, die an der Entstehung dieses Werkes beteiligt waren, haben große Sorgfalt darauf verwandt, dass die Angaben zu Methoden, Anweisungen, Produkten, Anwendungen oder Konzepten dem aktuellen Wissensstand zum Zeitpunkt der Fertigstellung des Werkes entsprechen.
Der Verlag kann jedoch keine Gewähr für Angaben zu Dosierung und Applikationsformen übernehmen. Es sollte stets eine unabhängige und sorgfältige Überprüfung von Diagnosen und Arzneimitteldosierungen sowie möglicher Kontraindikationen erfolgen. Jede Dosierung oder Applikation liegt in der Verantwortung der Anwenderin oder des Anwenders. Die Elsevier GmbH, die Autorinnen und Autoren und alle, die an der Entstehung des Werkes mitgewirkt haben, können keinerlei Haftung in Bezug auf jegliche Verletzung und/oder Schäden an Personen oder Eigentum, im Rahmen von Produkthaftung, Fahrlässigkeit oder anderweitig übernehmen.

**Für die Vollständigkeit und Auswahl der aufgeführten Medikamente übernimmt der Verlag keine Gewähr.**
Geschützte Warennamen (Warenzeichen) werden in der Regel besonders kenntlich gemacht (®). Aus dem Fehlen eines solchen Hinweises kann jedoch nicht automatisch geschlossen werden, dass es sich um einen freien Warennamen handelt.

**Bibliografische Information der Deutschen Nationalbibliothek**
Die Deutsche Nationalbibliothek verzeichnet diese Publikation in der Deutschen Nationalbibliografie; detaillierte bibliografische Daten sind im Internet über https://www.dnb.de abrufbar.

24 25 26 27 28 5 4 3 2 1



In ihren Veröffentlichungen verfolgt die Elsevier GmbH das Ziel, genderneutrale Formulierungen für Personengruppen zu verwenden. Um jedoch den Textfluss nicht zu stören sowie die gestalterische Freiheit nicht einzuschränken, wurden bisweilen Kompromisse eingegangen. Selbstverständlich sind **immer alle Geschlechter** gemeint.

Planung: Dr. Barbara Schweighofer, München
Projektmanagement: Ulrike Schmidt, München
Redaktion: Christel Hämmerle, München
Herstellung: Der Buchmacher, Arthur Lenner, Windach
Satz: STRAIVE, Puducherry/Indien
Druck und Bindung: EGEDSA, Sabadell (Barcelona)/Spanien
Umschlaggestaltung: SpieszDesign, Neu-Ulm
Titelfotografie: Werner Krüper, Steinhagen

Aktuelle Informationen finden Sie im Internet unter www.elsevier.de

# Vorwort

Übergewicht, Adipositas und metabolisches Syndrom sind nicht nur Risikofaktoren für weitere Erkrankungen, sondern stellen selbst eigene Krankheitsbilder dar, die multifaktoriell beeinflusst werden. Dies hat die Weltgesundheitsorganisation (WHO) bereits vor fast einem Vierteljahrhundert festgestellt, als sie die Adipositas als Krankheit beschrieb, die durch eine abnorme exzessivere Fettakkumulation die Gesundheit negativ beeinflusst.

Auch wenn mehr als die Hälfte aller Erwachsenen in westlichen Industrienationen unter diesen nicht zu übersehenden Erkrankungen leiden, sehen sich die Betroffenen häufig mit stigmatisierenden und unwissenschaftlichen Vorstellungen zur Krankheitsursache und Therapiemöglichkeiten konfrontiert.

Die Formeln „FdH – (Fr)iss die Hälfte“ und „Beweg dich einfach mehr“, sind zwar leicht gesagt, spiegeln allerdings nicht im Entferntesten die aktuellen wissenschaftlichen Erkenntnisse zu einer nachhaltigen und leitlinienegerechten Adipositastherapie wider. Obwohl der Fokus mitunter auf modernen adipositaschirurgischen Eingriffen und medikamentösen Therapieoptionen liegt, bleibt die Grundlage einer erfolgreichen und langfristigen Gewichtsregulation immer eine Ernährungs- und Bewegungstherapie.

Mit dem vorliegenden Buch *Bewegungstherapie bei Adipositas und metabolischem Syndrom* wollen wir den Blick bezüglich der besonderen Herausforderungen bei diesen Erkrankungen schärfen und gleichzeitig die Behandlungsmöglichkeiten durch die Bewegungs- und Sporttherapie bei übergewichtigen Menschen herausstellen.

Konzeptionell verfolgen wir die Idee, einen „Leitfaden“ für den praktischen Anwender zu schaffen, mit dem man rasch und verständlich den theoretischen Hintergrund der Adipositas und des metabolischen Syndroms sowie der Therapieoptionen erfasst und – viel wichtiger – direkt praktische Empfehlungen für entsprechende bewegungs- und sporttherapeutische Angebote gewinnen kann.

Dieses – im deutschsprachigen Raum – bislang noch nicht existente Buch richtet sich daher nicht nur an Ärzte, Physiotherapeuten und Sportwissenschaftler, sondern auch an Lehrer, Trainer und Übungsleiter, die in Schulen und Vereinen ihren Beitrag zur Prävention und Therapie der Adipositas leisten wollen.

*Oberhausen, Velbert und Wuppertal, im März 2024*
Till Hasenberg & Thomas Hilberg

# Fehler gefunden?

https://else4.de/978-3-437-23026-4

An unsere Inhalte haben wir sehr hohe Ansprüche. Trotz aller Sorgfalt kann es jedoch passieren, dass sich ein Fehler einschleicht oder fachlich-inhaltliche Aktualisierungen notwendig geworden sind.

Sobald ein relevanter Fehler entdeckt wird, stellen wir eine Korrektur zur Verfügung. Mit diesem QR-Code gelingt der schnelle Zugriff.

Wir sind dankbar für jeden Hinweis, der uns hilft, dieses Werk zu verbessern. Bitte richten Sie Ihre Anregungen, Lob und Kritik an folgende E-Mail-Adresse: kundendienst@elsevier.com

## Abbildungsnachweis

Der Verweis auf die jeweilige Abbildungsquelle befindet sich bei allen Abbildungen im Werk am Ende des Legendentextes in eckigen Klammern. Alle nicht besonders gekennzeichneten Grafiken und Abbildungen © Elsevier GmbH, München.

**E1255** Petok WD ,Marcell AV. Psychological and Medical Perspectives on Fertility Care and Sexual Health. Elsevier, 2022

**E1264** Baumeister A. Denkmäler des klassischen Altertums zur Erläuterung des Lebens der Griechen und Römer in Religion, Kunst und Sitte : [3 Bde] Walter de Gruyter and Company, 2019

**E1265** Bischoff SC. Adipositas: Neue Forschungserkenntnisse und klinische Praxis, Berlin, Boston: De Gruyter, 2018

**E1266** Wildman REC, Medeiros DM. Advanced Human Nutrition. CRC Press: Bocaq Raton, 1999

**F832-003** Hasenberg T, König B. Adipositas aus viszeralonkologischer Perspektive. Zentralbl Chir. 2022; 147 (6): 574–583

**H109-002** Hasenberg T, König B. Die Adipositastherapie in der Hausarztpraxis. MMW Fortschr Med. 2022; 164 (14): 58-61

**H180-004** Angrisani L, Santonicola A, Iovino P et al. Surgery Survey 2018: Similarities and Disparities Among the 5 IFSO Chapters. Obes Surg. 2021;31 (5): 1937–1948

**H369-001** Landi F, Calvani R, Picca A et al. Body Mass Index is Strongly Associated with Hypertension: Results from the Longevity Check-up 7+ Study. Nutrients. 2018; 10 (12): 1976.

**H370-001** Knaggs HE. Essentials of exercise physiology. Baltimore: Lippincott, Williams & Wilkins, 2002

**K157** Werner Krüper, Steinhagen

**L143** Heike Hübner, Berlin

**L190** Gerda Raichle, Ulm

**M1307** Prof. Dr. Till Hasenberg, Niederberg

# Abkürzungen

| | |
|---|---|
| **Art.** | Arteria |
| **BDEM** | Bundesverband Deutscher Ernährungsmediziner |
| **BMI** | Body-Mass-Index |
| **BPD-DS** | biliopankreatische Diversion mit Duodenal Switch |
| **BWS** | Brustwirbelsäule |
| **bzw.** | beziehungsweise |
| **COPD** | Chronic Obstructive Pulmonary Disease (chronisch-obstruktive Lungenerkrankung) |
| **CRP** | C-reaktives Protein |
| **d. h.** | das heißt |
| **DGE** | Deutsche Gesellschaft für Ernährung |
| **EBMIL** | Excess-BMI-loss |
| **EHIS** | European Health Interview Survey |
| **EOSS** | Edmonton Obesity Staging System |
| **ERV** | exspiratorisches Reservevolumen |
| **evtl.** | eventuell |
| **EWL** | Excess-weight-loss |
| **FFA** | Freie Fettsäuren (free fatty acids) |
| **FRC** | funktionelle Restkapazität |
| **GERD** | gastroösophageale Refluxkrankheit |
| **ggf.** | gegebenenfalls |
| **GLP-1** | Glucagon-like peptide-1 |
| **Hb** | Hämoglobin |
| **HCC** | hepatozelluläres Karzinom |
| **HDL** | High Density Lipoprotein |
| **HFpEF** | Herzinsuffizienz mit erhaltener Ejektionsfraktion |
| **ICO** | Index of Central Obesity |
| **KHK** | koronare Herzkrankheit |
| **LDL** | Low Density Lipoprotein |
| **MASH** | Metabolic dysfunction-associated steatohepatitis |
| **MASLD** | Metabolic dysfunction-associated steatotic liver disease |
| **max.** | maximal |
| **metS** | Metabolisches Syndron |
| **Min.** | Minuten |
| **mind.** | mindestens |
| **NAFLD** | Nicht alkoholische Fettleber |
| **NASH** | Nicht alkoholische Fettleberhepatitis |
| **NHANES** | National Health and Nutrition Examination Surveys |
| **OAGB** | Omega-Loop-Bypass |
| **OSAS** | obstruktives Schlafapnoe-Syndrom |
| **PAI-1** | Plasminogen-Aktivator Inhibitor 1 |
| **Reha** | Rehabilitation |
| **s. c.** | subkutan |
| **u. a.** | und andere, unter anderem |
| **u. U.** | unter Umständen |
| **UFP** | ultra-verarbeitete Lebensmittel |
| **v. a.** | vor allem |
| **VDD** | Verband der Diätassistenten |
| **VFED** | Verband für Ernährung und Diätetik |
| **WHR** | Waist-to-Hip Ratio |
| **WHtR** | Waist-to-Height Ratio |
| **z. B.** | zum Beispiel, beispielsweise |

# Inhaltsverzeichnis

KAPITEL

# 1 Adipositas: Klinik, Ätiologie, Pathophysiologie und Diagnostik

## 1.1 Klinik
Till Hasenberg

**MERKE**
**Übergewicht:** (Präadipositas): Body-Mass-Index bei Erwachsenen 25–29,9 kg/m², bei Kindern und Jugendlichen in der 90.–97. alters- und geschlechtsspezifischen Perzentile.
**Adipositas** (krankhaftes Übergewicht): Body-Mass-Index bei Erwachsenen ≥ 30 kg/m², bei Kindern und Jugendlichen über der 97. alters- und geschlechtsspezifischen Perzentile.

Unter Adipositas wird eine der Gesundheit abträgliche Vermehrung des Fettgewebes verstanden. Hierbei ist das reine Körpergewicht kein verlässliches Kriterium der Gesundheitsschädlichkeit, da auch die Fettverteilung, der ethnische Hintergrund, Begleitkrankheiten sowie das Manifestationsalter der Adipositas die Morbidität entscheidend beeinflussen. Das augenscheinlichste und oft stigmabesetzte Symptom der Adipositas ist eine Veränderung des Erscheinungsbilds der Person.

Krankheitsdefinierend und relevant sind jedoch die durch Übergewicht und Adipositas verursachten oder begünstigten Begleit- und Folgeerkrankungen. Nahezu jedes Organsystem kann davon betroffen sein (➢ Kap. 2). Das Risiko, darunter zu leiden, steigt mit zunehmendem Ausmaß der Adipositas (➢ 1.5.1).

Neben diesen somatischen Folgen führen Übergewicht und Adipositas nicht selten auch zu sozialen, ökonomischen und psychologischen Problemen. Adipöse Menschen sind häufig mit stigmatisierenden Vorurteilen konfrontiert, die alle Lebensbereiche umfassen und zu privaten aber auch insbesondere beruflichen Nachteilen führen können.

## 1.2 Adipositas – eine Pandemie
Till Hasenberg

### 1.2.1 Medizinhistorische Aspekte

Eine der ersten figürlichen Darstellungen der Adipositas stellt die Venus von Willendorf dar, die am 7. August 1908 bei Bauarbeiten vom Archäologen Josef Szombathy gefundene wurde (➢ Abb. 1.1). Die knapp 11 cm große und ca. 30.000 Jahre alte Plastik zeigt eine massiv adipöse Frau und belegt eindrucksvoll, dass die Adipositas kein Phänomen der Moderne ist [1].

Auch in antiken medizinischen Schriften findet sich das Thema Adipositas. Wobei die medizinische Betrachtung meistens mit einer mitunter negativen gesellschaftlichen und kulturellen Bewertung der „Fettleibigkeit“ einhergeht. Diese antiken Beobachtungen beschreiben teilweise schon Adipositas-assoziierte Komorbiditäten zutreffend, wobei die pathophysiologischen Erklärungsmuster nicht unserem heutigen Wissensstand entsprechen. So führen z. B. die hippokratischen Schriften über die Skythen recht ausschweifend aus, dass adipöse Frauen häufiger unter Zyklusstörungen und einer eingeschränkten Fertilität leiden [2], ursächlich seien hierfür die „trägen und fetten Leiber“, die „kalt und schlaff“ seien.

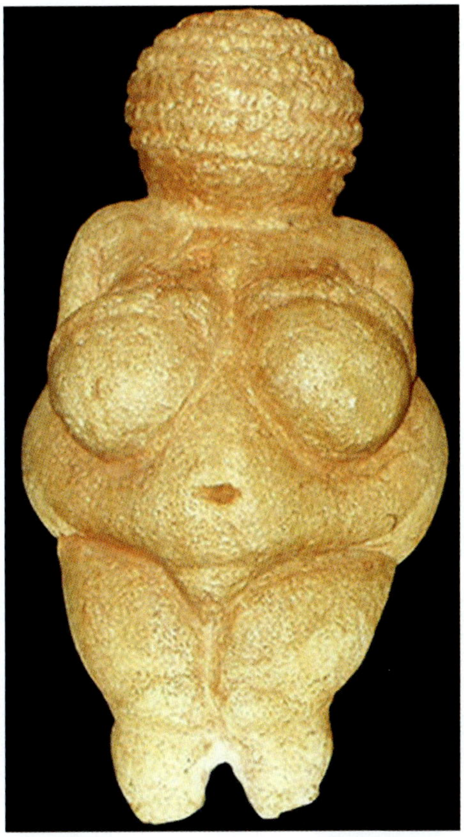

**Abb. 1.1** Venus von Willendorf aus [1]. [E1255]

Das erste medizinische Lehrbuch zum Thema Adipositas verfasste 1727 der englische Arzt Thomas Short. Hier lohnt sich ein Blick in das Vorwort: „*I believe no age did ever afford more instances of corpulency than our own*“. Eine Einschätzung, die in den vergangenen knapp 300 Jahren nichts an ihrer Aktualität verloren hat [3].

Und trotzdem hat es noch bis zum Jahr 2000 gedauert, bis die Weltgesundheitsorganisation die Krankheit „Adipositas“ als einen Zustand abnormer exzessiver Fettakkumulation in einem Umfang, in dem die Gesundheit negativ beeinflusst wird, definiert hat [4].

**MERKE**

Adipositas ist ein Zustand abnormer exzessiver Fettakkumulation in einem Umfang, in dem die Gesundheit negativ beeinflusst wird.

### 1.2.2 Prävalenz

Die Zahl adipöser Menschen ist mittlerweile weltweit so dramatisch gestiegen, dass es im Jahr 2016 erstmal in der Menschheitsgeschichte mehr übergewichtige als untergewichtige Menschen gab.

Eine aktuelle Übersichtsanalyse zeigte für 200 Länder ein weltweites Ansteigen der **Adipositasprävalenz** bei Männern (BMI > 30 kg/m$^2$) von 3,2 % im Jahre 1975 auf 10,8 % im Jahr 2014 und von 6,4 % (1975) auf 14,9 % bei Frauen. Die weltweite Prävalenz der morbiden Adipositas (BMI ≥ 40 kg/m$^2$) betrug im Jahr 2014 bei Männern 0,6 % und bei Frauen 1,6 % [5].

Daten des European Health Interview Survey (EHIS) 2 weisen ebenfalls auf einen deutlichen Anstieg der Adipositasprävalenz hin. Diese Untersuchung, die im Rahmen der zweiten EHIS-Welle zwischen 2013 und 2015 in 28 EU-Staaten erfolgte, zeigte, dass europaweit 15,8 % der erwachsenen Frauen und 17,2 % der Männer adipös (BMI > 30 kg/m$^2$) waren (➤ Abb. 1.2). Für Deutschland zeigte diese Untersuchung sogar eine Adipositas-Prävalenz (BMI > 30 kg/m$^2$) von 16,6 % bei den Frauen und 18,6 % bei den Männern [6].

## 1.3 Ätiologie

Till Hasenberg

Der erste Hauptsatz der Thermodynamik besagt, dass Energieformen ineinander umwandelbar sind, aber nicht gebildet bzw. vernichtet werden können [7]. Dies gilt selbstverständlich auch für den menschlichen Organismus, der seine gesamte Energie aus aufgenommenen Nahrungsmitteln und Getränken gewinnt, diese als energiereiche Moleküle speichert und im Rahmen des **Gesamtenergieumsatzes** verbraucht.

Der Gesamt-Energieverbrauch besteht aus drei Komponenten, aus

- dem Ruheumsatz,
- dem aktivitätsbezogenen Energieverbrauch und der
- diätinduzierten Thermogenese [8].

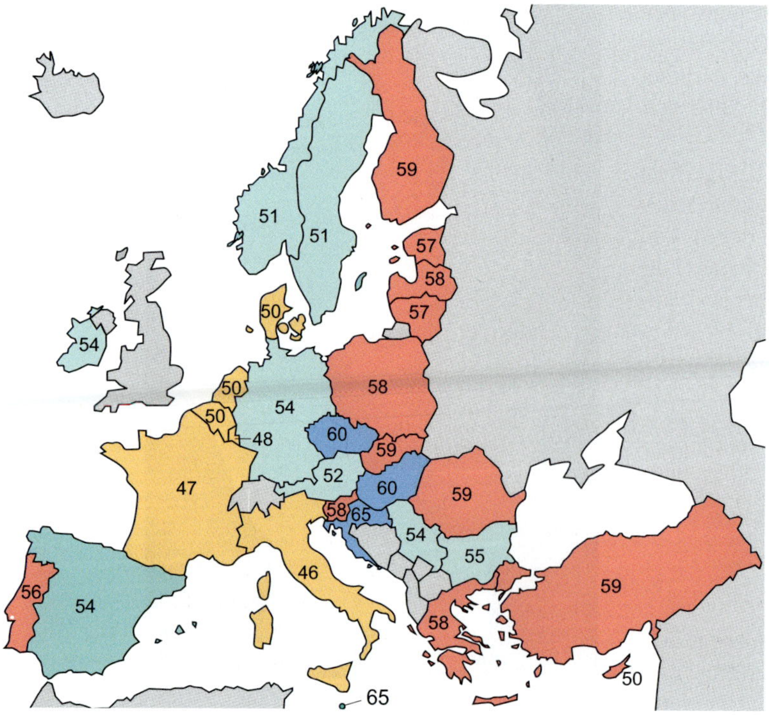


**Abb. 1.2** Prozentualer Anteil übergewichtiger Erwachsener (BMI > 25 kg/m$^2$) in Europa im Jahr 2019. [L143]

Der **Ruhe**- oder **Grundumsatz** trägt dabei mit ca. 70 % zum Gesamtenergieumsatz bei und wird vom Anteil des metabolisch aktiven Gewebes bestimmt. Dieser Anteil wird hauptsächlich durch das Alter, das Geschlecht, die Muskelmasse und das Körpergewicht determiniert und ist weitestgehend unbeeinflussbar [9]. Schon beim Ruheumsatz konnten relevante genetische Aspekte beschrieben wurden, so haben Zwillingsstudien belegt, dass der Ruheumsatz zu gut 40 % genetisch vorgegeben ist [10].

Im Idealfall gleichen sich **Energiezufuhr** und die Summe des **Energieverbrauchs** aus. Wenn jedoch die Energiezufuhr den Energieverbrauch übersteigt, werden 60–80 % des Energieüberschusses als Fett gespeichert [9]. Die so verursachte Adipositas gilt heute als multifaktorielle, chronische Erkrankung. Wobei ursächlich eine **Positivierung** der **Energiebilanz** angesehen werden muss.

**MERKE**

Die Positivierung der Energiebilanz ist Folge einer Kombination aus hyperenergetischer Ernährung und körperlicher (auch zunehmend beruflicher) Inaktivität. Das Zusammenspiel dieser externen Faktoren mit einer genetischen Prädisposition der Patienten aber auch psychologischen Faktoren, kann zu einer anhaltenden Gewichtszunahme führen.

**STUDIEN**

Eine eindrucksvolle Analyse bieten Blacklow et al., die retrospektiv über einen Zeitraum von 100 Jahren die Lebenserwartung und die Todesursachen von Harvard-Absolventen der Abschlussjahre 1905, 1955 und 2005 verglichen haben [14]. Lag die Lebenserwartung der 1905er-Jahre-Absolventen bei ihrer Geburt (ca. 1883) bei Männern bei 41,7 Jahren und bei Frauen bei 43,5 Jahren, so stieg diese bis zu ihrem 50-jährigen Klassentreffen 1955 auf 60,3 bzw. 62,2 Jahre. Die Lebenserwartung der 100 Jahre später geborenen Absolventen des Abschlussjahrgangs 2005 lag bei der Geburt (ca. 1983) bei Männern mit 71,6 Jahren gut 30 Jahre höher und bei Frauen sogar 34 Jahre höher. Diese Werte stiegen sogar bis zum Jahr 2005 auf 78 Jahre bzw. 83 Jahre.

Eine Erklärung kann u. a. in den Todesursachenstatistiken gefunden werden, die den medizinischen Fortschritt der letzten 100 Jahren verdeutlichen. Waren im Jahr 1905 neben kardiovaskulären und renalen Erkrankungen, Infektionskrankheiten die Haupttodesursache in den sich entwickelnden Industrienationen, so führten nicht zuletzt die medizinischen Entwicklungen zur weitestgehend Kontrolle dieser Krankheiten. Tuberkulose, Influenza, Pneumonien und viele andere Infektionskrankheiten wurden von malignen Erkrankungen aber auch sog. Lifestyle- oder Zivilisationskrankheiten wie kardio- und zerebrovaskulären Erkrankungen oder Diabetes mellitus verdrängt: Dies sind Erkrankungen, die mittel- bzw. unmittelbar mit dem Ernährungsstatus, Übergewicht und Adipositas vergesellschaftet sind [8].

### 1.3.1 Energiezufuhr und Bewegungsumsatz

Energieaufnahme und -verbrauch sollten grundsätzlich ausgeglichen sein und stehen unter der Kontrolle komplexer Systeme, die das Essverhalten regulieren [11]. Diese Systeme verknüpfen sowohl zentralnervöse als auch periphere Signalen, die Informationen über den Ernährungszustand verarbeiten [12].

Die komplexe **Regulation** der **Nahrungsaufnahme** wird auch als homöostatisch-hedonistischer Weg bezeichnet [13].

- Der **homöostatische Weg,** bei dem der Hypothalamus und der Hirnstamm wichtige anatomische Strukturen darstellen, stimuliert das Essverhalten. Hier werden zentrale und periphere Signale integriert, die u. a. die Magen-Darm-Hormone, Insulin, Leptin und vagale Afferenzen umfassen. So werden Hungergefühle aber auch Sättigung vermittelt und die Nahrungsaufnahme entsprechend angepasst.
- Mit dem **hedonistischen** oder **belohnungsbasierten Weg** steht eine weitere Kontrollebene zur Verfügung, die durch motivationale Aspekte der Nahrungsaufnahme das homöostatische System ergänzt [13].

Die aktuelle Entwicklung von Adipositas und Übergewicht müssen vor dem Hintergrund der alle Lebensbereiche umfassenden Veränderungen betrachtet werden, die in den letzten 150 Jahren das Leben der Menschen nachhaltig beeinflusst haben.

#### Lebensmittelindustrie und ihre Produkte

Diese Entwicklung wurde durch die zunehmende Automatisierung und Industrialisierung aller Lebensbereiche, insbesondere hinsichtlich der Herstellung, Verfügbarkeit und Zusammensetzung von Nahrungsmitteln, beeinflusst. Bis in das vorindustrielle Zeitalter war die Nahrungsmittelproduktion handwerklich geprägt und weitestgehend abhängig von den lokalen Gegebenheiten. Die zunehmende **Technisierung in der Landwirtschaft** beginnend im späten 19. Jahrhundert, zusammen mit der Etablierung neuer Methoden zur **Haltbarmachung von Lebensmitteln** (Erfindung von Konserven und Kühlung) und **beschleunigten Transportwegen,** ermöglichten eine arbeitsteilige und zuverlässige Nahrungsmittelversorgung großer Bevölkerungsteile.

Eine weitere, wenn auch umstrittene Weiterentwicklung in der Nahrungsmittelproduktion war die zunehmende Verbreitung der sog. **ultra-verarbeiteten Lebensmittel (UFPs),** also die weitestgehend industrielle Herstellung verzehrfertiger Produkte, wie z. B. Erfrischungsgetränken, Süßwaren, Tiefkühlprodukten, aber auch herzhafter und süßer Snacks [15]. Diese Entwicklung hat dazu geführt, dass die heute global verbreiteten Ernährungsformen, aber auch die alltäglich konsumierten Lebensmittel sich erheblich von der vorindustriellen Ernährung unterscheiden. Insbesondere der Zucker und Salzgehalt, aber auch die Makronährstoffzusammensetzung und die Mikronährstoffdichte haben sich grundlegend geändert [16].

Dieser – in vielen Teilen der Welt – für annähernd alle Bevölkerungsschichten unbeschränkte Zugang zu preiswerten Nahrungsmitteln, die eine hohe Energiedichte aufweisen, hat zu einer deutlichen **Steigerung** der **Energiezufuhr** geführt. Dies belegen Daten der National Health and Nutrition Examination Surveys (NHANES) 1 bis 4, die in den Jahren 1971 bis 2000 durchgeführt wurde.

**MERKE**

Die durchschnittliche Kalorienaufnahme ist bei erwachsenen US-Amerikanern von 2450 kcal (1971) auf 2618 kcal (2000) und bei Frauen von 1542 kcal auf 1798 kcal angestiegen, wobei der prozentuale Anteil an Kalorien aus Kohlenhydraten in 39 Jahren von 42 % auf 49 % zugenommen hat [17].

### Bewegungsarmut

Neben dieser stetig zunehmenden Energiezufuhr hat sich der einzig wirklich beeinflussbare Parameter des Gesamtenergieumsatzes, der **Bewegungsumsatz,** ebenfalls **verändert.** Dies lag zum einen in nachhaltigen Veränderungen in der Arbeitswelt mit einer Verdrängung schwerer körperlicher Arbeit, aber auch in einer zunehmenden Verbreitung technischer Gebrauchsartikel und der Unterhaltungselektronik, die auch im häuslichen Umfeld die Notwendigkeit körperlicher Aktivität immer weiter reduzierte. Daten aus den USA belegen dies eindrücklich.

- Lag in den USA der wöchentliche Anteil einer stoffwechselwirksamen körperlichen Aktivität (z. B. Beruf, Sport, Haushalt) im Jahr 1965 bei 235 Stunden, so reduzierte sich deren Anteil bis 2008 um mehr als 30 %.
- Für das Jahr 2030 wird eine weitere Reduktion von gut 50 % prognostiziert.

Es verwundert daher nicht, dass diese Veränderungen nicht erst in den letzten Jahrzenten einen nachhaltigen Effekt auf die Gesundheit und das Gewicht der Menschen hatten, sondern schon viel früher im Rahmen der epochalen Veränderungen einer industrialisierten und zunehmend globalisierten Welt beobachtet werden konnten.

**STUDIEN**

Komlos und Brabec konnten anhand der Auswertung von Größen- und Gewichtsangaben, die im Rahmen der Rekrutierung von Kadetten der US-Armee erfasst wurden, aufzeigen, dass in einem Zeitraum von 150 Jahren der durchschnittliche Body-Mass-Index (BMI) von knapp unter 20 kg/m² bei den Geburtsjahrgängen 1850–1879 auf knapp über 24 kg/m² bei den Geburtsjahrgängen 1980 angestiegen ist (➤ Abb. 1.3) [19, 20].
Dieser BMI-Anstieg zeigte allerdings keinen kontinuierlichen Verlauf, sondern war geprägt von zwei BMI-Sprüngen. Als Erklärung führen Komlos und Brabec aus, dass die Geburtsjahrgänge ab 1929 die ersten gewesen seien, bei denen eine gesellschaftsweite Verbreitung von Massentransportmitteln wie dem Automobil, aber auch die Einführung des Radios, praktisch als erstes „Multimedia-Device" erfolgte. Der zweite deutliche BMI-Schritt ab den 1950er-Jahren spiegeln demnach die Einführung und schnelle Verbreitung des Fernsehens und später vieler weiterer Unterhaltungsmedien und der Fast-Food-Kultur wider [19, 20].

## 1.3.2 Genetische, epigenetische und psychische Faktoren

Obwohl die gesamte Bevölkerung von diesen durchgreifenden Lebensstilveränderungen, aber auch durch die medizinischen Innovationen beeinflusst sind oder waren, entwickeln nicht alle gleichermaßen eine Adipositas, was den individuellen Einfluss weiterer Faktoren nahelegt.

Umfangreiche Zwillings-, Familien und Adoptionsstudien legen die Annahmen nahe, dass für die Entwicklung einer Adipositas erbliche Faktoren mitverantwortlich –, wenn nicht sogar hauptverantwortlich sind. So liegen die Schätzungen

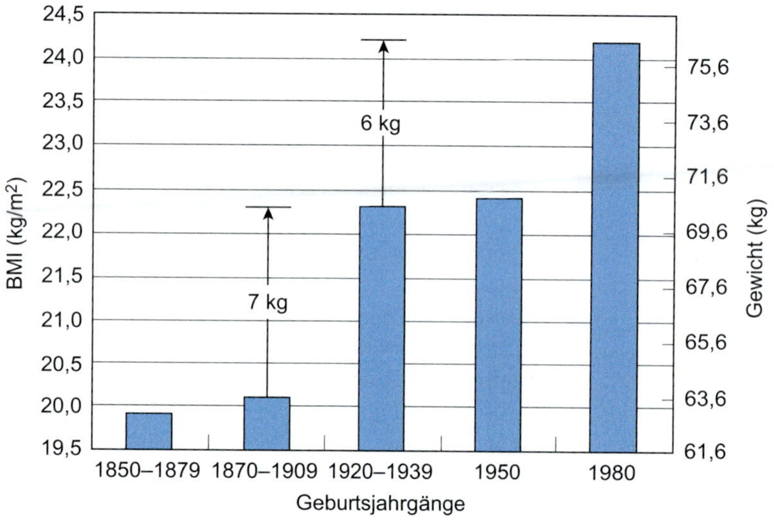


**Abb. 1.3** BMI-Verlauf über 150 Jahre bei 18-jährigen US-Kadetten nach [20]. [L143]

zum Anteil **genetischer Faktoren** bei der Pathogenese der Adipositas zwischen **40** und **70 %** [21].

### Monogenetische oder syndromale Adipositasformen

Auch wenn davon ausgegangen werden kann, dass genetische Faktoren in der Pathogenese der Adipositas eine herausragende Stellung einnehmen, finden sich selbst bei pädiatrischen Adipositaspatienten **monogenetische** oder **syndromale Ursachen** bei weniger als 10 % aller betroffenen Kinder [22]. Im Gegensatz zu den monogenetischen Adipositasformen, bei denen häufig der sog. Leptin-Melanocortin-Signalweg involviert ist und somit die Regulation der Energiehomöostase im Hypothalamus beeinflusst wird, sind syndromische Adipositasformen seltene genetische Erkrankungen. Letztere zeichnen sich durch einen frühkindlichen Beginn von Essstörungen (Hyperphagie, Esssucht) aus und gehen mit neurologischen Entwicklungsstörungen (z. B. verzögerte motorische oder intellektuelle Entwicklung) und/oder Organmalformationen einher.

- **Monogenetische Adipositasformen,** die durch einzelne Gendefekte hervorgerufen werden, sind selten und spielen in der klinischen Praxis, insbesondere bei erwachsenen Adipositaspatienten, eine untergeordnete Rolle. Die häufigste bekannte Ursache einer monogenen Adipositas stellt eine Defizienz des Melanocortin-4-Rezeptors (MC4R) dar, die durch Varianten im MC4R-Gen hervorgerufen wird. Klinisch fallen die betroffenen Kinder frühzeitig durch eine ausgeprägter Hyperphagie mit einer konsekutiven hochgradigen Adipositas auf.
- Ebenso selten werden **syndromische Adipositasformen** beobachtet. Unter syndromalen Erkrankungen versteht man komplexe Krankheitsbilder, die durch das gemeinsame Auftreten bestimmter charakteristischer Merkmale – häufig durch angeborene Störungen der körperlichen und/oder geistigen Entwicklung – gekennzeichnet sind. Das **Prader-Willi-Syndrom** als häufigste syndromische Adipositasform zeichnet sich klinisch durch eine schon im frühen Kindesalter bestehende Hyperphagie mit fehlendem Sättigungsgefühl aus. Dies führt schon frühzeitig zur Entwicklung einer Adipositas. Darüber hinaus kann eine leichte bis mäßige mentale Retardierung vorliegen, hinzu kommen in unterschiedlicher Ausprägung Sprachentwicklungsstörungen, Lernschwierigkeiten und andere Verhaltensauffälligkeiten wie Sturheit, Wutanfälle und Schlafstörungen. Es können aber auch charakteristische körperlicher Merkmale mit faszialen Auffälligkeiten und endokrinen Störungen beobachtet werden.

### Polygenetische Faktoren

Bei mehr als 95 % aller Adipositasformen muss man daher vielmehr von polygenetischen Mechanismen ausgehen, die das Ergebnis einer **komplexen Interaktion** zahlreicher **Genvarianten** ist, bei der die jeweiligen Einzelvariante erst in der Summe und im Kontext der bereits erwähnten, externer Faktoren zu einem erhöhten Körpergewicht führen [23].

### Epigenetische Faktoren

Zunehmend werden in diesem Kontext auch epigenetische **prä-** und **postnatale Effekte** diskutiert, die Menschen unterschiedlich vulnerabel für die Entwicklung einer Adipositas machen [9, 24]. Ein eindrucksvolles Beispiel für die prä- und postnatalen Effekte auf das lebenslange Adipositasrisiko, aber auch weiterer chronisch degenerativer Erkrankungen war der „Hongerwinter" oder die Niederländische Hungersnot im Winter 1944/45. Diese Hungerkatastrophe war die Folge einer durch die deutschen Besatzungstruppen angeordneten Reduktion der Nahrungsrationen auf 400–800 kcal pro Tag. Zahlreiche retrospektive Analyse zeigten, dass die Nachkommen von Frauen, die während der frühen Schwangerschaft dieser Energierestriktion ausgesetzt waren, zwar ein normales Geburtsgewicht aufwiesen, ihr lebenslanges Risiko für kardiovaskuläre Erkrankungen, Malignome und insbesondere Adipositas aber deutlich erhöht war [25].

### Psychische Faktoren

Der Zusammenhang zwischen psychischen Faktoren und dem Körpergewicht ist vielfältig und komplex. Zum einen treten bestimmte psychische Erkrankungen bei Adipositaspatienten signifikant häufiger auf, zum anderen kann die Adipositas selbst und der gesellschaftliche Umgang mit von Adipositas betroffenen Menschen zu erheblichen seelischen Belastungen führen.

Mehrere Metaanalysen konnten wiederholt aufzeigen, dass adipöse Patienten häufiger unter **Depression** [26, 27], **Angststörungen** [28] und **Essstörungen** [29], wie dem Binge-Eating, Grazing, Night Eating oder Problem Eating litten als die Normalbevölkerung.

Gleichsam führt die Diskrepanz zwischen der individuellen Adipositas und dem gesellschaftlich definierten „Schönheitsideal" insbesondere bei Frauen zu einer zunehmenden **Körperunzufriedenheit** [30], was wiederum psychische Probleme wie exzessive Gewichtsabnahmeversuche und Essattacken auslösen kann [31].

## 1.4 Pathophysiologie

Ali Canbay

### 1.4.1 Fettgewebe als hormonaktives Organ

Die heterogene Zusammensetzung des Fettgewebes umfasst neben den Adipozyten, Prä-Adipozyten, mesenchymale Stammzellen, Gefäße und Entzündungszellen (Leukozyten und Granulozyten).

Aktuell sind vier Subgruppen der **Adipozyten** bekannt: weiße-, braune-, beige- und Leptin-produzierende Adipozyten. 95 % des Fettgewebes ist weißes Fettgewebe und kann zwischen 2–70 % des Körpergewichts ausmachen. Es dient v. a. als Energiespeicher. Nur 2 % ist braunes Fettgewebe, das Energie freisetzen kann. Als beiges Fettgewebe werden die Adipozyten des weißen Fettgewebes bezeichnet, die sich zu braunem Fettgewebe differenzieren können. Je nach Gewebeart und Lokalisation exprimieren die Adipozyten unterschiedliche Gene, zeigen einen unterschiedlichen Metabolismus und eine unterschiedliche Kommunikation über Peptide, Lipide und miRNA (mikroRNA). Im subkutanen Fett sind Gene exprimiert, welche die Lipolyse unterdrücken und die Insulinsensitivität steigern und viszeral solche zur Regulation der Adipogenese [32].

Physiologisch führt ein Überangebot an Nahrungslipiden und -kohlenhydraten zu einer **Zunahme** des **Fettgewebes**. Dies geschieht durch Hypertrophie (Wachstum durch Lipidakkumulation) und Hyperplasie (Proliferation und Differenzierung von Prä-Adipozyten). Die beiden Prozesse laufen in den Adipoyzten des subkutanen und viszeralen Fettgewebes gleichzeitig, aber unterschiedlich stark ausgeprägt ab. Dabei ist die Größe der Adipozyten im Omentum majus als Teil des viszeralen Fettgewebes mit dem metabolischen Syndrom assoziiert [33]. Ursache könnte die Nähe dieses viszeralen Fettgewebes zum Splanchnikusgebiet, dem viszeralen Gefäßbaum sein, das über das Pfortadersystem direkt mit der Leber interagiert, ebenso die vermehrte Sekretion von Adipozyten im Gegensatz zum subkutanen Fettgewebe. Die stärkste Assoziation zur Insulinresistenz zeigen jedoch intrahepatische Fetteinlagerungen in Hepatozyten [34].

### 1.4.2 Adipokine

Die Signalmoleküle, die von den Adipozyten produziert werden, heißen Adipokine. Sie haben verschiedene Funktionen und Aufgaben. Die wichtigsten Funktionen umfassen die **Modifikation** der **Signalwege** im **Insulinhaushalt** und die Energiehomöostase. Sie sind erst seit wenigen Jahren Gegenstand der Forschung. Eine Übersicht ist in ➤ Tab. 1.1 abgebildet.

### 1.4.3 Adiponektin

Adiponektin wird im weißem, v. a. im subkutanen und im braunen Fettgewebe produziert und wirkt anti-inflammatorisch

**Tab. 1.1** Übersicht über Adipokine und ihre Wirkungsweise.

| Adipokin/Hepatokin | Wirkung auf den Metabolismus bei Normalgewicht | Zustand bei Übergewicht/Adipositas | Perspektive |
|---|---|---|---|
| **Adiponektin** | • Förderung der Insulinsensitivität in Leber und Muskel<br>• Förderung der Insulinsekretion<br>• Steigert Fettsäureoxidation<br>• Reduziert Inflammation | Verminderte Produktion, hierdurch weniger wirksam | Wird noch nicht routinemäßig bestimmt, erniedrigte Werte könnten frühzeitig metabolische Veränderungen, evtl. sogar NAFLD-Progression anzeigen |
| **Leptin** | • Signalisiert Sättigung im Hypothalamus<br>• Zeigt volle Fettspeicher an<br>• Inhibiert Insulinsekretion | Überproduktion von Leptin, hierdurch Entstehung einer Resistenz | Therapien gegen Leptinresistenz im Anfangsstadium der Entwicklung |
| **Ghrelin** | • Signalisierung von Hunger<br>• Hoch vor, erniedrigt nach Nahrungsaufnahme<br>• Gewichtshomöostase/Energieregulation<br>• Wirkt Depression entgegen | Niedrige Grundproduktion und niedrige Schwankung vor/nach Mahlzeiten | Möglicher Einsatz zum Monitoring nach bariatrischer Chirurgie (hier starke Ghrelinreduktion), sonst kein Einsatz beim metabolischen Syndrom absehbar |
| **Visfatin** | • Produktion vermehrt in viszeralem Fettgewebe<br>• Autokrine/parakrine Wirkung (verstärkte Fetteinlagerung)<br>• Wird auch von β-Zellen produziert und bewirkt Insulinausschüttung | Erhöht, führt vermutlich zu verstärkter Fetteinlagerung in viszeralem Fettgewebe | Widersprüchliche Ergebnisse in unterschiedlichen Modellen, pleiotrope Effekte bedürfen Abklärung durch weitere Studien |
| **Resistin** | Fördert Blutfluss zum Pankreas | Gesteigerte Produktion fördert Insulinresistenz und Glukoseintoleranz | Bisheriger Kenntnisstand zu gering für Prognose |

Tab. 1.1 Übersicht über Adipokine und ihre Wirkungsweise. *(Forts.)*

| Adipokin/Hepatokin | Wirkung auf den Metabolismus bei Normalgewicht | Zustand bei Übergewicht/ Adipositas | Perspektive |
|---|---|---|---|
| **FGF21 (fibroblast growth factor)** | Fördert<br>• Aufnahme von Glukose in der Leber<br>• Fettsäureoxidation und Glukoneogenese in Leber<br>• Adiponektinausschüttung im Fettgewebe<br>• Viabilität von pankreatischen β-Zellen | • Bei Übergewicht erhöht<br>• Vermutlich Resistenzbildung | Bisheriger Kenntnisstand zu gering für Prognose |
| **TNFα (tumor necrosis factor α)** | • Rekrutierung von Immunzellen<br>• Stimulation von Zellproliferation oder Zelltod (je nach Zellumfeld und Status)<br>• Pleiotrope Effekte | • Durch kontinuierliche Überproduktion von Immunzellen im Fettgewebe erhöht, hierdurch unterschwelliger, permanenter Entzündungsstatus im Körper<br>• Inaktiviert Insulinrezeptor und Insulin-Rezeptor Substrat -1 | Pleiotropes Regulations- und Wirkungsspektrum, vermutlich zu unspezifisch für Therapie, möglicherweise diagnostische Bedeutung |
| **MCP1 (monocyte chemotactic protein 1 oder CCL2)** | • Chemokin, das Monozyten zu Entzündungsherden führt<br>• Steuert Differenzierung von Zellen (z. B. knochenabbauende Osteoklasten)<br>• Wird auch von Adipozyten synthetisiert | Verstärkte Produktion durch Adipozyten bei Adipositas, verringert Insulinsensitivität und Glukoseaufnahme von Muskelzellen, hierdurch Förderung der Insulinresistenz | Vermutlich zu stark pleiotrop wirksam, für spezifische Therapieansätze |
| **Apelin** | • Inhibiert Insulinsekretion<br>• Fördert muskuläre Glukoseverwertung | Erhöht, möglicherweise Resistenzbildung | Bisheriger Kenntnisstand zu gering für Prognose |
| **Chemerin** | • Vermindert Insulin und Glukoseaufnahme<br>• Bewirkt Chemotaxis<br>• Synthese in Leber, (weißem) Fettgewebe, Darm und Nieren sowie in Thrombozyten | Bewirkt Insulinresistenz (z. B. vaskulär), wirkt pro-entzündlich | Verschiedene Isoformen werden gewebespezifisch exprimiert, Aufklärung der Mechanismen noch im Anfangsstadium, keine Prognose möglich |
| **Betatrophin (ANGPTL8)** | Funktion in Regulation Serum-Lipid-Haushalt | Unbekannt | Erst kürzlich entdeckt und zunächst als Proliferationssignal für β-Zellen identifiziert, dies konnte beim Menschen nicht bestätigt werden |
| **Retinol binding protein 4 (RBP-4)** | – | Insulinresistenz in Leber und Muskel (Mausmodell) | – |
| **Omentin** | Schützt endotheliale Zellen vor Inflammation | – | – |

und antiatherogen, indem es die vaskuläre Reaktion in Form der Proliferation glatter Muskelzellen reduziert und die Plaquestabilität verbessert. Die Monozytenadhäsion an das Endothel, die Makrophagentransformation und die Bildung von Schaumzellen sind bei hohen Adiponektinspiegeln vermindert. Adiponektin **reduziert** die **freien Fettsäuren** (free fatty acids, FFA) im Blut, **verbessert** den **Lipidstoffwechsel,** optimiert das glykämische Management und ist **protektiv** für arterielle Hypertonie und Typ-2-Diabetes. Es fördert die Insulinsensitivität in Muskel und Leber und stimuliert die Insulinsekretion im Pankreas. Ballaststoffe und eine reduzierte glykämische Last erhöhen die Bildung von Adiponektin. Es besteht eine inverse Korrelation mit Diabetes mellitus und bei Adipositas ist die Adiponektinsekretion reduziert. Hohe Adiponektinspiegel reduzieren das Risiko für Myokardinfarkte [35].

### 1.4.4 Leptin

Leptin gilt als Indikator für den Füllstand der Energiereserven. Das „Sättigungshormon", das im weißen Fettgewebe produziert wird, ist postpandrial und bei vollen Fettspeichern erhöht und kontrolliert den Energiehaushalt im Hypothalamus, indem es den Hunger unterdrückt und die Energiefreisetzung erhöht. Bei **Adipositas** liegt durch eine kontinuierliche Ausschüttung eine proportional zur

Adipositas **erhöhte Leptinkonzentration** im Blut vor. Diese führt wahrscheinlich zu einer Leptinresistenz, sodass eine Störung in der Energieaufnahme und -homöostase vorliegt. Diese Leptinresistenz tritt bei Menschen mit Adipositas gehäuft auf. In der Folge steigt das Hungergefühl schneller an, während das Sättigungsgefühl schneller nachlässt.

Leptin korreliert mit der Entwicklung einer **arteriellen Hypertonie** und ist wahrscheinlich an der Pathogenese der **Arteriosklerose** beteiligt.[36].

### 1.4.5 Resistin und andere Entzündungsfaktoren

Mit zunehmender Fettmasse infiltrieren Immunzellen wie Makrophagen und Monozyten das Fettgewebe. Diese sezernieren eine Reihe von Entzündungsfaktoren, die das Risiko für verschiedene Stoffwechselerkrankungen und koronare Herzerkrankungen erhöht. Hierzu gehören beispielsweise TNF-alpha, Resistin oder Interleukin-6. Der genaue Stellenwert der einzelnen Faktoren in der Pathogenese oder auch der Therapie bei Übergewicht und Adipositas ist bislang nicht restlos geklärt und bedarf daher immer einer individuellen Betrachtung. Resistin wird im Menschen v. a. durch Makrophagen gebildet und induziert bei gesteigerter Produktion im Rahmen einer Adipositas eine **Insulinresistenz,** indem es die Insulin-induzierte Glukoseaufnahme in die Zellen verhindert.

## 1.5 Diagnostik der Adipositas

Till Hasenberg

Um das Ausmaß von Übergewicht und Adipositas beurteilen zu können und entsprechende Behandlungsindikation abzuleiten, kommen **anthropometrische Messmethoden** wie Körpergewicht und Körpergröße, aber auch Taillen- und Hüftumfang zum Einsatz. Aus diesen Messwerten können verschiedene Parameter berechnet werden, die Rückschlüsse auf das individuelle Gesundheitsrisiko zulassen. In der Folge werden die gängigsten Parameter diskutiert.

### 1.5.1 Body-Mass-Index

Zur allgemeinen Betrachtung der Adipositas wird der Body-Mass-Index (BMI) herangezogen, der 1832 von dem belgischen Mathematiker Adolphe Quetelet (1796–1874) entwickelt wurde [37]. Quetelet sah in seinem Index kein Maß zur Abschätzung der Adipositas. Dies erfolgte erst durch eine Publikation von Keys et al. aus dem Jahr 1972 im *Journal of Chronic Disease*, in der auch der Begriff BMI erstmals geprägt wurde [38]. Interessanterweise betonte Keys schon in dieser ersten Publikation die Limitationen des BMI, der ja keine Rückschlüsse auf die individuelle Körperzusammensetzung zulässt. Gleichwohl betonte er: „*Der Body-Mass-Index erscheint aufgrund der Einfachheit der Berechnung und … der Anwendbarkeit auf alle Bevölkerungsgruppen vorteilhaft gegenüber anderen Indizes des relativen Gewichts.*“ Eine Einschätzung, die in der klinischen Praxis auch heute noch gilt.

**MERKE**

BMI = Körpergewicht [kg]/Körpergröße [m]/$^2$

Der BMI (➤ 4.1.4) teilt das Körpergewicht durch das Quadrat der Körpergröße und ermöglicht so die Unterteilung in Untergewicht, Normalgewicht, Übergewicht und die Adipositas in drei Grade. Der BMI ist einfach zu ermitteln, im klinischen Alltag weit verbreitet und ein solider Prädiktor für die Prävalenz chronischer Krankheiten (➤ Tab. 1.2) und des Mortalitätsrisikos [40]. Allerdings ist er für eine Beurteilung der Adipositas als Krankheit nur bedingt geeignet, da er keine Rückschlüsse auf die **Körperzusammensetzung** und insbesondere die Fettverteilung bzw. den **Anteil** des **viszeralen Fettgewebes** zulässt [41]. Zudem werden beim BMI **keine Alters**- oder **Genderaspekte** oder auch die individuelle Muskelmasse berücksichtigt. Beachtet man jedoch diese Limitationen, ist der BMI ein hilfreiches Tool zum Screening betroffener Patienten [42].

### 1.5.2 Fettverteilungsmuster

Um den **Krankheitswert** der Adipositas näher zu beleuchten, kann das individuelle Fettverteilungsmuster herangezogen werden. Im Allgemeinen differenziert man die Vermehrung des **subkutanen** und des **abdominellen oder viszeralen** Fettgewebes, wobei gerade das letztere, das intraabdominelle Fettgewebe, ein besonders hohes Risiko für die Entstehung von Herz-Kreislauf- und metabolischen Erkrankungen aufweist [41].

Phänotypisch zeigt die subkutane Fettverteilung eine gluteal-femorale Betonung (gynoide „pear“ oder „Birnen-Form“) wohingegen das viszerale Fettverteilungsmuster als androide oder „apple“ Form („Apfel-Form“) imponiert (➤ Abb. 1.4).

Zur Beurteilung des Fettverteilungsmusters haben sich verschiedene Mess- und Berechnungsmethoden etabliert.

**Tab. 1.2** BMI und Komorbiditätsrisiko nach [39].

| Kategorie | BMI kg/m² | Komorbiditätsrisiko |
|---|---|---|
| Untergewicht | < 18,5 | – |
| Normalgewicht | 18,5–24,9 | – |
| Übergewicht | 25–29,9 | Gering |
| Adipositas 1° | 30–34,9 | Erhöht |
| Adipositas 2° | 35–39,9 | Hoch |
| Morbide Adipositas | > 40 | Sehr hoch |

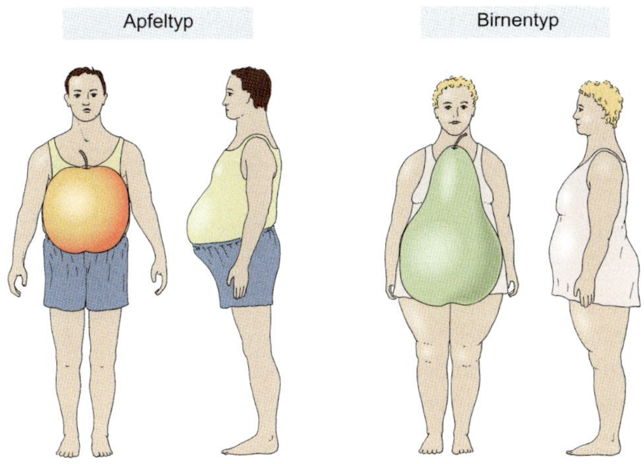


**Abb. 1.4** Fettverteilungsmuster: viszerales Fettverteilungsmuster als androide oder „apple" Form („Apfel-Form") und gluteal-femorale Betonung (gynoide „pear" oder „Birnen-Form") aus [43]. [L190]

## Taillenumfang

Der **Taillenumfang** (➤ 4.1.4) ist ein einfacher und praktischer anthropometrischer Index zur Bewertung des viszeralen Fetts bei Erwachsenen, der gut mit dem Körperfettanteil korreliert. Für den Taillenumfang sind verschiedenste Grenzwerte beschrieben worden, die sowohl ethnische als auch genderspezifische Unterschiede betonen.

**MERKE**

Für den europäischen Raum wird bei Männern ein Taillenumfang von > 94 cm und bei Frauen von > 80 cm als pathologisch angesehen.

Der Zusammenhang zwischen **hohen Taillenumfangswerten** und einem erhöhten kardiovaskulären Risiko, aber auch dem Risiko für Typ-2-Diabetes ist gut dokumentiert. Es zeigt sich auch eine starke Assoziation zwischen dem Taillenumfang und der Gesamt- aber auch der **kardiovaskulären Mortalität** [44].

Ein **Nachteil** des Taillenumfangs ist die fehlende eindeutige Standardisierung der Untersuchungstechnik, die sich je nach Empfehlung an ganz unterschiedlichen anatomischen Landmarken wie der Spina iliaca anterior superior, dem Nabel und anderen orientiert. Gerade in der Gruppe der Adipösen und insbesondere der morbid Adipösen verlieren diese Landmarken aber ihre Reproduzierbarkeit und Aussagekraft. Außerdem lässt der Taillenumfang auch keine zuverlässigen Rückschlüsse auf die Verteilung von viszeralem oder subkutanem Fett zu.

## Waist-to-Hip Ratio

Die Berechnung der Waist-to-Hip Ratio (WHR (➤ 4.1.4), also das Verhältnis des Taillen- zum Hüftumfang, soll den Nachteilen des Aussagewerts des Taillenumfangs Rechnung tragen.

**Tab. 1.3** Taillenumfang und Waist-to-Hip Ratio nach [9].

| Methode | Grenzwerte | | Gesundheitsrisiko |
|---|---|---|---|
| Taillenumfang | Männer | Frauen | – |
| | > 94 cm | > 80 cm | Erhöht |
| | > 102 cm | > 88 cm | Deutlich erhöht |
| „Waist-to-hip"-Ratio | > 90 cm | > 85 cm | Deutlich erhöht |

**MERKE**

Ist das Verhältnis von Taille zu Hüfte bei Frauen größer als 0,85 und größer als 0,90 bei Männern, liegt eine abdominale Adipositas vor; liegt der Quotient darunter, wird von einer peripheren Adipositas ausgegangen.

Auch wenn die Waist-to-hip Ratio (➤ Tab. 1.3) einen Zusammenhang mit dem Risiko kardiovaskulärer Erkrankungen, dem Diabetesrisiko und der Gesamtmortalität wiederholt gezeigt hat, so unterliegt auch dieser Parameter methodentypisch den gleichen Limitationen wie der Taillenumfang selbst [45].

## Waist-to-Height Ratio

Ein weiterer Versuch, die Messung des Taillenumfangs in seiner Aussagekraft weiterzuentwickeln, ist die Waist-to-Height Ratio (WHtR), die auch als **Index of Central Obesity (ICO)** bezeichnet wird: Diese entspricht dem Quotienten aus Taillenumfang und Körpergröße. Bei Menschen unter 40 Jahren soll dieser Quotient unter 0,5 und bei Menschen über 50 Jahren über 0,6 liegen. Im Alter zwischen 40 und 50 Jahren sollte der Wert zwischen 0,5 und 0,6 betragen. Mit Berücksichtigung der bereits erwähnten Limitation des Taillenumfangs in der Gruppe der krankhaft Übergewichtigen ist die Waist-to-Height Ratio ein **solider Prädiktor** für das **metabolische Risiko.** Höhere Waist-to-Height Ratio-Werte wurden mit einem höheren kardiometabolischen Risiko (Diabetes, Bluthochdruck,

**Tab. 1.4** Edmonton Obesity Staging System für Adipositas (BMI > 30 kg/m²)adaptiert nach [11].

| | Stadium 0 | Stadium 1 | Stadium 2 | Stadium 3 | Stadium 4 |
|---|---|---|---|---|---|
| **Risikofaktoren oder Komorbiditäten** | Nein | Nicht therapie-würdig | Therapiewürdig | Erheblich mit Endorgan-schäden | Schwerst |
| **Psychische Beeinträchtigungen** | Nein | Gering | Moderat | Erheblich | Schwerst mit dauernder Arbeitsunfähigkeit |
| **Funktionelle Einschränkungen** | Nein | Gering | Moderat | Erheblich | Schwerst |

Dyslipidämie, metabolisches Syndrom und kardiovaskuläre Erkrankungen), aber auch mit einer erhöhten kardiovaskulärer und Gesamtmortalität in Verbindung gebracht [46].

**MERKE**

Die alleinige Betrachtung der Adipositaskrankheit mit dem Body-Mass-Index oder dem Taillenumfang und den daraus abgeleiteten Quotienten ist nur bedingt aussagekräftig, da hier einzig Körpergröße, Taillenumfang und/oder Körpergewicht berücksichtigt werden und nicht die mit der Adipositas einhergehenden körperlichen und psychischen Beeinträchtigungen.

### 1.5.3 Edmonton Obesity Staging System

Eine Möglichkeit, die Adipositaskrankheit in ihrer Gesamtheit zu beurteilen, ist das von Sharma und Kushner 2009 entwickelte **Edmonton Obesity Staging System** (EOSS) [47]. Beim EOSS (➤ Tab. 1.4) werden bei Patienten mit Adipositas (BMI > 30 kg/m²) die Schwere der Adipositas-bedingten Gesundheitsrisiken, das Vorhandensein von Komorbiditäten und die Verringerung der Lebensqualität berücksichtigt. In umfassenden Kohortenstudien konnte eine deutliche Überlegenheit des EOSS im Vergleich zum BMI in Bezug auf die Mortalität krankhaft übergewichtiger Patienten gezeigt werden [48].

#### LITERATUR


1. Cheng TO. Obesity, Hippocrates and Venus of Willendorf. Int J Cardiol 2006; 113: 257. doi:https://doi.org/10.1016/j.ijcard.2005.08.068.
2. Haslam D. Weight management in obesity - past and present. Int J Clin Pract 2016; 70: 206–217. doi:https://doi.org/10.1111/ijcp.12771
3. Haslam D, Rigby N. A long look at obesity. Lancet 2010; 376: 85–86. doi:https://doi.org/10.1016/s0140-6736(10)61065-3.
4. Obesity: preventing and managing the global epidemic. Report of a WHO consultation. World Health Organ Tech Rep Ser 2000; 894: i-xii, 1–253.
5. Collaboration NCDRF. Trends in adult body-mass index in 200 countries from 1975 to 2014: a pooled analysis of 1698 population-based measurement studies with 19.2 million participants. Lancet 2016; 387: 1377–1396. doi:https://doi.org/10.1016/S0140-6736(16)30054-X.
6. Finger JD, Hoebel J, Kuntz B et al. Educational differences in the prevalence of behavioural risk factors in Germany and the EU - Results from the European Health Interview Survey (EHIS) 2. J Health Monit 2019; 4: 29–47. doi:https://doi.org/10.25646/6225.
7. Loiselle DS, Barclay CJ. The ineluctable constraints of thermodynamics in the aetiology of obesity. Clin Exp Pharmacol Physiol 2018; 45: 219–225. doi:https://doi.org/10.1111/1440-1681.12869.
8. Levine JA. Non-exercise activity thermogenesis (NEAT). Best Pract Res Clin Endocrinol Metab 2002; 16: 679–702. doi:https://doi.org/10.1053/beem.2002.0227.
9. Oussaada SM, van Galen KA, Cooiman MI et al. The pathogenesis of obesity. Metabolism 2019; 92: 26–36. doi:https://doi.org/10.1016/j.metabol.2018.12.012.
10. Bouchard C, Tremblay A, Nadeau A et al. Genetic effect in resting and exercise metabolic rates. Metabolism 1989; 38: 364–370. doi:https://doi.org/10.1016/0026-0495(89)90126–1.
11. Schwartz GJ, Zeltser LM. Functional organization of neuronal and humoral signals regulating feeding behavior. Annu Rev Nutr 2013; 33: 1–21. doi:https://doi.org/10.1146/annurev-nutr-071812-161125.
12. Saper CB, Chou TC, Elmquist JK. The need to feed: homeostatic and hedonic control of eating. Neuron 2002; 36: 199–211. doi:https://doi.org/10.1016/s0896-6273(02)00969-8.
13. Lutter M, Nestler EJ. Homeostatic and hedonic signals interact in the regulation of food intake. J Nutr 2009; 139: 629–632. doi:https://doi.org/10.3945/jn.108.097618.
14. Blacklow RS. Actuarially speaking: an overview of life expectancy. What can we anticipate? Am J Clin Nutr 2007; 86: 1560S-1562S. doi:https://doi.org/10.1093/ajcn/86.5.1560S.
15. Baker P, Machado P, Santos T et al. Ultra-processed foods and the nutrition transition: Global, regional and national trends, food systems transformations and political economy drivers. Obes Rev 2020; 21: e13126. doi:https://doi.org/10.1111/obr.13126.
16. Cordain L, Eaton SB, Sebastian A et al. Origins and evolution of the Western diet: health implications for the 21st century. Am J Clin Nutr 2005; 81: 341–354. doi:https://doi.org/10.1093/ajcn.81.2.341.
17. Centers for Disease C, Prevention. Trends in intake of energy and macronutrients- -United States, 1971–2000. MMWR Morb Mortal Wkly Rep 2004; 53: 80–82.
18. Ng SW, Popkin BM. Time use and physical activity: a shift away from movement across the globe. Obes Rev 2012; 13: 659–680. doi:https://doi.org/10.1111/j.1467-789X.2011.00982.x.
19. Komlos J, Brabec M. The trend of mean BMI values of US adults, birth cohorts 1882–1986 indicates that the obesity epidemic began earlier than hitherto thought. Am J Hum Biol 2010; 22: 631–638. doi:https://doi.org/10.1002/ajhb.21055.
20. Komlos J. The Height and Weight of West Point Cadets: Dietary Change in Antebellum America. The Journal of Economic History 1987; 47: 897–927.
21. Sorensen TI, Holst C, Stunkard AJ. Adoption study of environmental modifications of the genetic influences on obesity. Int J Obes Relat Metab Disord 1998; 22: 73–81. doi:https://doi.org/10.1038/sj.ijo.0800548.
22. Kleinendorst L, Massink MPG, Cooiman MI et al. Genetic obesity: next-generation sequencing results of 1230 patients with obesity. J Med Genet 2018; 55: 578–586. doi:https://doi.org/10.1136/jmedgenet-2018-105315.

23. Yengo L, Sidorenko J, Kemper KE et al. Meta-analysis of genome-wide association studies for height and body mass index in approximately 700000 individuals of European ancestry. Hum Mol Genet 2018; 27: 3641–3649. doi:https://doi.org/10.1093/hmg/ddy271.
24. Rohde K, Keller M, la Cour Poulsen L et al. Genetics and epigenetics in obesity. Metabolism 2019; 92: 37–50. doi:https://doi.org/10.1016/j.metabol.2018.10.007.
25. Bleker LS, de Rooij SR, Painter RC et al. Cohort profile: the Dutch famine birth cohort (DFBC)- a prospective birth cohort study in the Netherlands. BMJ Open 2021; 11: e042078. doi:https://doi.org/10.1136/bmjopen-2020-042078.
26. Pereira-Miranda E, Costa PRF, Queiroz VAO et al. Overweight and Obesity Associated with Higher Depression Prevalence in Adults: A Systematic Review and Meta-Analysis. J Am Coll Nutr 2017; 36: 223–233. doi:https://doi.org/10.1080/07315724.2016.1261053.
27. Luppino FS, de Wit LM, Bouvy PF et al. Overweight, obesity, and depression: a systematic review and meta-analysis of longitudinal studies. Arch Gen Psychiatry 2010; 67: 220–229. doi:https://doi.org/10.1001/archgenpsychiatry.2010.2.
28. Gariepy G, Nitka D, Schmitz N. The association between obesity and anxiety disorders in the population: a systematic review and meta-analysis. Int J Obes (Lond) 2010; 34: 407–419. doi:https://doi.org/10.1038/ijo.2009.252.
29. Udo T, Grilo CM. Prevalence and Correlates of DSM-5-Defined Eating Disorders in a Nationally Representative Sample of U. S. Adults. Biol Psychiatry 2018; 84: 345–354. doi:https://doi.org/10.1016/j.biopsych.2018.03.014.
30. Weinberger NA, Kersting A, Riedel-Heller SG et al. Body Dissatisfaction in Individuals with Obesity Compared to Normal-Weight Individuals: A Systematic Review and Meta-Analysis. Obes Facts 2016; 9: 424–441. doi:https://doi.org/10.1159/000454837.
31. Wardle J, Waller J, Rapoport L. Body dissatisfaction and binge eating in obese women: the role of restraint and depression. Obes Res 2001; 9: 778–787. doi:https://doi.org/10.1038/oby.2001.107.
32. Kahn CR, Wang G, Lee KY. Altered adipose tissue and adipocyte function in the pathogenesis of metabolic syndrome. J Clin Invest 2019; 129: 3990–4000. doi:https://doi.org/10.1172/JCI129187.
33. Smith SR, Lovejoy JC, Greenway F et al. Contributions of total body fat, abdominal subcutaneous adipose tissue compartments, and visceral adipose tissue to the metabolic complications of obesity. Metabolism 2001; 50: 425–435. doi:https://doi.org/10.1053/meta.2001.21693.
34. Tordjman J, Poitou C, Hugol D et al. Association between omental adipose tissue macrophages and liver histopathology in morbid obesity: influence of glycemic status. J Hepatol 2009; 51: 354–362. doi:https://doi.org/10.1016/j.jhep.2009.02.031.
35. Ziemke F, Mantzoros CS. Adiponectin in insulin resistance: lessons from translational research. Am J Clin Nutr 2010; 91: 258S-261S. doi:https://doi.org/10.3945/ajcn.2009.28449C
36. Delitala AP, Capobianco G, Delitala G et al. Polycystic ovary syndrome, adipose tissue and metabolic syndrome. Arch Gynecol Obstet 2017; 296: 405–419. doi:https://doi.org/10.1007/s00404-017-4429-2.
37. Burton RF. Adolphe Quetelet and the BMI: fact, fiction, and childhood growth. Obesity (Silver Spring) 2013; 21: 6. doi:https://doi.org/10.1002/oby.20036 1
38. Keys A, Fidanza F, Karvonen MJ et al. Indices of relative weight and obesity. J Chronic Dis 1972; 25: 329–343. doi:https://doi.org/10.1016/0021-9681(72)90027-6.
39. Bluher M. [Conservative obesity treatment - when and how?]. Dtsch Med Wochenschr 2015; 140: 24–28. doi:https://doi.org/10.1055/s-0040-100426.
40. Global BMIMC, Di Angelantonio E, Bhupathiraju Sh N et al. Body-mass index and all-cause mortality: individual-participant-data meta-analysis of 239 prospective studies in four continents. Lancet 2016; 388: 776–786. doi:https://doi.org/10.1016/S0140-6736(16)30175-1.
41. Kwon H, Kim D, Kim JS. Body Fat Distribution and the Risk of Incident Metabolic Syndrome: A Longitudinal Cohort Study. Sci Rep 2017; 7: 10955. doi:https://doi.org/10.1038/s41598-017-09723-y.
42. Khanna D, Peltzer C, Kahar P et al. Body Mass Index (BMI): A Screening Tool Analysis. Cureus 2022; 14: e22119. doi:https://doi.org/10.7759/cureus.22119.
43. Sangkum L, Klair I, Limsuwat C et al. Incorporating body-type (apple vs. pear) in STOP-BANG questionnaire improves its validity to detect OSA. J Clin Anesth 2017; 41: 126–131. doi:https://doi.org/10.1016/j.jclinane.2016.12.019.
44. Huxley R, Mendis S, Zheleznyakov E et al. Body mass index, waist circumference and waist:hip ratio as predictors of cardiovascular risk- -a review of the literature. Eur J Clin Nutr 2010; 64: 16–22. doi:https://doi.org/10.1038/ejcn.2009.68.
45. Lean ME, Han TS, Morrison CE. Waist circumference as a measure for indicating need for weight management. BMJ 1995; 311: 158–161. doi:https://doi.org/10.1136/bmj.311.6998.158.
46. Savva SC, Lamnisos D, Kafatos AG. Predicting cardiometabolic risk: waist-to-height ratio or BMI. A meta-analysis. Diabetes Metab Syndr Obes 2013; 6: 403–419. doi:https://doi.org/10.2147/DMSO.S34220.
47. Sharma AM, Kushner RF. A proposed clinical staging system for obesity. Int J Obes (Lond) 2009; 33: 289–295. doi:https://doi.org/10.1038/ijo.2009.2.
48. Padwal RS, Pajewski NM, Allison DB et al. Using the Edmonton obesity staging system to predict mortality in a population-representative cohort of people with overweight and obesity. CMAJ 2011; 183: E1059–1066. doi:https://doi.org/10.1503/cmaj.110387.

KAPITEL

# 2 Folgeerkrankungen der Adipositas

## 2.1 Adipositas-assoziierte Erkrankungen

Till Hasenberg

Übergewicht und Adipositas sind mit einer Vielzahl von Folgeerkrankungen assoziiert. Die pathophysiologischen Zusammenhänge sind hierbei vielfältig und können von einer gewichtsabhängigen Überbelastung der Gelenke bis hin zu komplexen Stoffwechselprozessen reichen. Es verwundert daher nicht, dass das Spektrum Adipositas-assoziierter Komorbiditäten von kardiovaskulären, orthopädischen, gastroenterologischen, psychosozialen, neurologischen bis hin zu onkologischen Erkrankungen reicht.

Einer **Übersicht** der wichtigsten Adipositas-assoziierten Krankheiten zeigt die ➤ Tab. 2.1.

Mögliche Begleiterkrankungen können durch das Ausmaß der Adipositas, durch die individuelle Fettverteilung, aber auch durch die Dauer der Adipositaskrankheit sehr unterschiedlich beeinflusst werden. Darüber hinaus unterscheidet sich auch das Komorbiditätsrisiko (➤ Tab. 2.2), so ist das Risiko eines Typ-2-Diabetes oder von Fettstoffwechselstörungen und respiratorischen Erkrankungen um mehr als das 3-Fache erhöht. Kardiovaskuläre Erkrankungen oder ein arterieller Hypertonus kommen bei adipösen Patienten 2- bis 3 mal häufiger vor als bei der Normalbevölkerung [1].

**Tab. 2.1** Adipositas-assoziierte Komorbiditäten nach [1].

| Organsystem | Erkrankung |
|---|---|
| Herz-Kreislauf-System | • Koronare Herzkrankheit (KHK)<br>• Schlaganfall<br>• Arterielle Hypertonie<br>• Herzinsuffizienz<br>• Linksventrikuläre Hypertrophie<br>• Chronisch venöse Insuffizienz |
| Respirationstrakt | • Asthma<br>• Obstruktives Schlafapnoesyndrom (OSAS)<br>• Adipositas-Hypoventilationssyndrom<br>• Pickwick Syndrom |
| Gastrointestinaltrakt | • Nicht alkoholische Fettleber (NAFL bzw. Nicht alkoholische Fettleberhepatitis [NASH])<br>• Gastroösophageale Refluxerkrankung (GERD) |
| Skelettsystem | • Immobilisierende Gelenkerkrankung |
| Endokrinologie | • Metabolisches Syndrom<br>• Typ-2-Diabetes<br>• Infertilität<br>• Polyzystisches Ovarialsyndrom |
| Nervensystem | • Pseudotumor cerebri |
| Maligne Erkrankungen | • Kolorektales Karzinom<br>• Hepatozelluläre Karzinom<br>• Adenokarzinom des Ösophagus<br>• Kardiakarzinom (Magen)<br>• Pankreaskarzinom<br>• Gallenblasenkarzinom/ Gallengangskarzinom<br>• Mammakarzinom (postmenopausal)<br>• Corpus Uteri<br>• Ovarialkarzinom<br>• Nierenzellkarzinom |

## 2.2 Metabolisches Syndrom

Ali Canbay

Verschiedene metabolische Risikofaktoren, die zu einer erhöhten Insulinresistenz und konsekutiv zu einem erhöhten Risiko für Endorganschäden führen, werden als Metabolisches Syndrom (metS) bezeichnet. Die World Health Organisation (WHO), ebenso die American Association for Clinical Endocrinology und International Diabetes Federation (IDF) veröffentlichten ähnliche, aber nicht identische Definitionen. Alle Definitionen schließen **fünf Kriterien** ein: Adipositas, Hypertriglyzeridämie, reduziertes High Density Lipoprotein (HDL)-Cholesterin, arterielle Hypertonie und eine gestörte Glukosetoleranz. 2009 veröffentlichte die IDF eine aktualisierte

**Tab. 2.2** Komorbiditätsrisiko bei Adipositas nach [1].

| Risiko > 3-fach erhöht | Risiko 2- bis 3-fach erhöht | Risiko 1- bis 2-fach erhöht |
|---|---|---|
| • Diabetes mellitus<br>• Cholezystolithiasis<br>• Insulinresistenz<br>• Fettleber<br>• Schlaf-Apnoe-Syndrom | • Koronare Herzkrankheit<br>• Hypertonie<br>• Dyslipidämien<br>• Gonarthrose<br>• Gicht<br>• Refluxösophagitis | • Karzinome<br>• Polyzystisches Ovar-Syndrom<br>• Koxarthrose<br>• Rückenschmerzen<br>• Infertilität<br>• Fetopathie |

Version ihrer Definition von 2005, die besagt, dass drei der folgenden fünf Kriterien erfüllt sein müssen [2]:

1. **Zentrale Adipositas** gemessen am Taillenumfang (Männer ≥ 94 cm, Frauen ≥ 80 cm bei europäischer Herkunft, für weitere ethnische Gruppen gelten alternative Grenzwerte. Falls der Body Mass Index (BMI) > 30 kg/m$^2$ beträgt, kann auch ohne Messung des Taillenumfangs von einer zentralen Adipositas ausgegangen werden.
2. **Hypertrigyzeridämie:** Trigylzeride ≥ 150 mg/dl (1,7 mmol/l) oder spezifische medikamentöse Therapie (mit Fibraten oder Nikotinsäure)
3. **Vermindertes HDL-Cholesterin:**
   - Frauen: < 50 mg/dl (1,29 mmol/l)
   - Männer < 40 mg/dl (1,03 mmol/l)
   - Oder spezifische medikamentöse Therapie
4. **Arterielle Hypertonie:**
   - Systolisch > 130 mmHg
   - Diastolisch > 85 mmHg
   - Oder spezifische medikamentöse Therapie
5. **Erhöhte Nüchtern-Plasmaglukose** oder Typ-2-Diabetes
   - Nüchtern-Plasmaglukose > 5,6 mmol/l oder 100 mg/dl
   - Oraler Glukosetoleranztest empfohlen aber nicht notwendig zur Erfüllung der Kriterien

Die Erstbeschreibung des metS erfolgte 1998 durch Raeven. Er nannte die Erkrankung **Insulinresistenzsyndrom** oder **Syndrom X,** bevor sich die Bezeichnung metabolisches Syndrom etablierte und bezog sich zunächst auf ein erhöhtes Risiko für Typ-2-Diabetes und kardiovaskuläre Erkrankungen [3]. Die endotheliale Dysfunktion, abnormale Fettverteilung, Hypertension und vaskuläre Inflammation erhöhen in multiplen Organen das Risiko für Folgeerkrankungen. Dazu zählen die Fettleber (NAFLD), das PCO-Syndrom, die verminderte Fruchtbarkeit beim Mann und ein erhöhtes Tumorrisiko.

Die **Prävalenz** des metabolischen Syndroms liegt bei ca. 30 % [4–6]. Dabei haben Männer ein höheres Risiko zu erkranken als Frauen, wobei sich dies in den letzten Jahren angeglichen hat. Im Laufe des Lebensalters nimmt die Prävalenz zu [7]. Gleichzeitig ist besonders bei den 20- bis 36-Jährigen die Prävalenz in den letzten Jahren angestiegen [8].

Aufgrund der multifaktoriellen Genese des mets lassen sich weltweit nur wenige Daten zur Prävalenz erheben. Adipositas, als Hauptrisikofaktor, zeigte in den USA eine Prävalenz von 33,8 %. Berechnungen ergaben einen erwarteten Anstieg der Prävalenz auf 42 % im Jahr 2030 und folglich auch einen Anstieg der Prävalenz für das metS [9].

## 2.3 Typ-2-Diabetes

Till Hasenberg, Ali Canbay

Diabetes mellitus bezeichnet eine Gruppe von Erkrankungen, deren gemeinsamer Befund die Erhöhung der Blutglukose ist. Von klinisch herausragender Relevanz sind die Typen 1 und 2.

- Beim **Typ-1-Diabetes** handelt es sich um eine Störung der Insulinsekretion durch eine überwiegend immunologisch vermittelte Zerstörung der pankreatischen Betazellen mit meist absolutem Insulinmangel.
- Dem gegenüber steht der **Typ-2-Diabetes** mit einer Störung der Insulinwirkung (peripheren Insulinresistenz) mit zunächst meist relativem Insulinmangel (typischerweise Störung der Glukose-abhängigen Insulinsekretion). Diese Funktionsstörungen können häufig schon vor der klinischen Manifestation des Diabetes allein oder im Rahmen eines metabolischen Syndroms auftreten [10].

### 2.3.1 Insulinresistenz und ihre Folgen

Der entscheidende pathophysiologische Faktor ist die **Insulinresistenz.** Diese bezeichnet eine Verminderung der Insulinsensitivität in peripheren Geweben besonders in Muskeln, Leber und Fettgewebe. Insulin ist ein Hormon, das in den Beta-Zellen des Pankreas produziert wird und die Glukoseaufnahme in die Leber, Muskeln und Adipozyten induziert und gleichzeitig die Lipolyse und hepatische Glukoneogenese hemmt. Bei einer peripheren Insulinresistenz kommt es durch den relativen Insulinmangel zu einer kompensatorischen Überproduktion von Insulin: Die Folge ist eine Hyperinsulinämie.

Die durch die erhöhte Nahrungszufuhr bedingte **Zunahme** von **Fettgewebe** und **Fettgewebsdysfunktion** führen zu einer **Insulinresistenz.** Der genaue Mechanismus, der eine Insulinresistenz induziert, ist unklar. Mögliche Theorien beruhen auf einer vermehrten Freisetzung von Nährstoffen durch die Leber oder einer Adipokinsekretion aus dem Fettgewebe. Durch den erhöhten Insulinspiegel bei gleichzeitiger peripherer Resistenz werden verstärkt **freie Fettsäuren (FFAs)** und proinflammatorische Zytokine freigesetzt. Die FFAs hemmen die Aufnahme von Glukose in die Muskelzellen und steigern die hepatische Glukoneogenese und Lipogenese. Um einen euglykämischen Status zu erreichen, produzieren die Beta-Zellen nun mehr Insulin. Dabei kommt es zu einer Erschöpfung der Beta-Zellen bei gleichzeitiger Schädigung durch die FFAs, sodass im Verlauf weniger Insulin sezerniert wird und sich ein Typ-2-Diabetes entwickelt.

**MERKE**

Adipositas und Übergewicht können in eine **subkutane** und eine **viszerale Form** unterschieden werden.

- Während bei der subkutanen Form das Fettgewebe am gesamten Körper vermehrt ist,
- steigt bei der viszeralen Adipositas v. a. das intraperitoneale Fettgewebe.

Patienten mit viszeraler Adipositas haben ein erhöhtes Risiko für das metS und dessen Folgeerkrankungen. Daraus ergibt sich die Notwendigkeit, in der Definition den Taillenumfang zu berücksichtigen.

Liegt eine viszerale Adipositas mit gleichzeitiger Insulinresistenz vor, werden dort **FFAs** frei. Diese gelangen über das Splanchicusgebiet, gemeinsam mit den Fetten aus der Nahrung, die über die Pfortader transportiert werden, in die Leber. Dies führt zu einer **Akkumulation** von **Lipiden** und zu einer **Verfettung** der **Hepatozyten.**

Durch die Insulinresistenz wird außerdem die hepatische de-novo-Lipogenese gesteigert und es kommt zu einer Störung der β-Oxidation der Fettsäuren. Dadurch entstehen toxische **Sauerstoffradikale.** Diese zeigen einen lokalen und einen systemischen Effekt. Lokal führen sie zu oxidativem Stress, Zelltod von Hepatozyten und einer konsekutiven Inflammation und Fibrose. In Summe entsteht eine **nichtalkoholische Fettlebererkrankung (NAFLD)**. Systemisch führen freie Radikale zu pro-inflammatorischen und pro-atherosklerotischen Effekten.

Eine Insulinresistenz führt zu einer **Schädigung** der **Mikrovaskularisation** und damit zu einer endothelialen Dysfunktion, erhöhtem Gefäßwiderstand, Hypertension und Inflammation. Also Folge entstehen Arteriosklerose und Hypertension. Die endotheliale Dysfunktion wird durch ein erhöhtes Level von Adipokinen und Plasminogen-Aktivator Inhibitor 1 (PAI-1) noch gesteigert. Zudem wird ein prothrombotischer Status induziert.

### 2.3.2 Prävalenz

Der **Typ-2-Diabetes** und die **Adipositas** sind eng miteinander assoziiert. Weltweit stellt Diabetes eine der häufigsten chronischen Erkrankungen mit erheblichen sozioökonomischen Konsequenzen dar. Nach Schätzungen der Internationalen Diabetes-Föderation litten 2015 weltweit 415 Millionen Menschen an Diabetes, was mit globalen Gesundheitsausgaben von fast 700 Milliarden US-Dollar einherging [11]. Daten des National Health and Nutrition Examination Survey (NHANES) aus den USA beschreiben eine Prävalenz des Typ-2-Diabetes bei Erwachsenen von 14,0 %. Stratifiziert nach dem Ausmaß der Adipositas liegt die Prävalenz bei Übergewichtigen (BMI 25–30) bei 11,8 % und bei Adipösen bei 20,7 % [12]. Für Deutschland wird eine Prävalenz des Typ-2-Diabetes bei Erwachsene von 12,3 % bei Männern und 11 % bei Frauen beschrieben [13], wobei verschiede Projektionen bis zum Jahr 2040 von einem Anstieg der Typ-2-Prävalenz um 54–77 % ausgehen [14].

Neben dem erwartbaren Einfluss des Lebensalters auf die Diabetesprävalenz, mit 31,9 % bei den über 80-jährigen Frauen und 36,2 % bei den entsprechenden Männern, ist die Adipositas (BMI > 30 kg/m$^2$) der relevanteste **Risikofaktor** für den Typ-2-Diabetes. So weist jede dritte (34,2 %) Frau mit Typ-2-Diabetes einen BMI über 30 kg/m$^2$ auf, bei den Männern sind 30,2 % der Diabetiker auch adipös. Dies entspricht jeweils einer fast 4-fach höheren Prävalenz. Gerade in den jüngeren Altersgruppen (18–29 Jahre) sind diese Unterschiede besonders ausgeprägt, mit einer 7,6- bzw. 6,1-fach höheren Diabetesprävalenz bei gleichzeitigem Vorliegen einer Adipositas (BMI > 40 kg/m$^2$) [13]. Das Diabetes-Risiko zeigt hierbei eine klare Korrelation mit dem BMI mit einem relativen Risiko von 1,5 bei Übergewichtigen (BMI 25–29,9 kg/m$^2$), von 2,5 bei Adipositas Grad 1, von 3,6 bei Adipositas Grad 2 und von 5,1 bei einer morbiden Adipositas (BMI > 40 kg/m$^2$) [15].

## 2.4 Herz-Kreislauf-Erkrankungen

Till Hasenberg

Übergewicht und Adipositas sind eng mit kardiovaskulären Erkrankungen vergesellschaftet. Diese Beobachtung ist so alt wie die moderne, naturwissenschaftlich geprägte Medizin, wie die 1972 von Bedford veröffentlichte Übersichtsarbeit *The story of fatty heart. A disease of Victorian times* eindrücklich beschreibt [16].

Bei den Adipositas-assoziierten Herz-Kreislauf-Erkrankungen stehen folgende Erkrankungen im Vordergrund: der **arterielle Hypertonus,** die **koronare Herzkrankheit** die **Herzinsuffizienz, zerebrovaskuläre Erkrankungen** und das **Vorhofflimmern.**

Die besondere Relevanz dieses Zusammenhanges zeigte u. a. die „Global Burden of Disease“-Studie, die Daten von fast 70 Millionen Patienten analysierte. Diese Erhebung ergab, dass mehr als ⅔ aller Todesfälle im Zusammenhang mit einem hohen BMI bei bestehenden kardiovaskulären Erkrankungen beobachtet werden mussten [17]. Eine britische Kohortenstudien mit mehr als 3,5 Millionen Patienten weist darüber hinaus nach, dass selbst bei sog. „Happy Obese“, also metabolisch Gesunden (d. h. ohne Typ-2-Diabetes, Hypertonus oder Hyperlipidämie), das Risiko kardiovaskulärer Erkrankungen mit dem Ausmaß der Adipositas anstieg [18].

Die durch ein erhöhtes Körpergewicht ausgelösten Veränderungen der Herz-Kreislauf-Funktion sind vielfältig, die wichtigsten Effekte sind in ➤ Abb. 2.1 zusammengefasst.

### 2.4.1 Arterieller Hypertonus

Der arterielle Hypertonus ist von besonderer Bedeutung da dieser ein **Hauptrisikofaktor** für die Entstehung von koronaren Herzerkrankungen, zerebrovaskulären Erkrankungen, aber auch für die Nieren- oder Herzinsuffizienz ist. Der Zusammenhang zwischen Adipositas und arteriellem Hypertonus ist in zahlreichen Studien ausführlich dokumentiert worden [20–22].

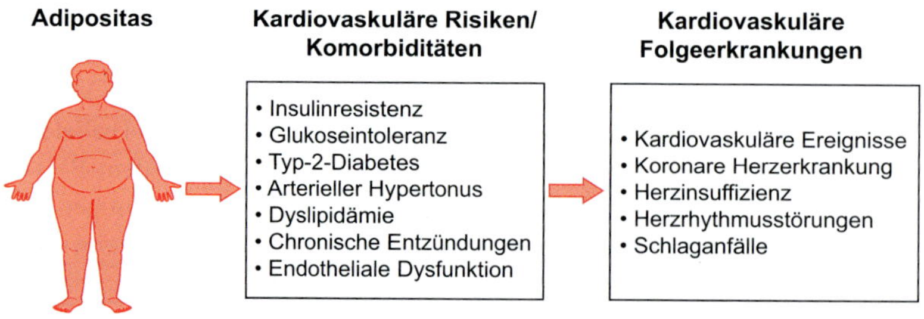


**Abb. 2.1** Kardiovaskuläre Effekte einer Adipositas nach [19]. [H368-001/L143]

**STUDIEN**

Exemplarisch zeigt z. B. die Longevity Check-Up 7+ Studie einen Zusammenhang zwischen einem erhöhten BMI und einer arteriellen Hypertonie: Unter den Teilnehmern mit normalem BMI lag die Prävalenz von Bluthochdruck bei 45 %, im Vergleich zu 67 % bei übergewichtigen Teilnehmern, bei 79 % in Adipositasklasse I und II und bei bis zu 87 % bei Teilnehmern mit Adipositasklasse III (p für Trend < 0,001). Dieser Unterschied bleibt auch nach Bereinigung der Daten von etwaigen Konfoundern bestehen, was darauf hindeutet, dass der BMI unabhängig von anderen klinischen Risikofaktoren den Blutdruck direkt beeinflussen kann. [23].

Die **pathophysiologischen Zusammenhänge** zwischen Adipositas und arteriellem Hypertonus sind vielfältig. Einflussfaktoren, welche die Entwicklung eines Hypertonus begünstigen können, sind u. a. (➤ Abb. 2.2),

- eine Überaktivität des sympathischen Nervensystems aber auch eine inadäquate Aktivierung des Renin-Angiotensin-Aldosteron-Systems,
- im Fettgewebe produzierte Adipokine wie Leptin, Aldosteron und Angiotensinogen, die ebenfalls blutdrucksteigernd wirken sowie
- eine endotheliale Dysfunktion, die bei Adipositas aber auch bei Diabetes bestehen kann.

Da der Adipositas-assoziierte Hypertonus ein unabhängiger Risikofaktor für kardiovaskuläre Erkrankungen ist und bei Adipösen in der Regel weitere Risikofaktoren hinzukommen, ist es wenig überraschend, dass die Mortalität bei Adipösen mit Hypertonus deutlich über dem Normalgewichtiger, aber auch Adipöser ohne Hypertonus liegt [24].

**MERKE**

Von praktischer Relevanz ist, dass bei Adipositaspatienten der Blutdruck oft falsch hoch erfasst wird, wenn bei großem Oberarmumfang zu schmale Manschetten benutzt werden. Die Hochdruckliga empfiehlt daher die Verwendung spezieller Manschetten, die sich an der tatsächlichen Breite des Oberarms orientiert.

## 2.4.2 Koronare Herzkrankheit

Diese tritt gehäuft im Rahmen des begleitenden metabolischen Syndroms auf. Übergewicht und Adipositas erhöhen das Risiko koronarer Herzkrankheit (KHK), wie zahlreiche prospektive epidemiologische Studien belegen [25]. Eine Studie mit fast 120.000 Teilnehmern, zeigte einen linearen Zusammenhang zwischen dem **BMI** und dem Risiko der **KHK** – mit der Zunahme jedes BMI-Werts um ca. 5 kg/m² stieg das KHK-Risiko um 35 % [26]. Interessant ist, dass offensichtlich nicht nur der BMI, sondern auch die **Verteilung** des **Fettgewebes** eine wichtige Rolle spielen. So belegen verschiedene Untersuchungen den besonderen Einfluss des viszeralen Fettgewebes, aber auch von epikardialem und perikardialem Fettgewebe auf das KHK-Risiko [27–29].

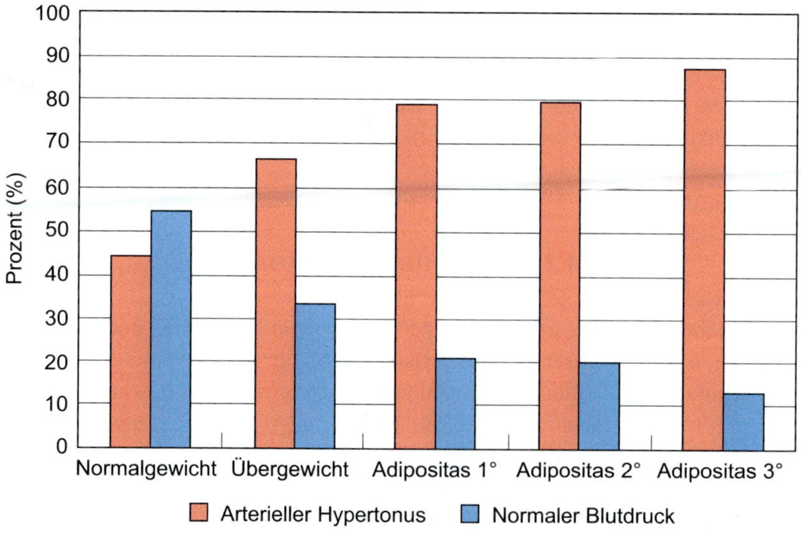


**Abb. 2.2** Arterieller Hypertonus in Abhängigkeit vom Grad der Adipositas nach [23]. [H368-001/L143]

Die **pathophysiologischen Zusammenhänge** zwischen Adipositas und KHK sind vielfältig und umfassen die bei Übergewichtigen häufig beobachtete Hyperinsulinämie und Hyperglykämie sowie die periphere Insulinresistenz und den gestörten Lipidstoffwechsel. Die KHK-Entwicklung wird aber auch durch einen erhöhten Sympathikotonus sowie durch die systemische und vaskuläre Inflammation begünstigt [25].

### 2.4.3 Herzinsuffizienz

Übergewicht und Adipositas können auch die Entwicklung und den Verlauf einer Herzinsuffizienz beeinflussen. Diese entwickelt sich infolge des chronischen Hypertonus (Linksherzinsuffizienz) sowie der chronischen alveolären Hypoventilation (Rechtsherzinsuffizienz, Cor pulmonale). Häufig ist auch bereits frühzeitig eine diastolische Dysfunktion (HFpEF) zu beobachten. Daten der Framingham-Heart-Studie zeigten bei einer untersuchten Kohorte von 5881 Teilnehmern, dass mit jeder Erhöhung des **BMI** um 1 kg/m$^2$ das **Herzinsuffizienz-Risiko** bei Frauen um 7 % und bei Männern um 5 % anstieg [30].

Die **pathophysiologischen Zusammenhänge** zwischen erhöhtem Körpergewicht und einer Herzinsuffizienz sind erwartungsgemäß vielfältig und umfassen hämodynamische Faktoren, strukturelle Aspekte, aber auch neurohumorale und inflammatorische Prozesse [31].

### 2.4.4 Zerebrovaskuläre Erkrankungen

Schlaganfälle, die durch Durchblutungsstörungen (Ischämie) oder Blutungen (hämorrhagisch) verursacht werden, stellen weltweit die zweithäufigste Todesursache und die dritthäufigste Ursache für anhaltende Behinderungen dar [32]. **Hauptrisikofaktoren** für zerebrovaskuläre Erkrankungen sind Bluthochdruck, Diabetes mellitus, Herzerkrankungen, Rauchen, Alkoholkonsum und Adipositas [33]. Da die Risikofaktoren Diabetes mellitus, arterieller Hypertonus und Herzerkrankungen ebenfalls adipositassoziiert sind, gilt die Adipositas als relevantester beeinflussbarer Risikofaktor [34].

Eine aktuelle Metaanalyse von Wang et al., die 24 Studien mit fast 6 Millionen Patienten untersuchte, zeigte einen klaren Zusammenhang zwischen dem BMI und dem Schlaganfallrisiko insbesondere bei Männern. Eine Risikosteigerung war bereits ab einem BMI > 25 kg/m$^2$, also schon bei Übergewicht zu beobachten [35].

## 2.5 Pulmonale Erkrankungen

Till Hasenberg

**Übergewicht** und **Adipositas** nehmen auf unterschiedliche Weise Einfluss auf die **Lungenfunktion** und können so das Risiko pulmonaler Erkrankungen beeinflussen. Die Lungenfunktion wird hierbei sowohl von mechanischen Faktoren als auch von komplexen metabolischen Effekten unterstützt. Durch die Fettgewebsvermehrung in der Brustwand, aber auch insbesondere im Bauchraum werden sowohl der intraabdominelle als auch der intrathorakale Druck erhöht, was die Zwerchfellbewegung und die Entfaltung der Lunge behindern kann. Dieser Veränderungen zeigen sich u. a. in einer **verminderten Gesamtlungenkapazität**, aber auch in der funktionellen Restkapazität **(FRC)** und dem exspiratorischen Reservevolumen **(ERV),** die insbesondere bei einem BMI > 40 kg/m$^2$ beobachtet werden kann [36].

Hinsichtlich der Adipositas-assoziierten Lungenerkrankungen stehen Asthma bronchiale, das obstruktive Schlafapnoesyndrom und das Obesitas-Hypoventilationssyndrom im Vordergrund.

### 2.5.1 Asthma bronchiale

Asthmatische Erkrankungen werden bei übergewichtigen und adipösen Menschen durch verschiedene Lungenfunktionsstörungen, aber auch durch die systemische chronische Entzündungsreaktion gefördert. Dies ist zum einen die Folge der durch Adipositas bedingten Fettablagerung in der Brustwand und im Bauchraum und einer dadurch bedingten **Beeinträchtigung** der **Lungenmechanik,** was zu einer mechanischen Verringerung des Lungenvolumens und der Dehnbarkeit der Lunge führt. Zum anderen zeigen aktuelle Untersuchungen, dass die kleinen Atemwege (Bronchiolen und Alveolen) bei Adipositaspatienten auch empfindlicher reagieren. Beide Faktoren tragen zur Verschlechterung des Asthma bronchiale bei übergewichtigen Patienten bei [37].

Das Risiko einer asthmatischen Erkrankung im Erwachsenenalter ist bei Übergewicht 1,5-mal und bei Adipositas 1,9-mal höher als bei Normalgewichtigen [37]. Es ist daher nicht überraschend, dass **60 %** aller erwachsenen **Asthmatiker** in den USA **adipös** sind [38]. Es gibt auch Hinweise, dass adipöse Asthmatiker schwerere Krankheitsverläufe aufweisen, was sich in einer 4- bis 6-mal höheren Hospitalisierungsrate widerspiegelt [39].

### 2.5.2 Obstruktive Schlafapnoe-Syndrom (OSAS) und Adipositas-Hypoventilationssyndrom

Das **obstruktive Schlafapnoe-Syndrom (OSAS)** stellt eine der klassischen Adipositas-assoziierten Begleiterkrankungen dar. Die Erkrankung zeichnet sich durch einen Kollaps der oberen Atemwege während des Schlafs aus. Risikofaktoren sind neben dem Alter und dem männlichen Geschlecht, eine Adipositas sowie anatomische Veränderungen der oberen

Atemwege und des Halsumfangs – beide Faktoren sind die Folge von Fettablagerungen in diesem Bereich.

**Symptome** einer OSAS sind vielschichtig und können sich als Tagesmüdigkeit (bis hin zu Sekundenschaf), Abgeschlagenheit, Schnarchen oder morgendliche Kopfschmerzen präsentieren. In vielen Fällen bleibt sie jedoch auch asymptomatisch, was erklären könnte, warum selbst bei Patienten, die sich einer adipositaschirurgischen Operation unterziehen, ein Großteil der OSAS unerkannt ist. Bei einer niederländischen Studie mit fast 300 Patienten war im Vorfeld einer bariatrischen OP nur bei 13 % eine OSAS bekannt. Die polysomongraphische Untersuchung zeigte aber eine tatsächliche OSAS-Prävalenz bei einer zweitgradigen Adipositas (BMI 35–39,9 kg/m$^2$) von 65 % und stieg bis auf 80 % bei Patienten mit einem BMI > 50 kg/m$^2$ [40].

Bei bis zu 20 % der adipösen Patienten zeigt sich zusätzlich ein **Adipositas-Hypoventilationssyndrom,** das sich durch eine schlafbezogene (zentrale) Atemstörung auszeichnet [36].

## 2.6 Gastrointestinale Erkrankungen

Till Hasenberg

Gastrointestinale Erkrankungen können durch Übergewicht und Adipositas auf vielfältige Weise beeinflusst werden. So kann die **Adipositas-assoziierte niedriggradige systemische Entzündungsreaktion** die Entstehung folgender Erkrankungen begünstigen: nichtalkoholische Fettlebererkrankung (**NAFLD**), Pankreatitis und Reizdarmsyndrom. Aber auch der insbesondere bei ausgeprägter viszeraler Adipositas zu beobachtende erhöhte intraabdominelle Druck kann der Entwicklung eines gastroösophagealen Reflux sowie von Hiatushernien beeinflussen.

### 2.6.1 Nichtalkoholische Fettlebererkrankung (NAFLD)

**MERKE**

**NAFLD wird zur MASLD, NASH wird zur MASH**

Im Rahmen des Kongresses der European Association for the Study of the Liver (EASL) wurde eine präzisere und patientenzentriertere Nomenklatur für Fettlebererkrankungen beschlossen und die bisherige oft als stigmatisierend empfundenen Begriffe wie z. B. nichtalkoholische Fettlebererkrankung durch eine neue Terminologie ersetzt. Zudem sollen die neuen Fachbegriffe exaktere Diagnosen, die zudem treffsicherer benannt werden können, ermöglichen.

- Zukünftig dient der Begriff **steatotische Lebererkrankung** (Steatotic Liver Disease – SLD) als Oberbegriff für alle Fettlebererkrankungen – unabhängig von der Ursache.
- Die bislang gültige Bezeichnung der nichtalkoholischen Fettlebererkrankung (Nonalcoholic Fatty Liver Disease – **NAFLD**) ändert sich in Metabolische Dysfunktion-assoziierte Steatotische Lebererkrankung (MASLD) *Metabolic Dysfunction-associated Steatotic Liver Disease* **(MASLD).**
- Die nichtalkoholische Fettleberentzündung (**NASH**) wird umbenannt in Metabolische Dysfunktion-assoziierte Steatotische Lebererkrankung *(Metabolic Dysfunction-associated Steatohepatitis* **[MASH]).**

Die Umbenennung und Kategorisierung in SLD bietet die Chance, zukünftig die Aufmerksamkeit für Lebererkrankungen zu erhöhen, die Diagnostik zu präzisieren und Patienten früher einer entsprechenden Überwachung zuzuführen.

Die NAFLD umfasst die nichtalkoholische Fettleber (NAFLD) sowie die nichtalkoholische Steatohepatitis (NASH) und deren Folgeerkrankungen (NASH-Leberfibrose und -zirrhose). Schon heute leiden geschätzt ein Viertel der Weltbevölkerung an einer nichtalkoholischen Fettlebererkrankung (NAFLD) [41, 42], wobei eine Inzidenzsteigerung um 50 % in den nächsten 10 Jahren prognostiziert wird [43].

Bei **übergewichtigen** und **adipösen** Menschen kann bei bis zu **80 %** eine **NAFL** beobachtet werden [44]. Pathophy-

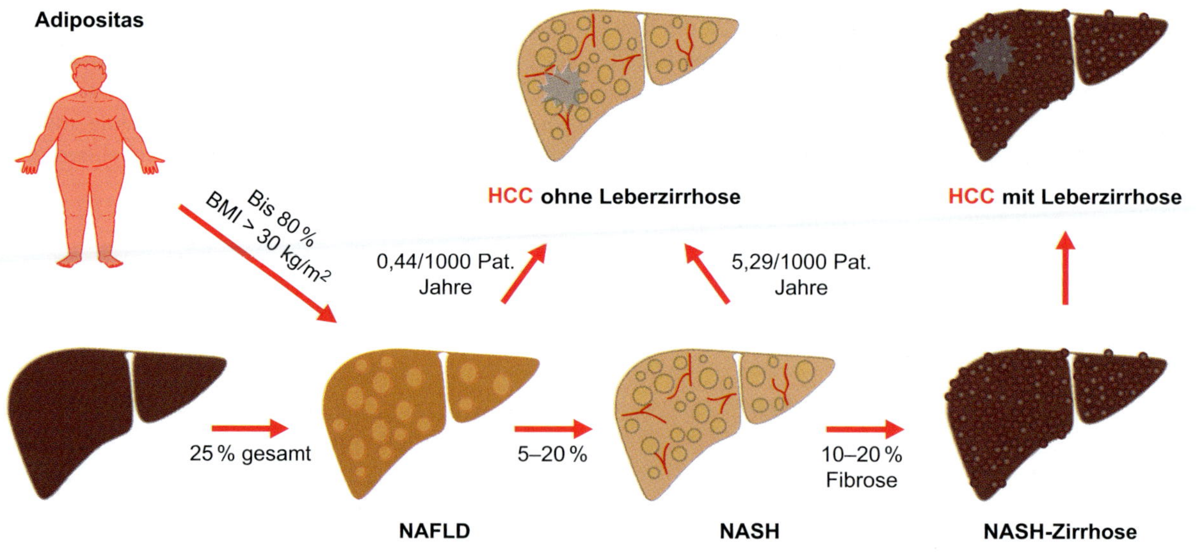


**Abb. 2.3** Progress der nichtalkoholische Fettleber Erkrankung nach [48]. [F832-003/L143]

siologisch ist die nichtalkoholische Fettleber (NAFLD) durch eine intrahepatische Triglyzeridakkumulation bedingt. Freie Fettsäuren, die hauptsächlich aus der Lipolyse des viszeralen Fettgewebes stammen, fördern zudem die Lipotoxizität mit der nachfolgenden Freisetzung freier Radikale und der Aktivierung von Entzündungsprozessen. Dies wiederum begünstigt die hepatozelluäre Apoptose mit Ausbildung einer **NASH** [45]. Diese Tendenz verstärkt sich durch den in der westlichen Welt weit verbreiteten missbräuchlichen Alkoholkonsum [46].

Die **Progression** der **NAFLD** über **NASH** zur fortgeschrittenen Fibrose (➤ Abb. 2.3) ist gut dokumentiert [42]. Zwischen 5 und 20 % der Patienten mit NAFLD entwickeln im klinischen Verlauf eine NASH. Für Deutschland wird die NASH-Inzidenz auf 4,1 % geschätzt [30]. Bei 10–20 % der NASH-Patienten bildet sich eine höhergradige Fibrose aus, von denen wiederum knapp 5 % eine manifeste Zirrhose entwickeln [47], was die Grundlage für die Entwicklung eines hepatozellulären Karzinoms (HCC) ist.

### 2.6.2 Gastroösophagealer Reflux

Die **gastroösophageale Refluxkrankheit (GERD)** ist eine der häufigsten Erkrankungen des oberen Magen-Darm-Trakts. Man geht davon aus, dass 20–25 % der erwachsenen Bevölkerung in Deutschland unter den typischen Symptomen Sodbrennen und Regurgitation leiden [49], wobei auch eine Vielzahl atypischer Symptome, wie chronischer Husten oder retrosternale Schmerzen auftreten können [50]. Die GERD kann auf dem Boden des endoskopischen Befunds in eine erosive und eine nichterosive Form unterteilt werden. Neben den, die Lebensqualität einschränkenden Symptomen stellt sie auch ein Risiko für die Entwicklung eines Barrett-Ösophagus und von Adenokarzinomen der Speiseröhre dar. **Risikofaktoren** für die Entwicklung einer GERD sind neben Rauchen, Alkohol- und Kaffeekonsum auch Übergewicht und Adipositas, aber auch eine bestehende Hiatushernie.

Der Zusammenhang zwischen **erhöhtem Körpergewicht** und der Zunahme von **GERD** wurde in zahlreichen Untersuchungen eindeutig dargelegt [51]. So zeigte u. a. eine Befragung im Rahmen der Nurses' Health Study eine deutliche Zunahme von Refluxsymptomen mit steigendem BMI [52].

## 2.7 Orthopädische Erkrankungen

Till Hasenberg

Gelenkbeschwerden stellen bei Adipositaspatienten ein häufiges Symptom dar und sind insbesondere im Zusammenhang mit einer Bewegungstherapie von Bedeutung. US-Daten von mehr als 250.000 Krankenversicherten zeigen eine BMI-abhängige Zunahme der **Osteoarthrose-Inzidenz** von 12,7 % bei Patienten mit einem BMI > 25 kg/m$^2$ bis auf 22 % bei einem BMI > 40 kg/m$^2$ [53]. Damit einher ging auch eine gewichtsabhängige Zunahme des Analgetikaverbrauchs und der Gesundheitsausgaben.

**MERKE**

Zahlreiche Untersuchungen haben den Zusammenhang zwischen Adipositas und Gelenkerkrankungen beschrieben, wobei die Osteoarthrose des Kniegelenks im Vergleich zum Hüftgelenk oder der Wirbelsäule führend ist [54].

Abhängig vom Ausmaß des Übergewichts wird eine Erhöhung des **Gonarthroserisikos** um das 1,3 bis 6-Fache beschrieben, wobei hiervon besonders jüngere Erwachsene und Menschen im mittleren Erwachsenenalter betroffen sind [54]. Es ist daher nicht überraschend, dass 2018 in Großbritannien der Durchschnitts-BMI eines Hüft-TEP-Patienten bei 28,8 kg/m$^2$ und eines Knie-TEP-Patienten bei 31 kg/m$^2$ lag [55].

Im Allgemeinen wird angenommen, dass Übergewicht und Adipositas die gewichtstragenden Gelenke aufgrund der höheren Lasten direkt schädigen. Es zeigt sich jedoch auch, dass das Risiko einer Osteoarthrose des Handgelenks, das auch bei Adipösen nicht vermehrt mechanisch belastet wird, Gewichts- und BMI-abhängig steigt [56]. Daher müssen neben den naheliegenden **biomechanischen Gründen** für eine adipositasbedingte Osteoarthroseentwicklung, offensichtlich auch weitere Adipositas-assoziierte Begleiterkrankungen und **metabolische Veränderungen** eine wichtige Rolle spielen. So zeigte eine japanische Untersuchung, dass Kniegelenksarthrosen bei gleichzeitigem metabolischem Syndrom häufiger auftreten und einen stärker progredienten Verlauf aufweisen [57]. Als weitere Faktoren werden u. a. eine Insulinresistenz, eine chronische systemische Entzündungsreaktion oder auch eine Leptin-Überexpression diskutiert [58].

## 2.8 Tumorerkrankungen

Till Hasenberg

Übergewicht und Adipositas fördern die Entstehung und den Progress von mehr als 20 Tumorerkrankungen (➤ Abb. 2.4). Eine BMI-abhängige Risikosteigerung wird für Malignome von Ösophagus, Magen (Kardia), Leber, Gallenblase, Pankreas, Niere, der Zervix, des Uterus, der Schilddrüse sowie des Kolon und Rektum beschrieben (➤ Abb. 2.4) [59, 60].

Daten des World Cancer Research Fund zufolge steigt mit jeden BMI-Schritt um 5 kg/m$^2$ das individuelle Risiko

- für das **kolorektale Karzinom** um 5 %,
- für das **HCC** um 30 %,
- das **Kardiakarzinom** um 23 % und für das
- Adenokarzinom der **Speiseröhre** um 48 % (➤ Tab. 2.3) [61].

Bezüglich des Risikos für **gynäkologische Krebserkrankungen** konnte die stärkste Korrelation für das Endometrium-

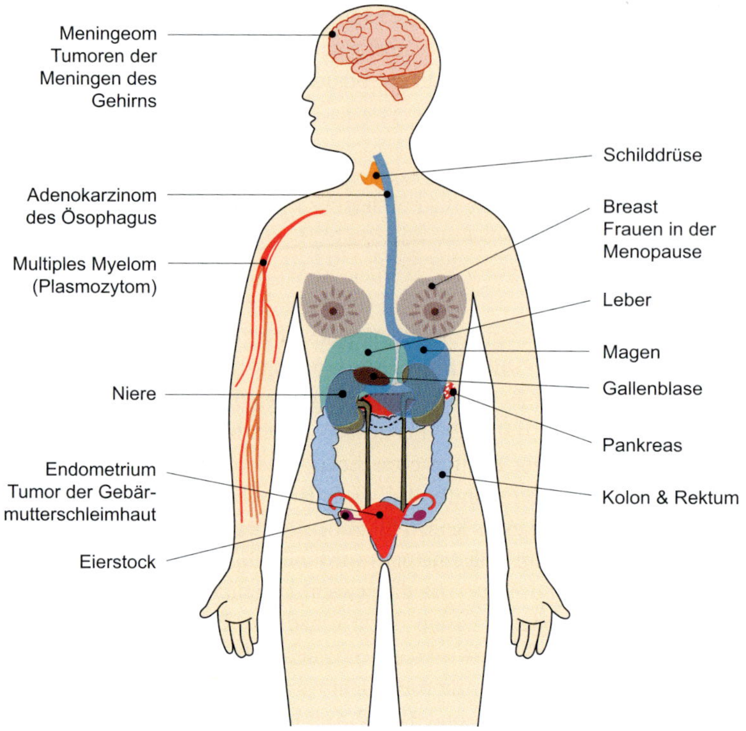


**Abb. 2.4** Adipositas-assoziierte Tumorerkrankungen nach CDC. [L143]

**Tab. 2.3** Anstieg des Risikos verschiedener Tumorentitäten je 5 kg/m² BMI-Punkte nach [61].

| Tumorerkrankung | Anstieg des Krebsrisikos je 5 kg/m² BMI Punkte |
|---|---|
| Kolorektales Karzinom | 5 % |
| Hepatozelluläres Karzinom | 30 % |
| Adenokarzinom-Ösophagus | 48 % |
| Kardiakarzinom (Magen) | 23 % |
| Pankreaskarzinom | 10 % |
| Gallenblasenkarzinom | 25 % |
| Mammakarzinom (postmenopausal) | 12 % |
| Corpus Uteri | 50 % |
| Ovarialkarzinom | 6 % |
| Nierenzellkarzinom | 30 % |

karzinom, gefolgt von Ovarial- und Zervixkarzinom und dem postmenopausalen Mammakarzinom detektiert werden.

- Adipositas erhöht das Risiko eines **Mammakarzinoms** nach den Wechseljahren, wohingegen für das prämenopausale Mammakarzinom eine negative Korrelation zur Adipositas gezeigt werden konnte [60]. Postmenopausal kann jedoch eine Risikosteigerung um jeweils 12 % je 5 BMI-Punkte beobachtet werden [59].
- Für das **Endometriumkarzinom** ist der Zusammenhang noch augenscheinlicher. So werden mehr als 50 % aller neu diagnostizierten Endometriumkarzinome in den USA im Zusammenhang mit einer koexistenten Adipositas gesehen. Je 5 kg/m² exzessivem Gewicht steigt das Risiko eines Endometriumkarzinoms um jeweils 50 % [62].

Der Einfluss von Übergewicht und Adipositas auf die **Pathogenese** von **Tumorerkrankungen** ist noch nicht vollständig geklärt. Es ist jedoch naheliegend, dass verschiedene biologische Mechanismen und Faktoren, wie eine chronische, systemische Entzündungsreaktion, eine Hyperinsulinämie und Insulinresistenz, aber auch der Einfluss von Wachstumsfaktoren und Geschlechtshormonen eine wichtige Rolle spielen.

### 2.8.1 Niedriggradige systemische Entzündungsreaktion

Die bei Adipositas bestehende niedriggradige systemische Entzündungsreaktion, als Folge einer Freisetzung von Entzündungsmediatoren wie der Tumornekrosefaktor alpha (TNF α) und Interleukin 6 (IL-6), vollzieht sich im **viszeralen Fettgewebe**. Dies führt zu einem entzündungsfördernden Zustand und oxidativem Stress. In der Leber regt das erhöhte IL-6 die Bildung von CRP an, das im Serum als systemischer Entzündungsmarker gilt.

### 2.8.2 Tumorfördernde Faktoren

Eine **Insulinresistenz** und **Hyperinsulinämie** sowie die daraus resultierende **Hyperglykämie** begünstigen auch die Zellproliferation und Metastasierung. Dies wird u. a. mit direkten und indirekten Effekten von Insulin und den Insulin-Growth-Faktoren (IGF)-1 und -2, die das Tumorwachstum fördern, erklärt. So zeigen zahlreiche Tumorarten eine erhöhte Expression der IGF-Rezeptoren. Darüber hinaus verursacht die Hyperinsulinämie eine Erniedrigung der IGF-Bindungsproteine, was eine Erhöhung des ungebundenen IGF-1 und IGF-2 im Serum und Gewebe zur Folge hat und diese Effekte noch verstärkt.

**Geschlechtshormone** nehmen ebenfalls Einfluss auf Tumorentstehung und -progress, dies legen u. a. die Einflüsse der Menopause auf die Prävalenz maligner Erkrankungen nahe. Besondere Bedeutung hat hierbei das Östrogen, das postmenopausal vermehrt im Fettgewebe produziert wird. Östrogen fördert in hormonabhängigen Geweben wie der Mamma und dem Endometrium die Angiogenese und Zellproliferation. Ein weiterer bekannter Effekt ist u. a. die Hemmung der Apoptose und die Förderung der IGF-1 Synthese z. B. in endometrialem Gewebe [63].

## 2.9 Gynäkologische Erkrankungen

Till Hasenberg

Neben zahlreichen weitestgehend geschlechtsunabhängigen Adipositas-assoziierten Komorbiditäten können bei adipösen Frauen zusätzliche Effekte auf den weiblichen Zyklus, die Fertilität und auf den Schwangerschaftsverlauf beobachtet werden.

### 2.9.1 Gynäkologische Erkrankungen

- **Zyklusstörungen** bestehen bei 30 % der übergewichtigen und 47 % der adipösen Frauen [64].
- Das **polyzystische Ovarialsyndrom (PCOS)** als häufigste endokrine Störung bei Frauen im reproduktionsfähigen Alter ist von besonderer Bedeutung. Das PCO-Syndrom betrifft ca. 7 % der Normalbevölkerung und kann sich klinisch durch Hirsutismus, Oligo- oder Amenorrhö, Akne, Alopezie und Infertilität äußern. Gleichzeitig besteht bei etwa 60 % der Patientinnen eine metabolische Störung (Insulinresistenz und kompensatorische Hyperinsulinämie), die das Risiko für Diabetes mellitus und Herz–Kreislauf-Erkrankungen stark erhöht [65].
- Übergewichtige und adipöse Frauen sind häufiger von **Infertilität** und **Fertilitätsstörungen** betroffen sind als gleichaltrige normalgewichtige Frauen. Bei Frauen mit einem BMI > 30 kg/m² ist das Infertilitätsrisiko dreifach erhöht [66].

### 2.9.2 Schwangerschaft und Geburt

Aber auch für den Schwangerschaftsverlauf stellt die Adipositas ein relevantes Risiko dar. Dies betrifft in Deutschland 15 % der schwangeren Frauen, die bei der Schwangerschaftserstuntersuchung bereits einen BMI von 30 kg/m² oder mehr aufwiesen. Dieser Anteil ist ebenso wie der Anteil der schwangeren Frauen mit einem Gestationsdiabetes in den letzten Jahren gestiegen [67].

**Adipositas vor** und **während** einer **Schwangerschaft** können die mütterliche und kindliche Gesundheit, den Schwangerschafts- und Geburtsverlauf, aber auch die Postpartum-Phase nachhaltig belasten [68]. So weisen die Kindern von adipösen Schwangeren häufiger kongenitale Missbildungen wie Neuralrohrdefekten, Hydrozephalus aber auch kardiovaskulärer und orofaszialer Anomalien auf [69].

Das Risiko spontaner **Fehlgeburten** ist bei Frauen in der höchsten BMI-Kategorie ungefähr doppelt so hoch im Vergleich zu normalgewichtigen Schwangeren [70]. Aber auch bei erfolgreichem Schwangerschaftsverlauf erhöhen Übergewicht und Adipositas im Vergleich zu normalgewichtigen Frauen das Risiko u. a. für Frühgeburten [71]. Eine **Präeklampsie** entwickelt sich dreimal häufiger und das Risiko eines Schwangerschaftsdiabetes steigt in Abhängigkeit vom Ausmaß der Adipositas um das drei- bis sechsfache [72].

All diese Faktoren tragen dazu bei, dass die **Sectiorate** bei adipösen Schwangeren gut doppelt so hoch ist als bei normalgewichtigen Frauen. Zu diesen Beobachtungen tragen aber auch kindliche Faktoren, wie ein erhöhtes Geburtsgewicht bei, welche die Geburt verkomplizieren können.

Die Summe all dieser Effekte einer mütterlichen Adipositas auf Schwangerschafts- und Geburtsverlauf kann mit als Grund dafür angesehen werden, dass bei adipösen Müttern eine **niedrige Stillrate** und eine **verkürzte Stilldauer** beobachtet werden kann [73]. Bei adipösen Müttern ist außerdem das Depressions-Risiko während der Schwangerschaft aber auch postpartum relevant erhöht [74].

Eine Adipositas-Schwangerschaft hat nicht nur Auswirkungen auf die Schwangerschaft und den Geburtsverlauf, sie hat auch langfristige Wirkungen sowohl für die Mutter als auch für das Kind. Das Risiko, dass Kinder adipöser Mütter ebenfalls an Adipositas, aber auch kardiovaskulären Erkrankungen, Typ-2-Diabetes und Asthma zu erkranken, ist deutlich erhöht. Darüber hinaus werden kindliche neurologische Veränderungen aber auch Immun- und Infektionskrankheiten mit einer mütterlichen Adipositas während der Schwangerschaft in Zusammenhang gebracht [75].

## 2.10 Psychiatrisch-psychosomatische Komorbiditäten

Till Hasenberg

Adipositas und psychische Erkrankungen sind eng miteinander verknüpft. So besteht bei von Adipositas betroffenen Menschen ein höheres Risiko für psychische Störungen, gleichsam können psychiatrische Erkrankungen zu einer deutlichen Gewichtszunahme führen.

**MERKE**
Patienten mit einem BMI > 30 kg/m² weisen eine Lebenszeitprävalenz psychischer Störungen von über 50 % auf [76]. Hierbei stellen Depressionen, Angst- und somatoforme Störungen die häufigsten Diagnosen dar [77].



Insbesondere bei psychiatrisch-psychosomatischen Erkrankung ist jedoch die Abgrenzung zwischen ursächlichen Faktoren und psychosozialen Auswirkungen der Adipositas mitunter schwierig.

Große Teile der Gesellschaft verknüpfen Übergewicht und Adipositas immer noch mit negativen Persönlichkeitsmerkmalen: Insbesondere diese **Stigmatisierung** adipöser Menschen als unattraktiv und weniger leistungswillig und -fähig kann der Entwicklung psychiatrisch-psychosomatischer Erkrankungen Vorschub leisten. Betroffenen wird zudem eine individuelle Schuld am Ausmaß Ihres Körpergewichts und ein fehlender Willen zur Gewichtsreduktion unterstellt [78]. Dies kann durch eine sog. **„Selbststigmatisierung"**, der negativen Selbstwahrnehmung aufgrund des Körpergewichts verstärkt werden [79].

Da psychiatrisch-psychosomatische Begleiterkrankungen den nachhaltigen Erfolg einer gewichtsreduzierenden Behandlung, sei sie nun konservativ oder operativ, beeinträchtigen kann, ist eine interdisziplinäre Behandlung notwendig.

### 2.10.1 Depressionen

Depressionen sind häufig auftretende affektive Störungen, die durch gedrückte Stimmung, Interessenverlust und Antriebsarmut gekennzeichnet sind. Das Risiko, einmal im Leben eine Depression zu entwickeln, liegt in der Normalbevölkerung bei ca. 10 % [80]. Bei Adipositaspatienten liegt dieses **Risiko** um gut **50 % höher** als bei **Normalgewichtigen.** Bei Adipösen werden bidirektionale Effekte, mit einer Steigerung des Depressionsrisikos, aber auch einer Steigerung des Adipositasrisikos bei depressiv Erkrankten [81, 82] beschrieben. Insbesondere bei der medikamentösen Behandlung von Depressionen ist die gewichtssteigernde Wirkung vieler Psychopharmaka, u. a. auch von Antidepressiva, zu beachten [83].

### 2.10.2 Essstörungen

Im Bereich der Adipositas-assoziierten Essstörungen ist die **Binge-Eating-Störung** von besonderer Bedeutung. Hierunter versteht man eine durch rezidivierende Heißhungerattacken gekennzeichnete Essstörung, die in der Allgemeinbevölkerung mit einer Prävalenz von 1–4 % auftritt und bei Adipositaspatienten mit einer Prävalenz von bis zu 30 % beobachtet werden kann [84]. Bei Adipösen treten zudem weitere pathologische Essmuster auf, wie das **„Grazing"** (**„Grasen"**), die Aufnahme vornehmlich süßer Nahrungsmittel über einen längeren Zeitraum, oder das **Night-Eating,** eine eher hypokalorische Ernährung während des Tages mit exzessiver Nahrungszufuhr in den Nachtstunden.

**LITERATUR**


1. Wirth A, Wabitsch M, Hauner H. The prevention and treatment of obesity. Dtsch Arztebl Int 2014; 111: 705–713. doi:https://doi.org/10.3238/arztebl.2014.0705.
2. Alberti KG, Eckel RH, Grundy SM et al. Harmonizing the metabolic syndrome: a joint interim statement of the International Diabetes Federation Task Force on Epidemiology and Prevention; National Heart, Lung, and Blood Institute; American Heart Association; World Heart Federation; International Atherosclerosis Society; and International Association for the Study of Obesity. Circulation 2009; 120: 1640–1645. doi:https://doi.org/10.1161/CIRCULATIONAHA.109.192644.
3. Reaven GM. Banting lecture 1988. Role of insulin resistance in human disease. Diabetes 1988; 37: 1595–1607. doi:https://doi.org/10.2337/diab.37.12.1595.
4. Moebus S, Hanisch JU, Aidelsburger P et al. Impact of 4 different definitions used for the assessment of the prevalence of the Metabolic Syndrome in primary healthcare: The German Metabolic and Cardiovascular Risk Project (GEMCAS). Cardiovasc Diabetol 2007; 6: 22. doi:https://doi.org/10.1186/1475-2840-6-22.
5. Haring R, Wallaschofski H, Nauck M et al. Total and cardiovascular disease mortality predicted by metabolic syndrome is inferior relative to its components. Exp Clin Endocrinol Diabetes 2010; 118: 685–691. doi:https://doi.org/10.1055/s-0030-1261876.
6. Scuteri A, Laurent S, Cucca F et al. Metabolic syndrome across Europe: different clusters of risk factors. Eur J Prev Cardiol 2015; 22: 486–491. doi:https://doi.org/10.1177/2047487314525529.
7. Wilson PW, D'Agostino RB, Parise H et al. Metabolic syndrome as a precursor of cardiovascular disease and type 2 diabetes mellitus. Circulation 2005; 112: 3066–3072. doi:https://doi.org/10.1161/CIRCULATIONAHA.105.539528.
8. Hirode G, Wong RJ. Trends in the Prevalence of Metabolic Syndrome in the United States, 2011–2016. JAMA 2020; 323: 2526–2528. doi:https://doi.org/10.1001/jama.2020.4501.
9. Finkelstein EA, Khavjou OA, Thompson H et al. Obesity and severe obesity forecasts through 2030. Am J Prev Med 2012; 42: 563–570. doi:https://doi.org/10.1016/j.amepre.2011.10.026.
10. Roden M. [Diabetes mellitus: definition, classification and diagnosis]. Wien Klin Wochenschr 2016; 128 Suppl 2: S37–40. doi:https://doi.org/10.1007/s00508-015-0931-3.
11. Ogurtsova K, da Rocha Fernandes JD, Huang Y et al. IDF Diabetes Atlas: Global estimates for the prevalence of diabetes for 2015 and 2040. Diabetes Res Clin Pract 2017; 128: 40–50. doi:https://doi.org/10.1016/j.diabres.2017.03.024.
12. Mendola ND, Chen TC, Gu Q et al. Prevalence of Total, Diagnosed, and Undiagnosed Diabetes Among Adults: United States, 2013–2016. NCHS Data Brief 2018. 1–8.
13. Schmidt C, Reitzle L, Paprott R et al. Diabetes mellitus and comorbidities - A cross-sectional study with control group based on nationwide ambulatory claims data. J Health Monit 2021; 6: 19–35. doi:https://doi.org/10.25646/8327.

14. Tonnies T, Rockl S, Hoyer A et al. Projected number of people with diagnosed Type 2 diabetes in Germany in 2040. Diabet Med 2019; 36: 1217–1225. doi:https://doi.org/10.1111/dme.13902.
15. Ganz ML, Wintfeld N, Li Q et al. The association of body mass index with the risk of type 2 diabetes: a case-control study nested in an electronic health records system in the United States. Diabetol Metab Syndr 2014; 6: 50. doi:https://doi.org/10.1186/1758-5996-6-50
16. Bedford E. The story of fatty heart. A disease of Victorian times. Br Heart J 1972; 34: 23–28. doi:https://doi.org/10.1136/hrt.34.1.23.
17. Collaborators GBDO, Afshin A, Forouzanfar MH et al. Health Effects of Overweight and Obesity in 195 Countries over 25 Years. N Engl J Med 2017; 377: 13–27. doi:https://doi.org/10.1056/NEJMoa1614362.
18. Caleyachetty R, Thomas GN, Toulis KA et al. Metabolically Healthy Obese and Incident Cardiovascular Disease Events Among 3.5 Million Men and Women. J Am Coll Cardiol 2017; 70: 1429–1437. doi:https://doi.org/10.1016/j.jacc.2017.07.763.
19. Piche ME, Tchernof A, Despres JP. Obesity Phenotypes, Diabetes, and Cardiovascular Diseases. Circ Res 2020; 126: 1477–1500. doi:https://doi.org/10.1161/CIRCRESAHA.120.316101.
20. Martin V, Davila-Batista V, Castilla J et al. Comparison of body mass index (BMI) with the CUN-BAE body adiposity estimator in the prediction of hypertension and type 2 diabetes. BMC Public Health 2016; 16: 82. doi:https://doi.org/10.1186/s12889-016-2728-3.
21. Feng RN, Zhao C, Wang C et al. BMI is strongly associated with hypertension, and waist circumference is strongly associated with type 2 diabetes and dyslipidemia, in northern Chinese adults. J Epidemiol 2012; 22: 317–323. doi:https://doi.org/10.2188/jea.je20110120.
22. Visaria A, Lo D. Association between body mass index and hypertension subtypes in Indian and United States adults. Indian Heart J 2020; 72: 459–461. doi:https://doi.org/10.1016/j.ihj.2020.08.009.
23. Landi F, Calvani R, Picca A et al. Body Mass Index is Strongly Associated with Hypertension: Results from the Longevity Check-up 7+ Study. Nutrients 2018; 10. doi:https://doi.org/10.3390/nu10121976.
24. Stamler J, Dyer AR, Shekelle RB et al. Relationship of baseline major risk factors to coronary and all-cause mortality, and to longevity: findings from long-term follow-up of Chicago cohorts. Cardiology 1993; 82: 191–222. doi:https://doi.org/10.1159/000175868.
25. Powell-Wiley TM, Poirier P, Burke LE et al. Obesity and Cardiovascular Disease: A Scientific Statement From the American Heart Association. Circulation 2021; 143: e984-e1010. doi:https://doi.org/10.1161/CIR.0000000000000973.
26. Lyall DM, Celis-Morales C, Ward J et al. Association of Body Mass Index With Cardiometabolic Disease in the UK Biobank: A Mendelian Randomization Study. JAMA Cardiol 2017; 2: 882–889. doi:https://doi.org/10.1001/jamacardio.2016.5804.
27. Abraham TM, Pedley A, Massaro JM et al. Association between visceral and subcutaneous adipose depots and incident cardiovascular disease risk factors. Circulation 2015; 132: 1639–1647. doi:https://doi.org/10.1161/CIRCULATIONAHA.114.015000.
28. Mahabadi AA, Massaro JM, Rosito GA et al. Association of pericardial fat, intrathoracic fat, and visceral abdominal fat with cardiovascular disease burden: the Framingham Heart Study. Eur Heart J 2009; 30: 850–856. doi:https://doi.org/10.1093/eurheartj/ehn573.
29. Rosito GA, Massaro JM, Hoffmann U et al. Pericardial fat, visceral abdominal fat, cardiovascular disease risk factors, and vascular calcification in a community-based sample: the Framingham Heart Study. Circulation 2008; 117: 605–613. doi:https://doi.org/10.1161/CIRCULATIONAHA.107.743062.
30. Kenchaiah S, Evans JC, Levy D et al. Obesity and the risk of heart failure. N Engl J Med 2002; 347: 305–313. doi:https://doi.org/10.1056/NEJMoa020245.
31. Lavie CJ, Laddu D, Arena R et al. Healthy Weight and Obesity Prevention: JACC Health Promotion Series. J Am Coll Cardiol 2018; 72: 1506–1531. doi:https://doi.org/10.1016/j.jacc.2018.08.1037.
32. Feigin VL, Norrving B, Mensah GA. Global Burden of Stroke. Circ Res 2017; 120: 439–448. doi:https://doi.org/10.1161/CIRCRESAHA.116.308413.
33. O'Donnell MJ, Chin SL, Rangarajan S et al. Global and regional effects of potentially modifiable risk factors associated with acute stroke in 32 countries (INTERSTROKE): a case-control study. Lancet 2016; 388: 761–775. doi:https://doi.org/10.1016/S0140-6736(16)30506-2.
34. La Sala L, Pontiroli AE. Prevention of Diabetes and Cardiovascular Disease in Obesity. Int J Mol Sci 2020; 21. doi:https://doi.org/10.3390/ijms21218178.
35. Wang X, Huang Y, Chen Y et al. The relationship between body mass index and stroke: a systemic review and meta-analysis. J Neurol 2022; 269: 6279–6289. doi:https://doi.org/10.1007/s00415-022-11318-1.
36. Brock JM, Billeter A, Muller-Stich BP et al. Obesity and the Lung: What We Know Today. Respiration 2020; 99: 856–866. doi:https://doi.org/10.1159/000509735.
37. Beuther DA, Sutherland ER. Overweight, obesity, and incident asthma: a meta-analysis of prospective epidemiologic studies. Am J Respir Crit Care Med 2007; 175: 661–666. doi:https://doi.org/10.1164/rccm.200611-1717OC.
38. Schatz M, Hsu JW, Zeiger RS et al. Phenotypes determined by cluster analysis in severe or difficult-to-treat asthma. J Allergy Clin Immunol 2014; 133: 1549–1556. doi:https://doi.org/10.1016/j.jaci.2013.10.006.
39. Peters U, Dixon AE, Forno E. Obesity and asthma. J Allergy Clin Immunol 2018; 141: 1169–1179. doi:https://doi.org/10.1016/j.jaci.2018.02.004.
40. Ravesloot MJ, van Maanen JP, Hilgevoord AA et al. Obstructive sleep apnea is underrecognized and underdiagnosed in patients undergoing bariatric surgery. Eur Arch Otorhinolaryngol 2012; 269: 1865–1871. doi:https://doi.org/10.1007/s00405-012-1948-0.
41. Powell EE, Wong VW, Rinella M. Non-alcoholic fatty liver disease. Lancet 2021; 397: 2212–2224. doi:https://doi.org/10.1016/S0140-6736(20)32511-3.
42. Younossi ZM, Koenig AB, Abdelatif D et al. Global epidemiology of nonalcoholic fatty liver disease-Meta-analytic assessment of prevalence, incidence, and outcomes. Hepatology 2016; 64: 73–84. doi:https://doi.org/10.1002/hep.28431.
43. Estes C, Anstee QM, Arias-Loste MT et al. Modeling NAFLD disease burden in China, France, Germany, Italy, Japan, Spain, United Kingdom, and United States for the period 2016–2030. J Hepatol 2018; 69: 896–904. doi:https://doi.org/10.1016/j.jhep.2018.05.036.
44. Polyzos SA, Kountouras J, Mantzoros CS. Obesity and nonalcoholic fatty liver disease: From pathophysiology to therapeutics. Metabolism 2019; 92: 82–97. doi:https://doi.org/10.1016/j.metabol.2018.11.014.
45. Bechmann LP, Hannivoort RA, Gerken G et al. The interaction of hepatic lipid and glucose metabolism in liver diseases. J Hepatol 2012; 56: 952–964. doi:https://doi.org/10.1016/j.jhep.2011.08.025.
46. Lodhi M, Amin J, Eswaran S. Role of alcohol in nonalcoholic steatohepatitis: Rush university (Con) patients with nonalcoholic steatohepatitis should be abstinent from alcohol use. Clin Liver Dis (Hoboken) 2018; 11: 39–42. doi:https://doi.org/10.1002/cld.669.

47. Bataller R, Rombouts K, Altamirano J et al. Fibrosis in alcoholic and nonalcoholic steatohepatitis. Best Pract Res Clin Gastroenterol 2011; 25: 231–244. doi:https://doi.org/10.1016/j.bpg.2011.02.010.
48. Hasenberg T, Konig B. [Obesity from the Perspective of Surgical Oncology]. Zentralbl Chir 2022; 147: 574–583. doi:10.1055/a-1957–5622.
49. Labenz J, Labenz C. Prävalenz und natürlicher Verlauf der gastroösophagealen Refluxkrankheit. Der Gastroenterologe 2016; 11: 102–109.
50. Cheng Y, Kou F, Liu J et al. Systematic assessment of environmental factors for gastroesophageal reflux disease: An umbrella review of systematic reviews and meta-analyses. Dig Liver Dis 2021; 53: 566–573. doi:https://doi.org/10.1016/j.dld.2020.11.022.
51. Li T, Cong L, Chen J et al. Association of Obesity with Coronary Artery Disease, Erosive Esophagitis and Gastroesophageal Reflux Disease: A Systematic Review and Meta-Analysis. Iran J Public Health 2022; 51: 1690–1705. doi:https://doi.org/10.18502/ijph.v51i8.10250.
52. Jacobson BC, Somers SC, Fuchs CS et al. Body-mass index and symptoms of gastroesophageal reflux in women. N Engl J Med 2006; 354: 2340–2348. doi:https://doi.org/10.1056/NEJMoa054391.
53. Johnston SS, Ammann E, Scamuffa R et al. Association of body mass index and osteoarthritis with healthcare expenditures and utilization. Obes Sci Pract 2020; 6: 139–151. doi:https://doi.org/10.1002/osp4.398.
54. Batushansky A, Zhu S, Komaravolu RK et al. Fundamentals of OA. An initiative of Osteoarthritis and Cartilage. Obesity and metabolic factors in OA. Osteoarthritis Cartilage 2022; 30: 501–515. doi:https://doi.org/10.1016/j.joca.2021.06.013.
55. Midgley J. Osteoarthritis and obesity; conservative management, multi-morbidity, surgery and the implications of restricted access to knee or hip replacement: a literature review. Int J Orthop Trauma Nurs 2021; 40: 100840. doi:https://doi.org/10.1016/j.ijotn.2020.100840.
56. Yusuf E, Nelissen RG, Ioan-Facsinay A et al. Association between weight or body mass index and hand osteoarthritis: a systematic review. Ann Rheum Dis 2010; 69: 761–765. doi:https://doi.org/10.1136/ard.2008.106930.
57. Yoshimura N, Muraki S, Oka H et al. Accumulation of metabolic risk factors such as overweight, hypertension, dyslipidaemia, and impaired glucose tolerance raises the risk of occurrence and progression of knee osteoarthritis: a 3-year follow-up of the ROAD study. Osteoarthritis Cartilage 2012; 20: 1217–1226. doi:https://doi.org/10.1016/j.joca.2012.06.006.
58. Zeddou M. Osteoarthritis Is a Low-Grade Inflammatory Disease: Obesity's Involvement and Herbal Treatment. Evid Based Complement Alternat Med 2019; 2019: 2037484. doi:https://doi.org/10.1155/2019/2037484.
59. Lauby-Secretan B, Scoccianti C, Loomis D et al. Body Fatness and Cancer--Viewpoint of the IARC Working Group. N Engl J Med 2016; 375: 794–798. doi:https://doi.org/10.1056/NEJMsr1606602.
60. Bhaskaran K, Douglas I, Forbes H et al. Body-mass index and risk of 22 specific cancers: a population-based cohort study of 5.24 million UK adults. Lancet 2014; 384: 755–765. doi:https://doi.org/10.1016/S0140-6736(14)60892-8.
61. . Continuous Update Project Expert Report 2018. Body fatness and weight gain and the risk of cancer. In: World Cancer Research Fund/American Institute for Cancer Research; 2018.
62. Avgerinos KI, Spyrou N, Mantzoros CS et al. Obesity and cancer risk: Emerging biological mechanisms and perspectives. Metabolism 2019; 92: 121–135. doi:https://doi.org/10.1016/j.metabol.2018.11.001.
63. Kolbl H, Bartl T. Obesity in Gynecologic Oncology. Geburtshilfe Frauenheilkd 2020; 80: 1205–1211. doi:https://doi.org/10.1055/a-1124-7139.
64. Practice Committee of the American Society for Reproductive M. Obesity and reproduction: a committee opinion. Fertil Steril 2015; 104: 1116–1126. doi:https://doi.org/10.1016/j.fertnstert.2015.08.018.
65. Goodarzi MO, Dumesic DA, Chazenbalk G et al. Polycystic ovary syndrome: etiology, pathogenesis and diagnosis. Nat Rev Endocrinol 2011; 7: 219–231. doi:https://doi.org/10.1038/nrendo.2010.217.
66. Rich-Edwards JW, Goldman MB, Willett WC et al. Adolescent body mass index and infertility caused by ovulatory disorder. Am J Obstet Gynecol 1994; 171: 171–177. doi:https://doi.org/10.1016/0002-9378(94)90465-0.
67. Melchior H, Kurch-Bek D, Mund M. The Prevalence of Gestational Diabetes. Dtsch Arztebl Int 2017; 114: 412–418. doi:https://doi.org/10.3238/arztebl.2017.0412.
68. Marchi J, Berg M, Dencker A et al. Risks associated with obesity in pregnancy, for the mother and baby: a systematic review of reviews. Obes Rev 2015; 16: 621–638. doi:https://doi.org/10.1111/obr.12288.
69. Stothard KJ, Tennant PW, Bell R et al. Maternal overweight and obesity and the risk of congenital anomalies: a systematic review and meta-analysis. JAMA 2009; 301: 636–650. doi:https://doi.org/10.1001/jama.2009.113.
70. Metwally M, Ong KJ, Ledger WL et al. Does high body mass index increase the risk of miscarriage after spontaneous and assisted conception? A meta-analysis of the evidence. Fertil Steril 2008; 90: 714–726. doi:https://doi.org/10.1016/j.fertnstert.2007.07.1290
71. Tersigni C, Neri C, D'Ippolito S et al. Impact of maternal obesity on the risk of preterm delivery: insights into pathogenic mechanisms. J Matern Fetal Neonatal Med 2022; 35: 3216–3221. doi:https://doi.org/10.1080/14767058.2020.1817370.
72. Wang Z, Wang P, Liu H et al. Maternal adiposity as an independent risk factor for pre-eclampsia: a meta-analysis of prospective cohort studies. Obes Rev 2013; 14: 508–521. doi:https://doi.org/10.1111/obr.12025.
73. Turcksin R, Bel S, Galjaard S et al. Maternal obesity and breastfeeding intention, initiation, intensity and duration: a systematic review. Matern Child Nutr 2014; 10: 166–183. doi:https://doi.org/10.1111/j.1740-8709.2012.00439.
74. Molyneaux E, Poston L, Ashurst-Williams S et al. Obesity and mental disorders during pregnancy and postpartum: a systematic review and meta-analysis. Obstet Gynecol 2014; 123: 857–867. doi:https://doi.org/10.1097/AOG.0000000000000170.
75. Godfrey KM, Reynolds RM, Prescott SL et al. Influence of maternal obesity on the long-term health of offspring. Lancet Diabetes Endocrinol 2017; 5: 53–64. doi:https://doi.org/10.1016/S2213-8587(16)30107-3.
76. Perry C, Guillory TS, Dilks SS. Obesity and Psychiatric Disorders. Nurs Clin North Am 2021; 56: 553–563. doi:https://doi.org/10.1016/j.cnur.2021.07.010.
77. Baumeister H, Harter M. Mental disorders in patients with obesity in comparison with healthy probands. Int J Obes (Lond) 2007; 31: 1155–1164. doi:https://doi.org/10.1038/sj.ijo.0803556.
78. Ramos Salas X, Alberga AS, Cameron E et al. Addressing weight bias and discrimination: moving beyond raising awareness to creating change. Obes Rev 2017; 18: 1323–1335. doi:https://doi.org/10.1111/obr.12592.
79. Durso LE, Latner JD. Understanding self-directed stigma: development of the weight bias internalization scale. Obesity (Silver

Spring) 2008; 16 Suppl 2: S80–86. doi:https://doi.org/10.1038/oby.2008.448.

80. Jacobi F, Hofler M, Strehle J et al. [Mental disorders in the general population : Study on the health of adults in Germany and the additional module mental health (DEGS1-MH)]. Nervenarzt 2014; 85: 77–87. doi:https://doi.org/10.1007/s00115-013-3961-y.
81. Luppino FS, de Wit LM, Bouvy PF et al. Overweight, obesity, and depression: a systematic review and meta-analysis of longitudinal studies. Arch Gen Psychiatry 2010; 67: 220–229. doi:https://doi.org/10.1001/archgenpsychiatry.2010.2.
82. Mannan M, Mamun A, Doi S et al. Is there a bi-directional relationship between depression and obesity among adult men and women? Systematic review and bias-adjusted metaanalysis. Asian J Psychiatr 2016; 21: 51–66. doi:https://doi.org/10.1016/j.ajp.2015.12.008.
83. Gafoor R, Booth HP, Gulliford MC. Antidepressant utilisation and incidence of weight gain during 10 years' follow-up: population based cohort study. BMJ 2018; 361: k1951. doi:https://doi.org/10.1136/bmj.k1951.
84. Herpertz S, Kessler H, Jongen S. Psychosomatic and Psychosocial Questions Regarding Bariatric Surgery: What Do We Know, or What Do We Think We Know? Z Psychosom Med Psychother 2017; 63: 344–369. doi:https://doi.org/10.13109/zptm.2017.63.4.344.

KAPITEL

# 3 Behandlungskonzepte bei Adipositas

## 3.1 Behandlungsindikation

Barbara König

Grundsätzlich stellte jede Form der Adipositas (BMI ≥ 30 kg/m²) bzw. des Übergewichts (BMI ≥ 25 kg/m² bei gleichzeitigem Vorliegen Adipositas-assoziierter Begleiterkrankungen) eine Indikation zur Gewichtsreduktion dar (➤ Abb. 3.1). Nichtsdestotrotz ist es sinnvoll, sich gemeinsam mit den Patienten über die Therapieziele bewusst zu werden und diese und die jeweiligen Erfolgsaussichten klar zu kommunizieren. Gemäß der S3-Leitlinie ist das Ziel der Therapie, das Körpergewicht relevant und langfristig zu senken und damit Adipositas-assoziierte Risikofaktoren und Erkrankungen zu vermindern [1].

### 3.1.1 Multimodale Therapie

Als Behandlungsziele werden in der Leitlinie ein **Gewichtsverlust** um mehr als 5 % (Ausgangs-BMI zwischen 25 und 35 kg/m²) bzw. um mehr als 10 % (Ausgangs-BMI > 35 kg/m²) genannt.

Da es sich bei Übergewicht und Adipositas in der Regel um ein chronisches und multifaktorielles Geschehen handelt, muss auch eine Adipositastherapie verschiedene Behandlungsansätze miteinander kombinieren (➤ Abb. 3.1). Basis jeder Adipositastherapie ist eine Kombination aus **Ernährungs-, Bewegungs- und Verhaltenstherapie.** Diese kann je nach Ausprägung der Adipositas und/oder dem Bestehen Adipositas-assoziierter Begleiterkrankungen durch medikamentöse, endoskopische und chirurgische Therapiekonzepte ergänzt werden [2].

### 3.1.2 Kontraindikationen

Die Kontraindikationen für eine Gewichtsreduktion sind konsumierende Erkrankungen und Schwangerschaft [1], wobei die Betreuung adipöser Schwangerer und insbesondere der Gewichtsverlauf während einer Schwangerschaft besondere Beachtung verdient (➤ 2.9).

### 3.1.3 Prävention

Da es sich bei Adipositas um eine **chronisch-progrediente Erkrankung** handelt, die ein Großteil der Patienten schon seit der Kindheit und Jugend begleitet, ist es notwendig, dass nicht nur medizinische Primärversorger wie Haus- und Kinderärzte diese Entwicklung sorgsam beobachten, sondern die Adipositasprävention als gesellschaftliche Aufgabe verstanden wird, die Schulen, Vereine, Ämter und Arbeitgeber einschließt. Hierzu sind grundlegende Kenntnisse über die Pathophysiologie der Adipositas notwendig, um nicht in stigmatisierende und diskriminierende, wissenschaftlich widerlegte therapeutische Allgemeinplätze, wie FDH („Friss die Hälfte") oder Ähnliches zu verfallen.

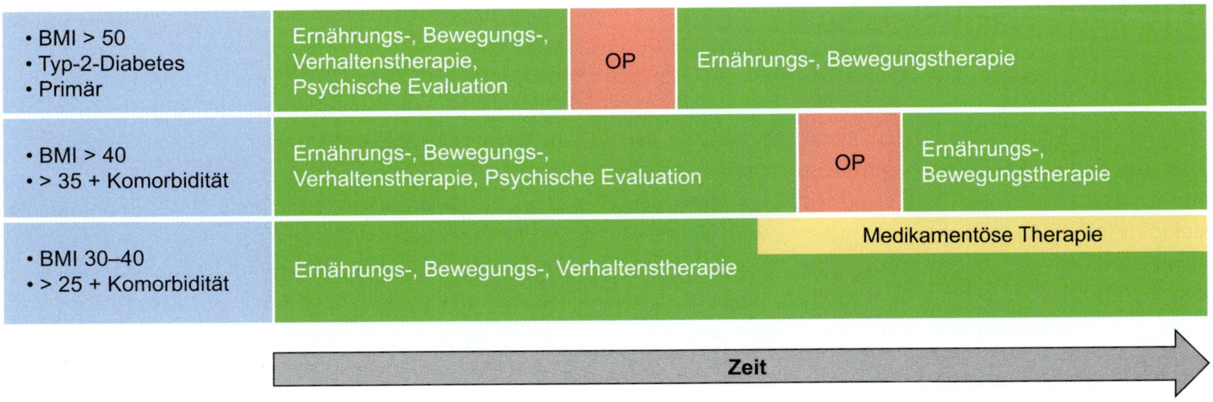


**Abb. 3.1** Stadien- und indikationsgerechte Adipositastherapie, aus [3]. [H109-002/L143]

Insbesondere der Familienmedizin, also **Haus- und Kinderärzten,** kommt hierbei eine Schlüsselrolle zu, da sie im Gegensatz zu anderen Adipositastherapeuten Betroffene und ggf. deren Familie über einen langen Zeitraum begleiten. Hausärzte können den gesamten Krankheitsprozess, aber auch eine mögliche familiäre Belastung, im Blick haben. So können sie frühzeitig intervenieren und nicht erst, wenn der Schritt zur morbiden Adipositas (BMI > 40 kg/m$^2$) oder die Entwicklung schwerwiegender Adipositas-assoziierter Erkrankungen erfolgt ist [4].

In der Regel liegt zu Beginn der Therapie bereits eine Vielzahl an Untersuchungsergebnissen vor, die routinemäßig erfasst wurden und die eine Aussage über die Schwere der Adipositas, ihre Entwicklung und die entsprechenden Begleiterkrankungen erlauben. Wenn das Thema Adipositas ärztlich angesprochen wird, sollten leitliniengerecht folgende Punkte nachgefragt werden:

- Anamnese inkl. Gewichts- und Familienanamnese: Adipositas, Dyslipidämie, Hypertonie, Atherosklerose insbesondere koronare Herzerkrankung und Schlaganfall
- Frühere Therapieversuche
- Ernährungsgewohnheiten und Essverhalten
- Bewegungsaktivität
- Motivation
- Psychosoziale Anamnese [1]

Hinsichtlich der **körperlichen Untersuchungsbefunde** kann der Hausarzt auf eine Vielzahl bereits routinemäßig erhobener Befunde zugreifen, die auch bei Übergewicht und Adipositas relevant sind. So fordert die S3-Leitlinie die Erfassung von Körperlänge und -gewicht, Taillenumfang und Blutdruck. Auch die empfohlenen **klinischen Untersuchungen** wie Nüchternblutzucker, HbA1c, Gesamt-, HDL- und LDL-Cholesterin, Triglyzeride, Harnsäure, Kreatinin, Elektrolyte, TSH sowie ggf. andere endokrinologische Parameter zum Ausschluss z. B. eines Hyperkortisolismus sind in der Regel bereits aufgrund des Risikoprofils des Patienten im Vorfeld erfasst worden.

## 3.2 Ernährungstherapie

Barbara König

Aufgrund des chronisch-progredienten Charakters der Adipositaserkrankung haben Betroffene häufig bereits umfangreiche Erfahrungen mit verschiedensten Gewichtsreduktionskonzepten gemacht.

Eine brasilianische Untersuchung zeigte, dass 92 % aller Patienten, die eine Adipositas-OP anstreben, bereits Erfahrungen mit hypokalorischen Diäten gesammelt und 83 % Substanzen eingenommen haben, denen ein gewichtsreduzierender Effekt zugeschrieben wird. Ebenfalls 92 % der Befragten gaben an, mit diesem Methoden ihr Gewicht reduziert zu haben, wobei wiederum 75 % eine neuerliche Gewichtszunahme in weniger als einem Jahr beschrieben [5]. Diese auch als **Yo-Yo-Effekt** beschriebene Gewichtszunahme wird häufig von den Betroffenen, aber auch von Ihrem Umfeld und/oder Behandlern als individuelles Versagen wahrgenommen und als Zeichen mangelnden Willens oder Durchhaltevermögens interpretiert.

**MERKE**

Dieses Adipositasrezidiv (Yo-Yo-Effekt) spiegelt komplexe physiologische Adaptationsprozesse als Reaktion auf eine Gewichtsreduktion wider, die Veränderungen des Energieumsatzes genauso umfasst, wie hormonelle Veränderungen und psychologische Aspekte [6].

Im Gegensatz zu vielen anderen Krankheiten suchen die Betroffenen initial selten professionelle Hilfe, sondern versuchen sich an teils effekthascherischen, medial beworbenen und wissenschaftlich wenig evidenten „Therapieformen“. So zeigte eine Auswertung von Ernährungsempfehlungen britischer Boulevardzeitigen eine inhaltlich schlechte Qualität bei 44 % aller Artikel [7]. Eine Untersuchung aus Polen zeigt auch, dass Themen wie „Diäten“ und „Gewichtsverlust“ in einem jährlich sich wiederholende Zyklus im Januar am häufigsten bei Internetsuchmaschinen wie Google eingegeben werden [8].

Auch wenn es eine schier unüberblickbare Menge an Diätformen gibt, kann auf dem Boden wissenschaftlicher Evidenz keiner Diät der Vorrang gegeben werden. Vielmehr sollte eine Ernährungstherapie auf **individuellen Ernährungsempfehlungen** basieren, welche die Therapieziele und Risikoprofile der Patienten berücksichtigen [1]. Grundsätzlich hat eine Ernährungstherapie nur dann Aussicht auf Erfolg, wenn die Lebensstiländerungen akzeptiert werden und die damit einhergehenden Empfehlungen in der Praxis umsetzbar sind. Bereits an dieser Forderung scheitern die meisten medial propagierten Diätempfehlungen.

**Zu beachten** sind:

- Ernährungsformen zur Gewichtsreduktion sollten über einen ausreichend langen Zeitraum (6–24 Monate) angelegt sein.
- Zudem soll ein **Energiedefizit** von etwa **500 kcal** (in Einzelfällen auch höher) angestrebt werden, ohne gesundheitliche Einschränkungen oder Schäden (z. B. durch Mikronährstoffmangel) hervorzurufen [1].
- Das Energiedefizit wird erreicht durch die Reduktion von Makronährstoffen, z. B. durch Senkung der aufgenommen Fettmenge [9], durch eine Verminderung der Kohlenhydrataufnahme [10] oder durch eine Kombination aus beiden Ernährungsstrategien [11].

Ein aktuelles Cochrane-Review, das 61 Studien mit fast 7000 Teilnehmer umfasste, konnte keinen relevanten Vorteil zwischen kohlenhydratreduzierten und anderen kalorienreduzierten Diätformen aufzeigen [12]. Daher ist in vielen Fällen eine **hypokalorische Mischkost** zur Gewichtsreduktion zu empfehlen, welche die Energiezufuhr um ca. 500 kcal/d reduziert und gleichzeitig das Risiko eines Mikronährstoffmangels minimiert. Dies kann z. B. durch eine verringerte Fettaufnahme, mehr komplexe Kohlenhydrate, einen höheren Ballaststoffanteil, mehr Lebensmittel mit geringer Energiedichte, kalorienarme bzw. -freie Getränke, aber auch durch einen festen Mahlzeitenrhythmus erreicht werden [13]. Eine solch mäßig energiereduzierte Mischkost kann lebenslang sicher und ohne Risiken angewendet werden.

In individuellen Fällen, in denen die erforderliche Gewichtsreduktion mit einem Energiedefizit von 500 kcal täglich nicht erreicht werden kann, stehen **Formulaprodukte** („Shakes") zur Verfügung, mit denen die Energiezufuhr auf 800–1200 kcal/d reduziert werden kann [1]. Diese Therapieform gilt als wirksamste diätetische Methode zur Gewichtsreduktion und kann bei Patienten ab einer erstgradigen Adipositas (BMI $\geq$ 30 kg/m$^2$) zum Einsatz kommen [1]. Hierbei muss aber beachtet werden, dass der Einsatz von Formulaprodukten nicht länger als 12 Wochen erfolgen sollte und dies ärztlich überwacht werden muss [1]. Bei Beachtung dieser Einschränkungen können Gewichtsreduktion in 12 Wochen zwischen 0,5–2 kg pro Woche erzielt werden.

Bei der Suche nach einer professionellen Ernährungstherapie muss beachtet werden, dass die Bezeichnungen Ernährungsberater und Ernährungstherapeut in Deutschland nicht geschützt sind. **Qualifizierte Therapeuten** sind u. a. Diätassistentinnen mit staatlich anerkanntem Fachschulabschluss, Ökotrophologinnen, Ernährungswissenschaftlerinnen mit entsprechender Zusatzausbildung, sowie Ärztinnen und Ärzte mit Zusatzausbildung in Ernährungsmedizin.

**MERKE**

Die Suche nach qualifizierten Therapeuten ist auch von praktischer Relevanz, da die Ernährungstherapie (mit seltenen Ausnahmen) in Deutschland keine Regelleistung der gesetzlichen Krankenversicherung ist und die Kassen sich nur bei anerkannter Qualifikation an den Kosten beteiligen.

Um eine Kostenübernahme oder (je nach Krankenkasse) anteilige Kostenbeteiligung für eine Ernährungstherapie nach § 43 SGB V zu beantragen, brauchen die Patienten eine ärztliche Notwendigkeitsbescheinigung.

Bei der wohnortnahen Suche nach einem Therapeuten kann man die Onlineangebote der großen **Fachgesellschaften** DGE (Deutschen Gesellschaft für Ernährung), VDOE (BerufsVerband Oecotrophologie e.V.), VFED (Verband für Ernährung und Diätetik), VDD (Verband der Diätassistenten) oder BDEM (Bundesverband Deutscher Ernährungsmediziner) nutzen, die entsprechenden Datenbanken anbieten.

## 3.3 Bewegungstherapie

Barbara König

Vermehrte Bewegung in Kombination mit einer Ernährungstherapie gilt als **grundlegende Lebensstiländerung** zur Gewichtsreduktion [1]. Zum einen, weil vermehrte Bewegung durch erhöhten Energieverbrauch zu einer Negativierung der Energiebilanz beitragen kann, zum anderen hat eine Bewegungstherapie bekanntermaßen positive Effekte hinsichtlich einer Reihe von Adipositas-assoziierten Erkrankungen. Darüber hinaus wirkt sich eine regelmäßige körperliche Aktivität positiv auf die Lebensqualität aus.

Eine solche Bewegungstherapie soll

- zum einen zu einer Steigerung der Alltagsaktivität (z. B. Treppen steigen),
- aber auch zur Aufnahme eines regelmäßigen Sportprogramms motivieren.

Von ganz praktischem Nutzen kann hier der Einsatz von Aktivitätstrackern wie Fitnessarmbändern- oder -uhren sein. Eine aktuelle Metaanalyse zeigte, dass eine bessere Gewichtsreduktion beim Einsatz solcher „Hilfsmittel" eine bessere Gewichtsreduktion erzielt werden kann [14].

Dies kann eine **strukturierte Bewegungstherapie** nur ergänzen, die leitliniengerecht einen Umfang von > 150 Min./Woche haben sollte [1]. Hierbei müssen die eingeschränkte Mobilität, aber auch bereits eingetretene Gelenk- oder Herz-Kreislauf-Erkrankungen der schwer übergewichtigen Patienten (BMI > 35 kg/m$^2$) berücksichtigt werden. Die Betroffenen sollten zu einer Bewegungstherapie motiviert werden, die der individuellen Situation entspricht und nicht zu belastend ist. Insbesondere für die Adipositaspatienten sind **Rehasportgruppen** besonders geeignet, da hier der Fokus in der Regel bereits auf Teilnehmer mit körperlichen Einschränkungen liegt. Außerdem werden die Kosten von Rehasportangeboten in der Regel extrabudgetär von den Krankenkassen übernommen.

Was bei einer Bewegungstherapie zu beachten ist und wie entsprechende Angebote gestaltet werden können, wird in den Kap. 5 und Kap. 6 vertieft.

## 3.4 Verhaltenstherapie

Barbara König

Eine langfristige Adipositastherapie kann sich nicht nur auf „technische" Themen, wie die richtige Auswahl von Nahrungsmitteln und die regelhafte Teilnahme an einem Sportprogramm, beschränken. Damit Ernährungsumstellungen und ein gesunder Bewegungsstil **nachhaltig wirken** können und Teil des neu erlernten Alltags werden, bedarf es auch verhaltenstherapeutischer Strategien zum Gewichtsmanagement. Diese sollen es übergewichtigen bzw. adipösen Menschen ermöglichen, das eigene Ess- und Bewegungsverhalten so weit zu modifizieren, dass erfolgreiches Gewichtsmanagement möglich wird.

Verhaltenstherapeutische Interventionen sollen als **Einzel- oder Gruppensetting** Bestandteil eines Programms zur Gewichtsreduktion sein [1]. Diese verhaltenstherapeutischen Interventionen sollen individuell an die Situation der Betroffenen angepasst sein und **verschiedene Elemente** umfassen, wie u. a.:

- Selbstbeobachtung von Verhalten und Fortschritt (Körpergewicht, Essmenge, Bewegung)
- Einübung eines flexibel kontrollierten Ess- und Bewegungsverhaltens
- Stimuluskontrolle
- Zielvereinbarungen
- Problem- und Konfliktlösetraining
- Soziales Kompetenztraining/Selbstbehauptungstraining, aber auch
- Rückfallprävention sowie Strategien zum Umgang mit wieder ansteigendem Gewicht.

Diese unterschiedlichen Behandlungsstrategien sollten in ein **interdisziplinäres Behandlungskonzept** integriert werden.

**STUDIEN**

Bereits 1987 zeigte eine Untersuchung von Perri et al., dass der gewichtsreduzierende Effekt am besten und nachhaltigsten war, wenn mehrere Therapiebausteine (Ernährung, Bewegung, Verhalten) parallel zum Einsatz kamen [15].

Unabhängig von diesem therapeutischen Ansatz muss bei jedem von Adipositas betroffenen Patienten, spätestens vor Einleitung einer interventionellen bzw. operativen Behandlung eine **psychiatrisch/psychosomatischen** Vorstellung erfolgen, um Adipositas-assoziierte psychiatrisch-psychosomatischer Erkrankungen bzw. Essstörungen zu detektieren.

## 3.5 Pharmakotherapie

Barbara König

Die medikamentöse Therapie ist ein weiterer Baustein der Adipositastherapie und kommt als Ergänzung der oben genannten konservativen Therapie bei einem BMI ≥ 28 kg/m² mit mindestens einem kardiovaskulären Risikofaktor oder BMI ≥ 30 kg/m² zum Einsatz [16].

Interessanterweise ist die Liste der **gewichtsreduzierenden Arzneimittel,** deren Zulassung wegen schwerer Nebenwirkungen widerrufen wurde, länger als die Zahl der derzeit in Europa zugelassenen Substanzen. Als Beispiel sind hier folgende Wirkstoffe zu nennen: z. B. Aminorex (Präparat: Menocil) – Herzversagen/pulmonale Komplikationen (Rücknahme: 1968), Rimonabnat (Acomplia) – Depressionen, Suizid (2008), Sibutramin (Reductil) – Herzinfarkt, Schlaganfall (2010) zu nennen [17].

Aktuell sind durch die Europäische Arzneimittel-Agentur (EMA) in Europa **nur vier Medikamente** zur Adipositastherapie **zugelassen,**

- der Lipaseinhibitor Orlistat,
- Naltrexon/Bupropion,
- die GLP-1-Rezeptor-Agonisten Liraglutid und Semaglutid.

Naltrexon/Bupropion wurde jedoch nach der Zulassung 2018 bereits im Mai 2020 vom Hersteller aus wirtschaftlichen Gründen vom deutschen Markt genommen. Da Semaglutíd (Wegovy) jetzt (2023) auch in den deutschen Apotheken erhältlich ist (Zulassung in der EU, auch in Deutschland, seit 2022), stehen nun drei Substanzen (Orlistat, Liraglutid und Semaglutid) zur medikamentösen Adipositastherapie zur Verfügung. Allerdings ist die durchschnittliche Gewichtsreduktion auch der vielversprechenden Inkretin-Mimetika wie Liraglutid oder Semaglutid bei weitem geringer ist als die Effekte von adipositaschirurgischen Maßnahmen [18].

Der Verbreitung einer nachhaltigen und insbesondere indikationsgerechten medikamentösen Adipositastherapie stehen in Deutschland aber noch ganz andere Hürden im Weg. So können auch die aktuellsten S3-Leitlinien *Prävention und Therapie der Adipositas* von 2014 und *Chirurgie der Adipositas und metabolischer Erkrankungen* von 2018 neuere wissenschaftliche Erkenntnisse zu den Effekten von GLP-1-Analoga nicht berücksichtigen. Relevanter ist jedoch, dass die Behandlungskosten für eine medikamentöse Therapie durch die Krankenkassen auf dem Boden des §34 SGB V (ausgeschlossene Arzneimittel) nicht übernommen werden können [19].

### 3.5.1 Orlistat

Orlistat wird oral eingenommen und hemmt die gastrointestinalen Lipasen im Magenlumen und oberen Dünndarm, sodass Triglyzeride nicht mehr in Fettsäuren und Monoglyzeride gespalten werden können. Hierbei wirkt es ausschließlich peripher und hat keine zentralnervöse Wirkung. Orlistat führt so bereits kurz nach der Einnahme zu einer um ca. **30 % verminderten Aufnahme** von **Nahrungsfetten,** was mit einer erhöhten Fettausscheidung einhergeht. Der Effekt von Orlistat hängt dabei von der zuvor aufgenommenen Fettmenge ab, bei einer gleichzeitigen hypokalorischen, fettarmen Ernährung verringert sich somit auch der gewichtsreduzierende Effekt.

Da die Fettausscheidung über den Darmtrakt steigt, gibt es typische **gastrointestinale Nebenwirkungen.** Dazu zählen abdominelle Schmerzen, Flatulenz, Stuhldrang, Fettstühle u. a. Aufgrund der verminderten Fettsäureresorption ist eine Hypovitaminose der fettlöslichen Vitamin A, E, D, K möglich. Diese sollten bei längerfristiger Anwendung substituiert werden. Auch die Absorption lipophiler Arzneistoffe kann vermindert sein. Desweitern sollte auf die Nierenfunktion geachtet werden und diese laborchemisch v.a. bei Patienten mit bereits bekannter Funktionseinschränkung regelmäßig überwacht werden [20].

Der **gewichtsreduzierende Effekt** von Orlistat muss als eher gering angesehen werden

**STUDIEN**

In der XENDOS-Studie, der größten randomisierten kontrollierten Studie zum Effekt von Orlistat mit über 3000 Teilnehmern, konnte nach 4 Jahren zwar nur ein um 2,4 % höherer Gesamtgewichtsverlust als in der placebobehandelten Vergleichsgruppe beobachtet werden. Gleichzeitig konnten aber sowohl antidiabetische und antihypertensive Effekte gezeigt werden. In dieser Studie berichteten jedoch 91 % der Patienten, die Orlistat erhielten, von mindestens einer gastrointestinalen Nebenwirkung und 8 % brachen die Studie aufgrund von Nebenwirkungen ab [21].

## 3.5.2 GLP-1-Analoga: Liraglutid und Semaglutid

GLP-1 (Glucagon-like peptide-1) ist ein gastrointestinales Hormon und gehört neben dem GIP (Glucose-dependent insulinotropic polypeptide) zu den sog. **Inkretinen.** Inkretine sind Hormonen, die unter physiologischen Bedingungen nach oraler Glukosezufuhr eine deutliche Insulinsekretion vermitteln. GLP-1 wird nahrungsabhängig von neuroendokrinen gastrointestinalen Zellen des Darms sezerniert und verursacht glukoseabhängig eine Insulinausschüttung der pankreatischen Betazellen [22]. Darüber hinaus verzögert GLP-1 die Magenentleerung und den postprandialen Blutzuckeranstieg. Des weiteren supprimiert GLP-1 zentralnervös den Appetit und fördert eine Gewichtsabnahme.

Die Kenntnisse über die Stimulation der Insulinsekretion führte bereits vor 30 Jahren zur Entwicklung pharmakologisch einsetzbarer, lang wirksamer synthetischer GLP-1 Analoga zur Therapie des Typ-2-Diabetes. Erst in der weiteren, auch schon klinischen Anwendung, wurde man auf die ebenfalls nutzbaren „Nebenwirkungen" auf die Motilität des Magen-Darm-Trakts, die Sättigungssignale und die gewichtsreduzierende Effekte aufmerksam [23].

### Liraglutid (Saxenda®)

Liraglutid (Saxenda®) war das erste **GLP-1 Analogon,** das neben seiner Zulassung als antidiabetisches Medikament im März 2015 von der EMA eine Zulassung zur Gewichtsregulierung erhalten hat [24]. Liraglutid wird einschleichend mit einer Startdosis von 0,6 mg täglich s. c. injiziert und dann in wöchentlichen Dosissteigerungen bis zu einer maximalen Dosis von 3 mg/Tag auftitriert. Die Dosierung unterliegt hier deutlichen individuellen Schwankungen.

Als **Nebenwirkungen** können Übelkeit, Erbrechen, Durchfälle, Koprostase oder Dyspepsien auftreten [25].

**STUDIEN**

Eine wichtige Studie zur gewichtsreduzierenden Wirkung von Liraglutide war die placebokontrollierte, randomisierte SCALE-Studie. In Rahmen dieser Untersuchung wurden fast 4000 Patienten mit einem BMI von mindestens 30 kg/m$^2$ oder einen BMI von > 27 kg/m$^2$ mit einer Komorbidität (Dyslipidämie oder Hypertonie) eingeschlossen. Alle Patienten wurden zu einer kalorienreduzierten Ernährung und eine Steigerung der körperlichen Aktivität angehalten und erhielten über 56 Wochen entweder Liraglutid in einer Dosis von 3,0 mg/Tag oder ein Scheinpräparat [26]. Die mit Liraglutid behandelten Patienten verloren im Mittel 8,4 kg Körpergewicht, in der Placebo-Gruppe waren dies nur 2,8 kg. In der Liraglutid -Gruppe konnten 92 % der Patienten ihr Gewicht reduzieren, wobei nur jeder 3. Liraglutid-Patient sein Körpergewicht um mehr als 10 % senken konnte. Demgegenüber zeigten in der Placebo-Gruppe, die nur eine Ernährungsberatung und eine Empfehlung zur Steigerung der körperlichen Aktivität erhielten, nur 65 % eine Gewichtsreduktion und nur 10 % einen Gewichtsverlust von mehr als 10 % des Ausgangsgewichts. Abgebrochen wurde die Studie von 9,9 % versus 3,8 % (Liraglutid vs. Placebo). Nebenwirkungen wie Übelkeit, Erbrechen, Diarrhö, Cholezystitis kamen häufiger in der Liraglutid Gruppe vor. Andere Parameter wie z. B. Blutdruck, Nüchternlipidspiegel oder der HbA1c waren in der Liraglutid-Gruppe besser als in der Placebo-Gruppe [26].

### Semaglutid (Wegovy®)

Das zweite in Europa zur Gewichtsreduktion zugelassene GLP-1-Analogon ist Semaglutid, das in den USA unter dem Handelsnahmen Wegovy® vertrieben wird. Zur Therapie des Typ-2-Diabetes ist Semaglutid in Europa bereits seit 2018 zugelassen. Im Unterschied zu Liraglutid weist Semglutud eine lange Halbwertszeit (183 h) auf. Somit muss Semaglutid nur einmal wöchentlich subkutan injiziert werden [27].

**STUDIEN**

Die Wirksamkeit von Semaglutid wurde u. a. in der STEP-1 Studie gezeigt, die methodisch weitestgehend der SCALE-Studie mit Liraglutid entsprach [28]. Unter Semaglutid wurde nach 68 Wochen Behandlungsdauer eine durchschnittliche Gewichtsreduktion von 14,9 % des Ausgangsgewichts erzielt. In der Placebogruppe waren dies nur 2,4 %. Gastrointestinale Nebenwirkungen (Übelkeit, Durchfall, Erbrechen, Koprostase) traten bei 74 % der Patienten in der Semaglutid-Gruppe auf und kamen damit fast doppelt so häufig vor wie in der Placebogruppe. Bei 7 % der Semaglutide-Gruppe wurde die Studie abgebrochen (vs. 3,1 %).

## 3.6 Endoskopische Verfahren

Barbara König

Weitere Therapieoptionen stellen endoskopische Verfahren dar. Grundsätzlich können endoskopische Verfahren mit dem Ziel der **Frühintervention** zum Einsatz kommen: Zum Gewichtsverlust bei Übergewicht bzw. Adipositas Grad 1 oder 2 ohne Komorbiditäten, als sog. Bridging zur Risikoreduktion bei massiv Adipösen vor adipositaschirurgischen oder anderen Operationen. Infrage kommt auch die **metabolische Indikation** zur primären Therapie Adipositas-assoziierter Erkrankungen (Diabetes etc.). Darüber hinaus sind endoskopische Verfahren wichtig in der **präoperativen Diagnostik** aber auch im Komplikationsmanagement bei adipositaschirurgischen Eingriffen [29].

**STUDIEN**

Im Jahr 2018 wurden weltweit ca. 30.000 Patienten mit endoskopischen Verfahren primär behandelt [30]. Deutlich im Vordergrund stehen hier mit fast 28000 Prozeduren Implantationen verschiedenster Ballonsysteme.

Grundsätzlich sind **Ballonsysteme** zur primären Adipositastherapie ab einem BMI > 27 kg/m$^2$ im Rahmen eines konservativen Therapiekonzepts oder als sog. Bridgingverfahren ab einem BMI > 60 kg/m$^2$ zur temporären Gewichtsreduktion, Verkleinerung des Lebervolumen und letztlich der Verminderung des Operationsrisikos indiziert [31].

**Weitere endoskopische Verfahren** zielen auf eine Verminderung des Magenvolumens, die mithilfe von intraluminalen Nahtgeräten eine Verkleinerung des Magens anstreben. Diese Verfahren weisen aktuell jedoch nur sehr geringe Fallzahlen auf und bis auf wenige Ausnahmen sehr kurze Nachbeobachtungszeiträume. Bei der sog. POSE-Prozedur (Primary Obesity Surgery Endoluminal) z. B. wird der Magen endoskopisch nach intraluminal gerafft und mit entsprechenden Plikaturnähten fixiert, so soll eine der Schlauchmagen ähnliche Restriktion erzielt werden.

## 3.7 Adipositaschirurgie

Barbara König

Die Adipositaschirurgie ist ein Teilgebiet der Viszeralchirurgie und wird auch als **bariatrische Chirurgie** oder Bariatrie bezeichnet. Dieser medizinische Fachbereich umfasst im Wesentlichen die chirurgischen Maßnahmen zur Bekämpfung von extremem Übergewicht und metabolischer Erkrankungen.

### 3.7.1 Entwicklung

Operative Eingriffe zur Gewichtsreduktion haben sich in der modernen Medizin seit den 1950er-Jahren entwickelt. Daneben gibt es medizinhistorisch interessante, aber eher anekdotische und letztendlich auch stigmatisierende Beschreibungen von chirurgischen „Essbremsen", die bereits vor 1000 Jahren zum Einsatz gekommen sein sollen. So soll Sancho der I. von Leon (➤ Abb. 3.2), der als Sancho el Craso („der Fette") bezeichnet wurde, 958 n. Chr. von seinem Thron vertrieben worden sein. Erst nach einer „Fastenkur" im Exil in Cordoba, bei der ihm die Lippen zugenäht worden sind und er sich nur mit einer flüssigen Diät durch einen Strohhalm ernähren konnte, die eine Mischung aus mehreren Kräutern und Opium enthielt, verlor der König so viel Gewicht, dass er seinen Thron zurückgewinnen konnte [32].

Die moderne Adipositaschirurgie verfolgte bereits pathophysiologische Konzepte, die durch Veränderungen des Dünndarms zu einer Malabsorption von Nährstoffen führen sollten (➤ 3.7.2). So wird die weltweit erste bariatrische Operation dem schwedischen Chirurgen Viktor Henrikson zugeschrieben, der 1952 einer adipösen Patientin mehr als einen Meter Dünndarm mit dem Ziel der Gewichtsreduktion entfernt hat [33]. Einige der so operierten Patienten nahmen zwar Gewicht ab, entwickelten aber auch massive Mangelerscheinung [34].

Die Adipositaschirurgie hat sich seither entscheidend weiterentwickelt. Eingriffe, die ausschließlich den Dünndarm betrafen und durch Resektion bzw. Umgehung die Resorption vermindern sollten, wurden abgelöst von Verfahren wie dem Magenbypass, dem Schlauchmagen oder dem Omega-Loop.

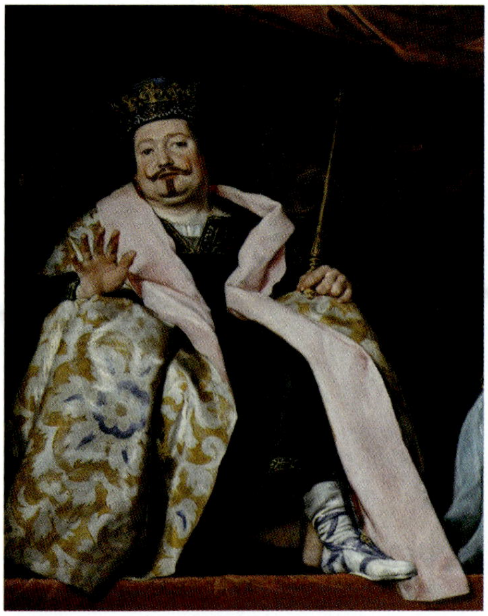

**Abb. 3.2** König Sancho I. von Leon (el craso) im Gemälde „Zwei Könige von Spanien", um 1641, von Alonso Cano (1601–1667). Madrid, Museo del Prado.

Adipositaschirurgische Eingriffe werden ausschließlich in minimalinvasiver, laparoskopischer Technik durchgeführt.

Hinsichtlich des für den individuellen Patienten zu wählenden Verfahrens kann auf Grundlage der aktuellen wissenschaftlichen Literatur keine pauschale Empfehlung abgegeben werden. Vielmehr sollte sich das operative Vorgehen am BMI, den Komorbiditäten, dem Alter, dem Geschlecht und der zu erwartenden Compliance orientieren. Bei Patienten mit Extremformen der Adipositas (BMI > 60 kg/m$^2$) und/oder erheblicher Komorbidität kann durch zweizeitige Konzepte (Stufenkonzepte) das perioperative Risiko relevant gesenkt werden.

### 3.7.2 Pathophysiologische Konzepte

In der Vergangenheit wurden adipositaschirurgische Eingriffe klassifiziert als restriktive, malabsorptive bzw. restriktiv-malabsoptive bzw. kombinierte Verfahren. Doch diese eher mechanistischen Begrifflichkeiten decken sich nicht mehr mit dem aktuellen pathophysiologischen Verständnis bariatrischer Eingriffe.

Bariatrische Eingriffe gehen nach aktuellen Erkenntnissen mit einer **Vielzahl physiologischer Veränderungen** einher. Diese umfassen u. a. postoperative Veränderungen der Hunger- und Sättigungsregulation, aber auch Änderungen in der Präferenz der Nahrungsmittel scheinen wichtige Faktoren zu sein [35]. Zudem zeigen sich infolge einer Adipositas-OP Veränderungen in der Sekretion gastrointestinaler Peptidhormone, so z. B. der Glucagon-like Peptide 1, Ghrelin oder Peptid YY. Zusätzlich zu den hormonellen Wirkungen verändern adipositaschirurgische Eingriffe die Zusammensetzung des Darmmikrobioms sowie die Konzentration der Gallensäuren im Serum. Entsprechende Veränderungen konnten nach adipositaschirurgischen Eingriffen sowohl im Tiermodell als auch bei Patienten beobachtet werden [35].

### 3.7.3 Indikationen

Die 2018 veröffentlichte S3-Leitlinie *Chirurgie der Adipositas und metabolischer Erkrankungen.* beschreibt die Indikationen für eine adipositaschirurgische Operation (nach Ausschluss von Kontraindikationen) wie folgt:

- BMI ≥ 40 kg/m$^2$
- BMI ≥ 35 kg/m$^2$ mit einer oder mehreren Adipositas-assoziierten Begleiterkrankungen: Typ-2-Diabetes, koronare Herzerkrankung, Herzinsuffizienz, Hyperlipidämie, arterieller Hypertonus, Nephropathie, Obstruktives Schlafapnoesyndrom (OSAS), Adipositas-Hypoventilationssyndrom, Pickwick Syndrom, nicht alkoholische Fettleber (NAFLD) oder nicht alkoholische Fettleberhepatitis (NASH), Pseudotumor cerebri, gastroösophageale Refluxerkrankung (GERD), Asthma, chronisch venöse Insuffizienz, Harninkontinenz, immobilisierende Gelenkerkrankung, Einschränkungen der Fertilität oder polyzystisches Ovarialsyndrom

Die Indikation kann gestellt werden, wenn die **konservative Therapie** erschöpft ist. Wobei die Leitlinie von einer „erschöpften" konservativen Therapie spricht, wenn nach mindestens 6 Monaten umfassender Lebensstilintervention in den letzten zwei Jahren keine Reduktion des Ausgangsgewichts von > 15 % bei einem BMI von 35–39,9 kg/m$^2$ und von > 20 % bei einem BMI über 40 kg/m$^2$ erzielt werden konnte. [2]

Ein Sonderfall ist die sog. **primäre Indikation.** Hierunter versteht die S3-Leitlinie die interdisziplinäre Indikationsstellung zu einer adipositaschirurgischen Operation, ohne dass zuvor ein konservativer Therapieversuch erfolgt ist. Eine solche Primärindikation kann gestellt werden, wenn eine der folgenden Bedingungen gegeben ist:

- BMI ≥ 50 kg/m$^2$
- Aussichtslose konservative Therapie (multidisziplinäres Votum)
- Besondere Schwere von Begleit- und Folgeerkrankungen, die keinen Aufschub eines operativen Eingriffs erlauben

Eine weitere besondere Indikation stellt die **metabolische Indikation** dar. Hierbei steht nicht die Adipositas und die angestrebte Gewichtsreduktion im Vordergrund, sondern die Verbesserung der diabetischen Stoffwechsellage als primäres Therapieziel [36]. Die aktuelle S3-Leitlinie sieht die Indikation zu einem metabolischen Eingriff unter folgenden Gesichtspunkten als gegeben an:

- Ab einem **BMI ≥ 40 kg/m$^2$** und koexistierendem Typ-2-Diabetes. Dies gilt unabhängig von der glykämischen Kontrolle oder der Komplexität der antidiabetischen Medikation. Da bei diesem Ausgangs-BMI ein metabolischer Eingriff konservativen Therapieansätzen überlegen ist, ist ein erschöpfte konservative Therapie nicht nachzuweisen [37, 28].
- Bei einem **BMI ≥ 35 kg/m$^2$** und < **40 kg/m$^2$** (Adipositas Grad 2) bzw. einem BMI ≥ 30 kg/m$^2$ und < 35 kg/m$^2$ (Adipositas Grad 1) und gleichzeitig bestehendem Typ-2-Diabetes, wenn es nicht gelingt, die diabetesspezifischen individuellen Zielwerte gemäß der Nationalen Versorgungsleitlinie zur Therapie des Typ-2-Diabetes zu erreichen.
- Bei Patienten mit einem **BMI < 30 kg/m$^2$** und koexistierendem Typ-2-Diabetes sollten metabolische Eingriffe nur im Rahmen wissenschaftlicher Studien erfolgen.

**MERKE**

Zur Indikationsstellung für einen metabolischen Eingriff bei Patienten mit einer erst- bzw. zweitgradigen Adipositas (BMI < 40 kg/m$^2$) sollte ein in der Diabetologie versierter Arzt (Diabetologe) hinzugezogen werden.

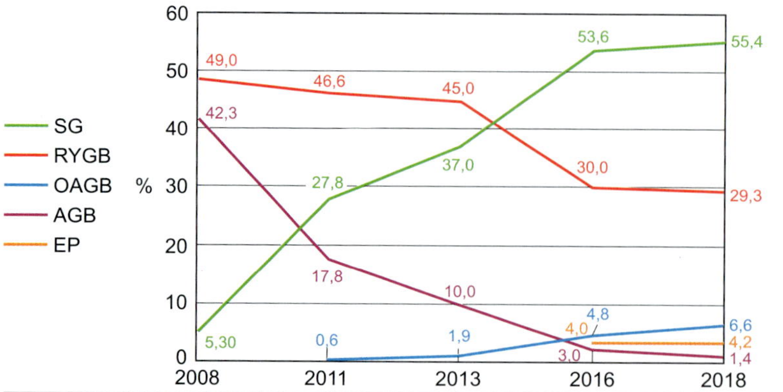


| Adipositas-chirurgische Eingriffe (N) | 344,221 | 340,768 | 468,609 | 685,874 | 696,191 |
|---|---|---|---|---|---|

**Abb. 3.3** Adipositasoperationen weltweit, nach [30]. [H180-004/L143] RYGB = Roux-Y-Magenbypass, SG = Sleeve Gastrectomy, AGB = Magenband, BPS/DS = biliopankreatische Diversion mit Duodenalem Switch, OAGB = Omega-Loop- Magenbypass, EP = endoskopische Verfahren

## 3.7.4 Verfahren

Die Adipositaschirurgie stellt heute eine der nachhaltigsten Behandlungsoption bei krankhaft übergewichtigen Menschen dar. Darüber hinaus zeigen sich zahlreiche positive Effekte auf die Begleiterkrankungen.

Weltweit werden jährlich fast 700.000 adipositaschirurgische Operationen durchgeführt (Stand 2018) [30]. Die **führenden Verfahren** sind (➤ Abb. 3.3),

- der Schlauchmagen (Sleeve) mit einem Anteil von 55 %,
- der Roux-Y-Magenbypass mit 29,3 %,
- der Omega-Loop-Bypass (OAGB) mit 6,6 % und das
- Magenband mit nur noch 1,4 %.

Insbesondere das Magenband verdeutlicht den rasanten Wandel bei den OP-Techniken. Im Jahr 2008 lag der Band-Anteil weltweit noch bei 42,3 %. Darüber hinaus gibt es noch eine Vielzahl anderer Operationen, die jedoch selten zum Einsatz kommen bzw. noch als experimentelle Verfahren angesehen werden müssen.

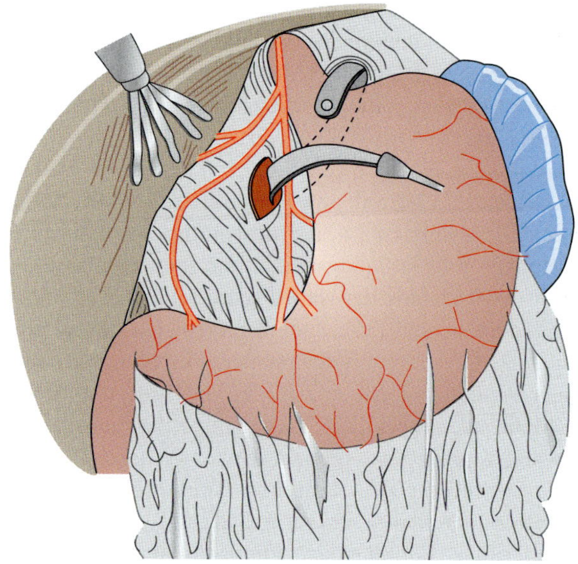

**Abb. 3.4** Magenband. [L190]

### Magenband (Gastric Banding)

Beim **Magenband** wird ein Silikonband um den Magen gelegt und der den Magen in einen kleinen oberen Teil und den Restmagen getrennt. Im Bereich der Kardia (➤ Abb. 3.4) wird durch die Implantation eines adjustierbaren Magenbands ein kleiner Vormagen (Pouch) gebildet, der die Nahrungszufuhr einschränkt. Bei der Nahrungsaufnahme gelangt nun das Essen erst in den (oberen) Vormagen und von dort langsam in den (unteren) Restmagen. Schon nach wenigen Bissen ist der Magen voll und es tritt ein Sättigungsgefühl ein. Im Gegensatz zu starren Bandsystem verfügen neuere Systeme an der Innenseite des Bandes über eine Kammer, die über ein subkutanes Portsystem gefüllt oder entlastet werden kann. Hierüber lässt sich der Nahrungsdurchtritt vom Pouch in den Restmagen verändern.

Das Magenband spielt heute nur noch eine untergeordnete Rolle [30], da im Vergleich zu anderen Operationsverfahren der Gewichtsverlust deutlich geringer ausfällt und im Langzeitverlauf nicht selten mechanische Komplikationen beobachtet werden müssen [39].

### Schlauchmagen (Gastric Sleeve)

Die Schlauchmagen-Operation hat sich seit ihrer Etablierung als alleinstehende Operation mit fast 350.000 Schlauchmagenresektionen pro Jahr zum **weltweit häufigsten** adipositaschirurgischen Eingriff entwickelt [30]. Ursprünglich war die Herstellung des Schlauchmagens ein Teil der biliopankreatischen Diversion mit Duodenal Switch (BPD-DS), die erstmalig 1979 von dem Italiener Nicola Scopinaro durchgeführt wurde (Faria 2017). Heute spielt die BPD-DS eine untergeordnete Rolle.

Bei der Schlauchmagenresektion, die regelhaft **minimalinvasiv** erfolgt, werden die großkurvaturseitigen Magenanteile bestehend aus Fundus, Korpus und Teilen des Antrums vertikal mithilfe eines Kalibrierungsschlauches reseziert (➤ Abb. 3.5). Die Anatomie des oberen Magen-Darm-Trakts wird anatomisch bis auf eine Volumenreduktion des Magens nicht verändert, stellt aber eine irreversible Maßnahme dar. Durch die deutliche Verkleinerung des Magenvolumens auf ca. 100 ml kommt es zur Restriktion der Nahrungsaufnahme und zum schnellen Eintritt eines Sättigungsgefühls. Zudem führen enterohormonelle Veränderungen zur Reduktion des Hungergefühls und beeinflussen durch Motilitätsänderung im Magen-Darm-Trakt den Nahrungstransit [40].

Da die Anatomie nicht verändert wird, ist bei einer Sleeve-Gastrektomie die endoskopische Untersuchung als diagnostische oder auch therapeutische Maßnahme (Gallen- und Pankreaswege) weiterhin möglich. Ein weiterer Vorteil ist, dass die Schlauchmagenresektion bei jedem **BMI-Wert** erfolgen kann und so z. B. als im Rahmen eines Stufenkonzepts bei extrem Übergewichtigen zum Einsatz kommt.

## Roux-Y-Magenbypass

Der Roux-Y-Magenbypass gehört zu den Standardoperationen in der metabolischen und adipositaschirurgischen Therapie und wurde erstmalig 1965 von Edward Mason beschrieben [40]. Verallgemeinert handelt es sich um eine **modifizierte Billroth-2-Operation**.

Beim Roux-Y-Bypass wird der Magen in einen kleiner Magenpouch (15–25 ml Volumen) und eine großen blind-verschlossenen Restmagen geteilt. Im Anschluss erfolgt die Rekonstruktion nach Roux-Y zur Wiederherstellung der Nahrungspassage. Hierzu wird der Dünndarm (Jejunum) ca. 50 cm unterhalb des Treitz-Bandes durchtrennt – dieser Abschnitt bildet dann die sog. biliopankreatische Schlinge. Der distal von der Durchtrennung gelegene Dünndarm wird als sog. alimentärer Schenkel mit dem kleinen Magenpouch verbunden. Der Wiederanschluss des biliopankreatischen mit dem alimentären Schenkel erfolgt dann ca. 150 cm unterhalb der Pouchanastomose zum sog. Common Channel. Erst im mittleren Dünndarm kommt es zur Vermengung des Nahrungsbreis mit den Verdauungssäften (➤ Abb. 3.6). Restmagen und Zwölffingerdarm werden nicht chirurgisch entfernt, sondern bleiben mit dem Dünndarm verbunden, um Verdauungssäfte aus Galle und Bauchspeicheldrüse weiterzuleiten. Betroffene können so eine Reduktion bis circa 75 % des Körpergewichts erreichen.

Insbesondere beim Magenbypass gibt es eine Vielzahl an Varianten, die sich sowohl in der Länge der Dünndarmschenkel aber auch in der Größe und Konfiguration des Pouches als auch der Anastomosen-Technik unterscheiden [41].

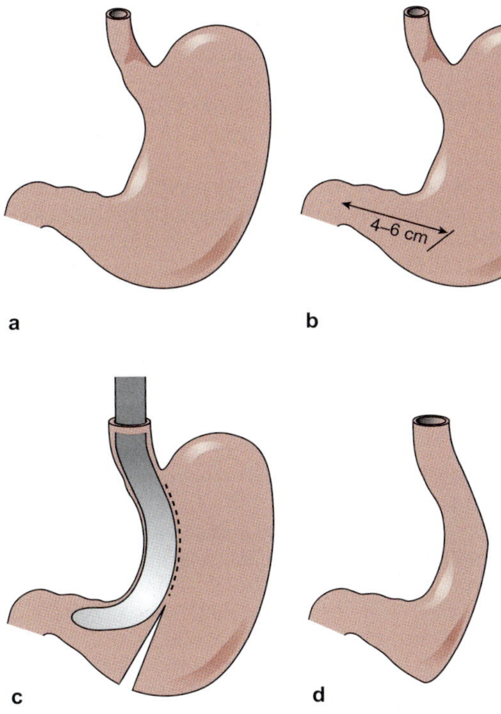


**Abb. 3.5** Schlauchmagen. [L106]

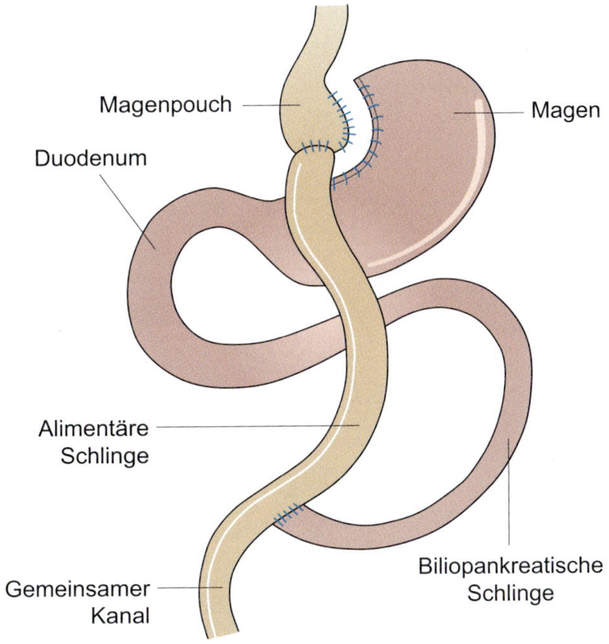


**Abb. 3.6** Roux-Y-Magenbypass. [L143]

3

### Omega-Loop-Bypass (OAGB)

Der Omega-Loop-Bypass, auch Mini-Gastric Bypass (MGB) genannt, ist ein **neueres Bypassverfahren.** Zunächst wird ein schlauchförmiger Magenpouch, ähnlich eines Sleeves hergestellt. Das Magenantrum wird hier pylorusnah verschlossen. Der Dünndarm wird anschließend ca. 200–300 cm unterhalb des Treitz-Bands abgemessen und anschließend als End-zu-Seit-Anastomose mit dem langen Magenpouch anastomisiert (➤ Abb. 3.7). Im Unterschied zum Roux-Y-Bypass wird hierbei nur eine Anastomose angelegt.

Erstmalig wurde der Mini-Bypass von Rudledge 1997 beschrieben [42]. Dieses Operationsverfahren hat sich in den letzten Jahren in der Adipositaschirurgie ebenfalls etabliert.

## 3.7.5 Wirkungen: Gewichtsreduktion und Effekte auf Komorbiditäten

Adipositaschirurgische Operationsverfahren zeigen im langfristigen Verlauf deutliche und nachhaltige Gewichtsreduktionen, die allerdings verfahrenstypische Unterschiede aufweisen.

- Die in der Vergangenheit häufig eingesetzte **Magenbandimplantation,** die nur eine sehr geringe perioperative Morbidität und Mortalität ausweist, spielt in der heutigen Zeit nur noch eine untergeordnete Rolle [30]. Dies ist zum einen mit der im Vergleich zu anderen Operationsverfahren zu geringen Gewichtsreduktion und höheren Rate der erneuten Gewichtszunahme zu erklären sowie mit den möglichen Komplikationen, die eine operative Bandentfernung nötig machen [43].

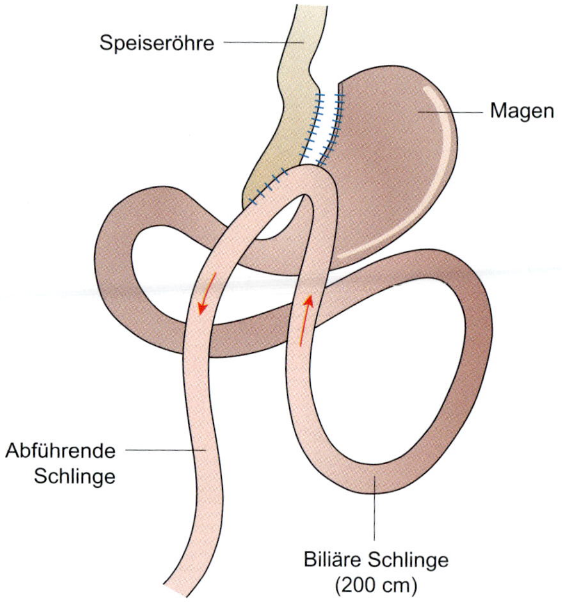


**Abb. 3.7** Omega-Loop-Magenbypass (Schema). [L143]

- Im Vergleich dazu zeigen insbesondere Langzeitdaten nach **Schlauchmagen**- und **Bypass**-Operationen gute Ergebnisse im Hinblick auf den Gewichtsverlust und die Verbesserung der Komorbiditäten [43, 44]. Aktuelle Metaanalyse belegen vergleichbare Gewichtsreduktionen von Schlauchmagen, Roux-Y-Magenbypass und OAGB von gut ¾ des bestehenden Übergewichts (EWL, Excess-weight-loss bzw. EBMIL, Excess-BMI-loss) in einem Beobachtungszeitraum von bis zu 5 Jahren [44].
- Ähnliches zeigt sich auch bei den Effekten auf die Adipositas-assoziierten **Begleiterkrankungen,** wobei die langfristigen antidiabetischen Effekte bei den Bypassverfahren etwas ausgeprägter und nachhaltiger sind [44]. Ein relevanter Unterschied zwischen Verfahren ist die Entwicklung oder Verschlechterung einer gastroösophagealen Refluxkrankheit, die nach Schlauchmagenresektionen beschrieben wird und die in ausgewählten Fällen die Umwandlung in einen Magenbypass notwendig werden lässt [45].

**LITERATUR**

1. Wirth A, Wabitsch M, Hauner H. The prevention and treatment of obesity. Dtsch Arztebl Int 2014; 111 (42): 705–713.
2. Dietrich A. et al. Obesity surgery and the treatment of metabolic diseases. Dtsch Arztebl Int 2018; 115 (42): 705–711.
3. Hasenberg T, König B. Obesity: Role of the family doctor in prevention and treatment. MMW Fortschr Med 2022; 164 (14): 58-61.
4. Sturgiss EA. et al. Role of the family doctor in the management of adults with obesity: a scoping review. BMJ Open 2018; 8 (2): e019367.
5. da Silva PT. et al. Profile of Patients Who Seek the Bariatric Surgery. Arq Bras Cir Dig 2015; 28 (4): 270–273.
6. Contreras RE, Schriever SC, Pfluger PT. Physiological and epigenetic features of yoyo dieting and weight control. Front Genet 2019; 10:1015.
7. Kininmonth AR. et al. Quality assessment of nutrition coverage in the media: a 6-week survey of five popular UK newspapers. BMJ Open 2017; 7 (12): e014633.
8. Kaminski M, Kregielska-Narozna M, Bogdanski P. Seasonal variation in lifestyle behavior in Poland: Google searches and market sales analysis. BMC Public Health 2021; 21 (1):15–16.
9. Astrup A. et al. The role of low-fat diets in body weight control: a meta-analysis of ad libitum dietary intervention studies. Int J Obes Relat Metab Disord 2000; 24 (12):1545–52.
10. Nordmann AJ. et al. Effects of low-carbohydrate vs low-fat diets on weight loss and cardiovascular risk factors: a meta-analysis of randomized controlled trials. Arch Intern Med 2006; 166 (3): 285–293.
11. Esposito K et al. Mediterranean diet and weight loss: meta-analysis of randomized controlled trials. Metab Syndr Relat Disord 2011; 9 (1):1–12.
12. Naude CE, et al. Low-carbohydrate versus balanced-carbohydrate diets for reducing weight and cardiovascular risk. Cochrane Database Syst Rev 2022; 1 (1):CD013334.
13. Bluher M. Conservative obesity treatment - when and how?]. Dtsch Med Wochenschr 2015; 140 (1):24–28.
14. Brickwood, KJ et al. Consumer-based wearable activity trackers increase physical activity participation: systematic review and meta-analysis. JMIR Mhealth Uhealth 2019; 7(4):e11819.

15. Perri MG. et al. Effects of peer support and therapist contact on long-term weight loss. J Consult Clin Psychol 1987; 55 (4): 615–617.
16. Patel D. Pharmacotherapy for the management of obesity. Metabolism 2015; 64 (11): 1376–1385.
17. Onakpoya IJ, Heneghan CJ, Aronson JK. Post-marketing withdrawal of anti-obesity medicinal products because of adverse drug reactions: a systematic review. BMC Med 2016; 14 (1): 191.
18. Muller TD. et al. Anti-obesity drug discovery: advances and challenges. Nat Rev Drug Discov 2022; 21 (3) :201-223.
19. Hauner H. [Obesity treatment-legal and illegal drugs and the future]. Internist (Berl) 2021; 62 (12): 1354-1359.
20. Tak YJ, Lee SY Long-Term Efficacy and Safety of Anti-Obesity Treatment: Where Do We Stand? Curr Obes Rep 2021; 10 (1): 14-30.
21. Torgerson JS et al. XENical in the prevention of diabetes in obese subjects (XENDOS) study: a randomized study of orlistat as an adjunct to lifestyle changes for the prevention of type 2 diabetes in obese patients. Diabetes Care 2004; 27 (1):155–161.
22. Nauck MA. et al. The evolving story of incretins (GIP and GLP-1) in metabolic and cardiovascular disease: A pathophysiological update. Diabetes Obes Metab 2021; 23 Suppl 3:5–29.
23. Baggio LL, Drucker DL. Biology of incretins: GLP-1 and GIP. Gastroenterology 2007; 132 (6): 2131–57.
24. Iepsen EW, Torekov SS, Holst JJ. Liraglutide for Type 2 diabetes and obesity: a 2015 update. Expert Rev Cardiovasc Ther 2015; 13 (7):753–767.
25. Khera R. et al. Association of Pharmacological Treatments for Obesity With Weight Loss and Adverse Events: A Systematic Review and Meta-analysis. JAMA 2016; 315 (22): 24–34.
26. Pi-Sunyer X. A randomized, controlled trial of 3.0 mg of liraglutide in weight management. N Engl J Med 2015; 373 (1): 11–22.
27. Christou GA. et al. Semaglutide as a promising antiobesity drug. Obes Rev 2019; 20 (6): 805–815.
28. Wilding JPH et al. Once-Weekly Semaglutide in Adults with Overweight or Obesity. N Engl J Med 2021; 384 (11): 989-1002.
29. Vu Trung K, Hollenbach M, Hoffmeister A. Endoscopic treatment for obesity and diabetes. Dtsch Med Wochenschr 2023; 148 (3): 102–111.
30. Angrisani L. Bariatric Surgery Survey 2018: Similarities and disparities among the 5 ifso chapters. Obes Surg 2021; 31(5):1937–1948.
31. Chandan S. et al. Efficacy and safety of intragastric balloon (igb) in non-alcoholic fatty liver disease (NAFLD): a Comprehensive Review and Meta-analysis. Obes Surg 31(3):1271-1279.
32. Faria GR. A brief history of bariatric surgery. Porto Biomed J 2017; 2 (3): 90-92.
33. Henrikson V. Can small bowel resection be defended as therapy for obesity? Obesity Surgery 1994; 4 (1):54–54.
34. Phillips BT, Shikora SH. The history of metabolic and bariatric surgery: Development of standards for patient safety and efficacy. Metabolism 2018; 79: 97–107.
35. Hosa H, Bueter M. Mechanisms of bariatric and metabolic surgery. Ther Umsch 2019; 76 (3): 123–127.
36. Schauer PR. et al. Bariatric surgery versus intensive medical therapy for diabetes - 5-year outcomes. N Engl J Med 2017; 376 (7): 641–651.
37. Marathe PH, Gao HX, Close KL. American diabetes association standards of medical care in diabetes 2017. J Diabetes 2017; 9 (4):320–324.
38. Rubino F. et al. Metabolic Surgery in the Treatment Algorithm for Type 2 Diabetes: A Joint Statement by International Diabetes Organizations. Surg Obes Relat Dis 2016; 12 (6): 1144–1462.
39. Shen X. et al. Long-term complications requiring reoperations after laparoscopic adjustable gastric banding: a systematic review. Surg Obes Relat Dis 2015; 11 (4): 956–964.
40. McCarty TR, Jirapinyo P, Thompson CC. Effect of sleeve gastrectomy on ghrelin, glp-1, pyy, and gip gut hormones: a systematic review and meta-analysis. Ann Surg 2020; 272 (1): 72–80.
41. Wang A, et al. The role of total alimentary limb length in Roux-en-Y gastric bypass: a systematic review. Surg Obes Relat Dis 2022; 18 (4): 555–563.
42. Rutledge R, Kular K, Manchanda N. The Mini-Gastric Bypass original technique. Int J Surg 2019; 61: 38–41.
43. Carandina S. et al. Long-term outcomes of the laparoscopic adjustable gastric banding: weight loss and removal rate. A single center experience on 301 patients with a minimum follow-up of 10 years. Obes Surg 2017; 27 (4): 889-895.
44. Currie AC. et al. Network meta-analysis of metabolic surgery procedures for the treatment of obesity and diabetes. Obes Surg 2021; 31 (10): 4528–4541.
45. Peterli R et al. Effect of laparoscopic sleeve gastrectomy vs laparoscopic roux-en-y gastric bypass on weight loss in patients with morbid obesity: the sm-boss randomized clinical trial. JAMA 2018; 319 (3): 255–265.

KAPITEL

# 4 Sporttherapie: Grundlagen, Voraussetzungen, Wirkmechanismen und Behandlungsziele

## 4.1 Grundlagen

Thomas Hilberg

Krankheiten mit Bewegungstherapie vorzubeugen bzw. zu behandeln, ist kein aktuell erlangtes Wissen der Neuzeit, sondern seit sehr vielen Jahren bewusst oder unbewusst bekannt und damit schon lange in Gebrauch. Zwar musste man sich zu Zeiten des Hippokrates sicher weniger mit dem Ausmaß der heutigen Prävalenz einer Adipositas und dem metabolischen Syndrom auseinandersetzen, aber die Bedeutung der Bewegung zur Gesundheitserhaltung war auch, wie folgendes Zitat zeigt, Hippokrates klar. „*Wenn wir jedem Individuum das richtige Maß an Nahrung und Bewegung zukommen lassen könnten, hätten wir den sichersten Weg zur Gesundheit gefunden*" (Hippokrates, geboren um 460, gestorben um 370 v. Chr. ➤ Abb. 4.1).

Ende des 18. und Anfang des 19. Jahrhunderts beschäftigte sich der Arzt Christoph Wilhelm Hufeland mit den Eigenschaften, die anscheinend schon damals in bekannter Weise zu einer Verlängerung oder Verkürzung des Lebens führten. In seinem Buch *Die Kunst das menschliche Leben zu verlängern* (➤ Abb. 4.2) setzte er sich u. a. mit der Bedeutung von Bewegung auseinander. Neben der Bewegung waren es auch

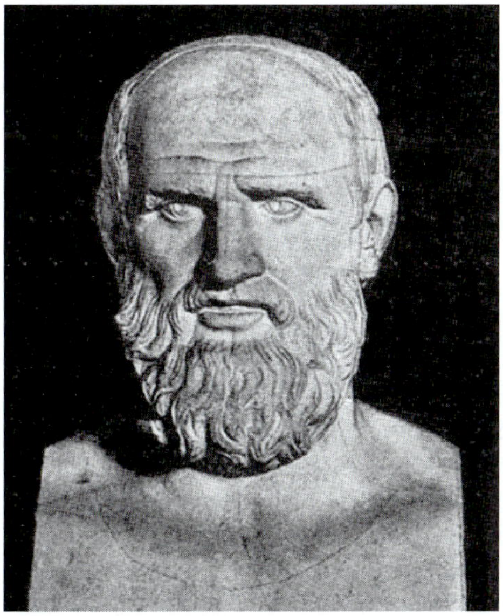

**Abb. 4.1** Hippokrates [1]. [E1264]

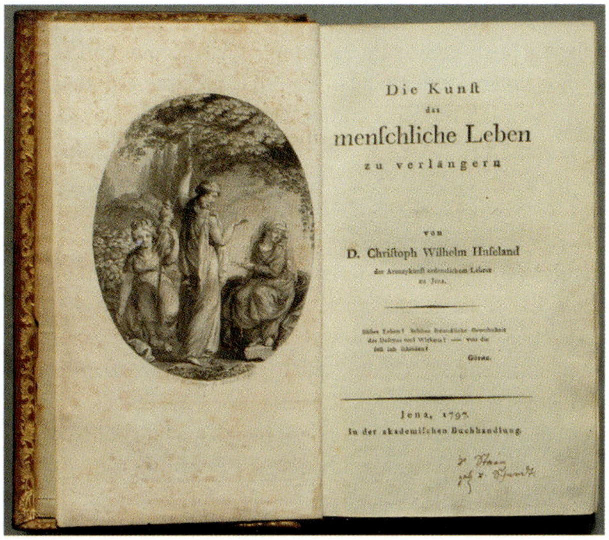


**Abb. 4.2** Christoph Wilhelm Hufeland *Die Kunst das menschliche Leben zu verlängern*, Jena 1797 [2].

der „glückliche Ehestand" und „der Schlaf", denen Hufeland eine besondere Bedeutung zur Gesundheitserhaltung beimaß. Hufeland stellte die besondere Bedeutung von Bewegung als in der „Natur des Menschen liegend" heraus und beschrieb diese mit folgenden Worten: „*Der Trieb zur körperlichen Bewegung ist dem Menschen ebenso natürlich, wie der Trieb zum Essen und Trinken. Man sehe ein Kind an: Stille sitzen ist ihm die größte Pein*".

Überträgt man dies in die heutige Zeit, so muss man leider feststellen, dass Bewegung als natürlicher Drang in einer zunehmend technologischen, digitalisierten Welt deutlich abnimmt. Die tagtägliche Nutzung von z. B. Smartphones und Tablets erfolgt bereits im Kindes- und Jugendalter und kann gesundheitlich zum Nachteil werden. Vieles wird dem natürlichen Bewegungstrieb des Menschen schon von Kindheitsbeinen, aber auch bis ins hohe Alter, in den Weg gestellt, dem gilt es, sinnvoll entgegenzuwirken.

Der Bezug der Bewegung zu einem langen Leben wird bei Hufeland näher beleuchtet und mit folgendem Satz untermalt: „*Die Erfahrung lehrt, dass diejenigen Menschen am ältesten wurden, welche anhaltende und starke Bewegung und zwar in freier Luft hatten*".

Der enge Zusammenhang zwischen körperlicher Bewegung und gesundem Altern wird prägnant unterstrichen und mündet in dem abschließenden Statement: „*Ich halte es daher für eine unumgänglich nötige Bedingung zum langen Leben sich täglich wenigstens eine Stunde Bewegung im Freien zu machen. Die gefundeste Zeit ist vor dem Essen, oder 3–4 Stunden nachher*".

Mit diesen Empfehlungen bewegt sich Hufeland durchaus in Bereichen der aktuellen Empfehlungen der WHO für z. B. Kinder zwischen 5–17 Jahren, bei denen mindestens 60 Minuten Bewegung am Tag empfohlen werden. Hufeland berücksichtigt gleichzeitig mit seiner Aussage auch sinnvolle Trainingszeiten und verdeutlicht, dass ein voller Bauch sich definitiv auch nicht zum Training eignet. Er war mit seinen umfassenden Überlegungen damit insgesamt ein zentraler Vordenker der modernen Präventionsmedizin.



### 4.1.1 Stellenwert der Sporttherapie

In der Gegenwart nehmen die zivilisationsabhängigen Krankheiten, darunter auch die Adipositas und das metabolische Syndrom, mehr und mehr zu. Durch die zunehmende sitzende Tätigkeit, abhängig wie auch unabhängig von unserer beruflichen Situation, wird die ausgleichende Bewegung immer mehr zu einer zentralen Säule der Gesundheitserhaltung. Die zunehmende Erforschung der Effekte von körperlicher Bewegung auf diverse Krankheitsbilder hat die Diskussion um deren Bedeutung zusätzlich befeuert. Während Anfang der 1970er-Jahre eine Bewegungs- und Sporttherapie z. B. für Herzkranke noch undenkbar schien, wurden insbesondere in den letzten 30 Jahren gezielte und qualitativ hochwertige Studien zur Wirkung der Bewegungs- und Sporttherapie auf das kranke Herz durchgeführt. So gehört diese heutzutage zu den zentralen Bestandteilen der herzspezifischen Therapie.

Die konkrete Ausrichtung der Bewegungs- und Sporttherapie hat mittlerweile nahezu alle medizinischen Fachbereiche erreicht. So gibt es neben den Herzsportgruppen viele weitere spezifische Therapiegruppen, wie z. B. Arthrose-Sportgruppen und Lungensportgruppen, weitere werden entwickelt. Aus der klassischen Krankengymnastik, die erst 1959 ihre gesetzliche Anerkennung erfuhr [3], nehmen sich heute der modernen Bewegungs- und Sporttherapie unterschiedliche Berufsgruppen an. Dies adressiert auch Krüger in seinem Artikel, in dem er beschreibt „*wenn heute die Sporttherapeuten um dieselbe [Anerkennung] ringen, so kann man aus der Geschichte lernen, wie lange es dauern kann*" [3]. Da sich am Ende, wenn auch langsam, in der Regel die Qualität und der Erfolg einer therapeutischen Maßnahme durchsetzen, darf die Sporttherapie die Geduld nicht verlieren. Dabei muss sie immer im Blick haben, die Qualität der Therapiemaßnahme ständig weiter zu verbessern, weiter zu vertiefen und weiter zu erforschen. Dies dient dem Ziel, dem in der Rehabilitation Befindlichen, aber auch dem Gesunden bei der Prävention von Erkrankungen eine bestmögliche Therapie zukommen zu lassen, damit dadurch maximal profitiert werden kann. Dann wird auch der Bewegungs- und Sporttherapie die notwendige und sinnvolle Anerkennung ihrer Fachdisziplin zukommen.

### 4.1.2 Terminologie

In den Bereichen der Bewegungs- und Sporttherapie arbeiten viele Experten im Idealfall Hand in Hand. Um dies zu gewährleisten, ist es sinnvoll, die Begrifflichkeiten, die in den Bereichen der Bewegungs- und Sporttherapie immer wieder Verwendung finden, festzulegen. Dies hilft sowohl den Bewegungs- und Sporttherapeuten, den Sportwissenschaftlern, den Physiotherapeuten als auch den Medizinern aus den verschiedensten Fachdisziplinen mit unterschiedlichsten Fachgruppen aus anderen Bereichen gut miteinander zu kommunizieren. Andernfalls werden mitunter Begriffe vermischt, die durchaus zu trennen sind.

#### Körperliche Aktivität, körperliches Training und Sport

Zunächst gilt es, die zentralen Begriffe **körperliche Aktivität**, **körperliches Training** sowie **Sport** näher zu bestimmen und zu differenzieren. Dies ist nicht zuletzt für die Festlegung von Empfehlungen in der Prävention und Gesundheitsförderung relevant.

**MERKE**

- Als **körperliche Aktivität** (Physical activity) wird entweder *„jede von der Skelettmuskulatur ausgeübte Bewegung, die zu einem Energieverbrauch führt"* [4], oder/und eine *„Muskelaktivierung mit deutlich intensiv gesteigertem Energieumsatz"* [5] angesehen.
- Unter **körperlichem Training** (Exercise training) versteht man einen spezifischen Bereich der körperlichen Aktivität, bei der geplant, strukturiert, wiederholt und eindeutig zielgerichtet die Verbesserung der körperlichen Fitness angestrebt wird [6].

Obwohl der Begriff **Sport** (Sports) alltäglich zu sein scheint und wir nahezu ständig medial mit diesem Begriff konfrontiert werden, ist es durchaus nicht so einfach, diesen umfassend zu definieren. Deshalb wird häufig auch auf eine abschließende Definition verzichtet, da Sport in überaus vielfältigen Formen vorkommt. Dies unterstreicht z. B. die immer wiederkehrende neue Diskussion, inwieweit eSport dem Sport im herkömmlichen Sinne entspricht. Um dies rechtlich zu klären, musste sogar ein Gutachten durch den Deutschen Olympischen Sportbund in Auftrag gegeben werden. Dieses Rechtsgutachten kam u. a. zu dem Ergebnis, dass *„nach der Rechtsprechung des BFH und des EuGHs […] zum gemeinnützigen ‚Sport' die körperliche Aktivität [gehört]"* [7].

Tiedemann versucht den Begriff näher zu definieren: *„Sport ist ein kulturelles Tätigkeitsfeld, in dem Menschen sich freiwillig in eine Beziehung zu anderen Menschen begeben, um ihre jeweiligen Fähigkeiten und Fertigkeiten in der Bewegungskunst zu vergleichen – nach selbst gesetzten oder übernommenen Regeln und auf Grundlage der gesellschaftlich akzeptierten ethischen Werte“* [8]. Eine weitere Definition bietet Löllgen an, indem er *„Sport als gezielte, intensive körperliche Aktivität mit dem Ziel der persönlichen Leistungssteigerung, oft mit Wettkampfcharakter“* beschreibt [5].

### Sport- und Bewegungstherapie

Die **Bewegungstherapie** wird mitunter als übergeordnete Therapie gesehen, bei der die körperliche Bewegung als zentrales Therapiemittel verstanden wird. In diesem Sinne wären die Physiotherapie, die Sporttherapie, die Tanztherapie wie auch weitere Bewegungstherapieformen mit physiologischem Hintergrund darunter einzuordnen. Für den DVGS definieren Schüle und Deimel die Bewegungstherapie als eine *„ärztlich indizierte und verordnete Bewegung, die vom Fachtherapeuten geplant und dosiert, gemeinsam mit dem Arzt kontrolliert und mit dem Patienten alleine oder in der Gruppe durchgeführt wird“* [9].

Auch bei der **Sporttherapie** gibt es durchaus unterschiedliche Ansätze, diese sinnvoll zu definieren (➤ Kasten).

**MERKE**

Die Sporttherapie ist eine Bewegungstherapie auf der Basis der motorischen Hauptbeanspruchungsformen, welche durch ärztliches Personal verschrieben wird, durchaus auch verhaltensbeeinflussende Komponenten beinhaltet, durch sporttherapeutisches Personal geplant und gesteuert und gemeinsam mit ärztlichem Personal kontrolliert und dann gemeinsam in der Gruppe oder alleine, direkt oder indirekt unter Supervision durch sporttherapeutisches Personal, durchgeführt wird [10,11].

Die Sporttherapie dient der Prävention und Rehabilitation von Krankheiten durch eine zielgerichtete Therapie. Diese muss individuell an die Voraussetzungen der Teilnehmenden angepasst werden. Dabei werden im Rahmen der präventiven Aufgaben Widerstandskräfte entwickelt und damit Gesundheitsressourcen gestärkt. Im rehabilitativen Bereich erfolgt die – im Idealfall – vollständige Wiederherstellung oder Teilwiederherstellung eines bestmöglichen Gesundheitszustands generell und/oder lokal. Zusätzlich zu diesen funktionalen Inhalten mit u. a. auch dem Ziel einer Verbesserung im Bereich der körperlichen Leistungsfähigkeit und motorischen Hauptbeanspruchungsformen (s. u.), werden auch Verhaltensaspekte fokussiert. Dabei steht z. B. die Entwicklung des Eigenantriebs hin zu körperlicher Betätigung mit im Fokus, wie auch die selbstständig gewünschte Teilhabe an vorhandenen Bewegungsangeboten.

### Körperliche Leistungsfähigkeit

Die körperliche Leistungsfähigkeit ist ein Begriff aus der Sportwissenschaft, bei der die Fähigkeit beschrieben wird, eine bestimmte **Funktion oder Aufgabe** in der **höchsten Belastungsstufe** zu absolvieren [12]. Dies kann zunächst generalisiert verstanden werden und wird z. B. im Kontext zu den motorischen Hauptbeanspruchungsformen konkretisiert. Hieraus entwickeln sich dann Begriffe wie z. B. Ausdauerleistungsfähigkeit bzw. Kraftleistungsfähigkeit. Die körperliche Leitungsfähigkeit kann durch Training verbessert werden und im spezifischen Bereich unmittelbaren Einfluss auf den Gesundheitszustand nehmen.



### Motorische Hauptbeanspruchungsformen

Die **motorischen Hauptbeanspruchungen** stellen eine Grundlage jeglichen körperlichen Trainings und der spezifischen körperlichen Leistungsfähigkeit dar. Fast jede Sportart oder ein sonstiges körperliches Training kann auf der Basis dieser motorischen Hauptbeanspruchungsformen hinsichtlich eines klaren Beanspruchungsprofils beschrieben werden.

An dieser Stelle wird verstärkt auf Ausdauer und Kraft eingegangen, weil diese die größte Bedeutung für die zu beschreibenden Krankheitsbilder besitzen. Zu den Details der weiteren Hauptbeanspruchungsformen ➤ 5.1.2.

**MERKE**

Die fünf motorischen Hauptbeanspruchungsformen umfassen Ausdauer, Kraft, Flexibilität, Koordination und Schnelligkeit (➤ Abb. 4.3).

#### Ausdauer

Nach der Definition von Hollmann versteht man unter Ausdauer die Fähigkeit, eine gegebene **Leistung** über einen **möglichst langen Zeitraum** durchzuführen [12]. Somit ist die Ausdauer identisch mit der Ermüdungs-Widerstandsfähigkeit.

Es werden folgende Formen der Ausdauer unterschieden:

- **Lokale Ausdauer:** Ausdauerfähigkeit bei sportlichen Belastungen, bei der weniger als $1/6$–$1/7$ der Skelettmuskulatur eingesetzt wird.
- **Allgemeine Ausdauer:** Ausdauerfähigkeit bei sportlichen Belastungen, bei der mehr als $1/6$–$1/7$ der Skelettmuskulatur eingesetzt wird.

Die weitere Unterteilung erfolgt in die aerobe und anaerobe Ausdauer. Dies bezieht sich auf die zugrundeliegende Energiegewinnung.

### 4.1.4 Körperkomposition

Der Begriff Körperkomposition wird häufig verwendet, wenn es darum geht, die Bereiche **Körperfett, Knochen** und **Muskulatur** beim Menschen **in Relation** zu setzen. Durch die besondere Situation bei Adipositas und beim metabolischen Syndrom spielen einerseits die übermäßige Energieaufnahme und Einlagerung als Fettgewebe und andererseits die – durch reduzierte körperliche Aktivität – wenig trainierte Muskulatur eine wesentliche Rolle. So ist das Ziel der körperlichen Aktivität und auch des körperlichen Trainings möglichst Körperfett zu reduzieren und im Gegensatz dazu die Muskulatur des Körpers aufzubauen. Da auch die Muskulatur des Körpers einen „gewichtigen" Faktor des Körpergewichts darstellt, hat die Verbesserung der Relation von Körperfett und fettfreier Körpermuskulatur eine besondere Bedeutung.

#### Anthropometrie und Basismessungen

Die Lehre der Ermittlung und Anwendung der Maße des menschlichen Körpers wird als **Anthropometrie** bezeichnet und befasst sich konkret mit dem definierten Messen von Körpergröße, Körpergewicht und Körperumfängen. Zur Überprüfung der Körperkomposition kommen im Rahmen der Anthropometrie verschiedene Messsysteme zur Anwendung.

Die **Basismessungen** in Bezug zu der Körperkomposition beinhalten zunächst einmal die Bestimmung des Körpergewichts und der Körpergröße. Während letztere mithilfe eines Messbands bestimmt wird, kann die Messung des Körpergewichts mit einer Waage durchgeführt werden. Dabei können allerdings die Ursachen bzw. Veränderungen des Gewichtsverlusts, z. B. im Hinblick auf reinen Wasserverlust oder Fettverlust, nicht differenziert werden.

#### Body-Mass-Index (BMI)

Einer der meisten verwendeten Indices ist der sog. **Body-Mass-Index (BMI)** (➤ 1.5.1). Assoziationen zwischen einer Erhöhung des BMI´s über 25 und dem jeweiligen Morbiditäts- sowie dem Mortalitätsrisiko sind bekannt [19]. Hohe BMI-Werte bei Kindern werden mit einer erhöhten Wahrscheinlichkeit eines Übergewichts im Erwachsenenalter verbunden [19].

Der BMI hat aber durchaus seine Limitationen, so ist er z. B. bei sehr muskulösen athletischen Personen nicht zu verwenden. So schreibt Linke: *„Obgleich eine signifikante Korrelation zwischen dem BMI und der Körperfettmasse besteht, lässt der BMI keine verlässlichen Informationen über das Fettverteilungsmuster zu"* [20].

#### Taillenumfang und Waist-to-hip-ratio

Eine simple aber durchaus mehr als nur orientierende Methode zur Abschätzung des viszeralen Fettanteils ist die Bestimmung einerseits des **Taillenumfangs** (➤ Abb. 4.5) anderseits der **Waist-to-hip-Ratio** bzw. des Taille-Hüfte-Verhältnisses (➤ 1.5.2). Ab einem Taillen-/Bauchumfang ≥ 88 cm bei Frauen bzw. ≥ 102 cm bei Männern liegt eine abdominale Adipositas vor [21]. Die Waist-to-Hip-Ratio sollte sich bei Männern in einem Bereich < 1 und bei Frauen in einem Bereich < 0,85 bewegen.

#### Hautfaltendickenmessung

Die Bestimmung des Körperfetts mithilfe der **Hautfaltendickenmessung** basiert auf der guten Korrelation der Menge an subkutanem Fett mit dem Gesamtkörperfettgehalt. Dabei werden an spezifisch festgelegten Körperstellen mithilfe eines Calipers die Hautfaltendicken bestimmt und dann aufsummiert und weiter berechnet (➤ Abb. 4.6, ➤ Abb. 4.7). Es wurden Tabellen und Gleichungen entwickelt, um die Körperzusammensetzung anhand solcher Messungen zu schätzen [23]. Die verwendeten Formeln berücksichtigen dabei z. B. die Einflussfaktoren Alter und Geschlecht [6].

Mithilfe der Hautfaltendickenmessung kann das **Körperfett** mit **Genauigkeit** bestimmt werden, deshalb findet diese Methode auch eine breite Anwendung, wie z. B. in der Sportmedizin. Die Bestimmung benötigt insgesamt aber viel Erfahrung und ist auch bei stark ausgeprägter Adipositas begrenzt.

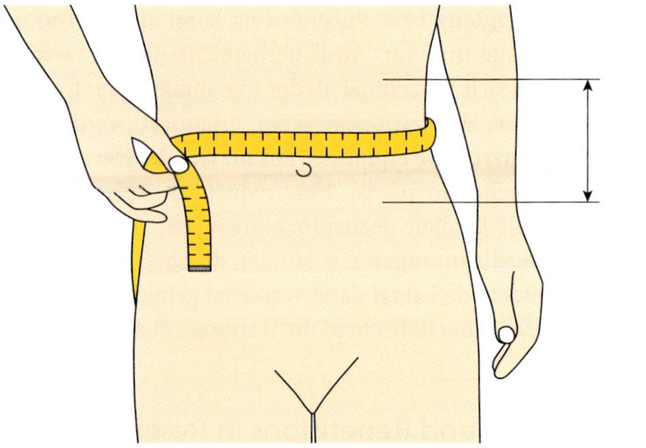

**Abb. 4.5** Messung des Taillen-/Bauchumfangs. Der Umfang wird in Höhe „halbe Strecke zwischen Unterrand Rippenbogen und Oberrand Beckenschaufel" in Exspiration gemessen [22]. [E1265/L143]

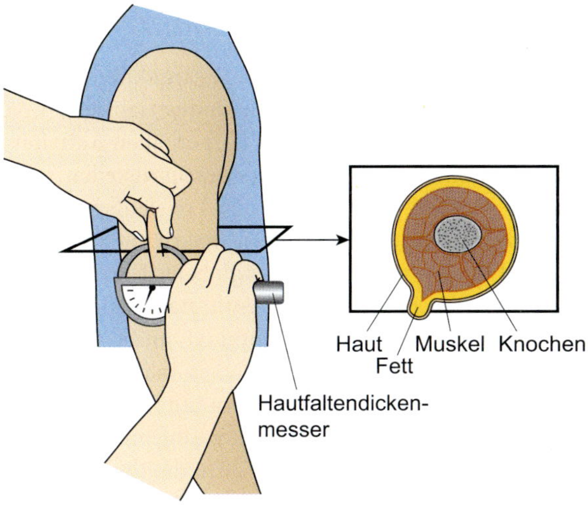


**Abb. 4.6** Hautfaltenmessung. An mehreren anatomischen Seiten wird die Hautfaltendicke mithilfe eines Calipers gemessen [23]. [H370-001/L143]

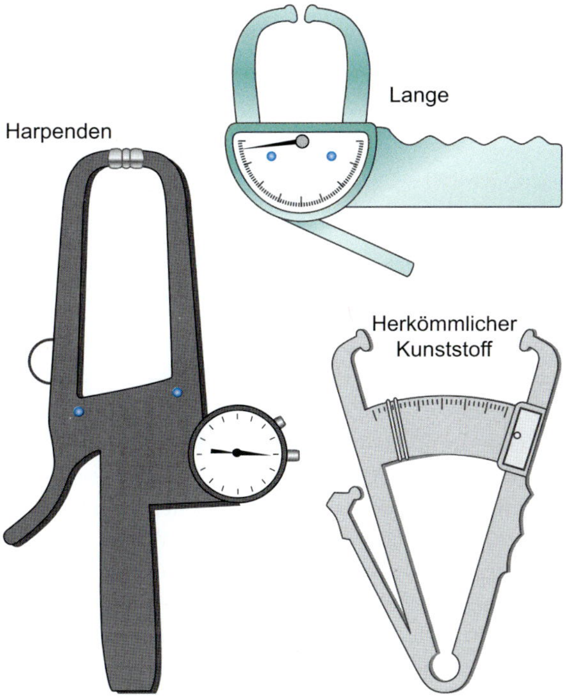


**Abb. 4.7** Gängige Caliper für Hautfaltenmessungen. Die Harpenden- und Lange-Caliper bieten eine konstante Spannung bei allen Klemmenöffnungen [24]. [H370-001/L143]

### Bioelektrische Impedanzanalyse (BIA)

Die **bioelektrische Impedanzanalyse (BIA)** wird als weitere Methode häufig eingesetzt. Sie ist nichtinvasiv und basiert als Methode darauf, dass über einen schwachen elektrischen Strom, der durch den Körper gesendet wird, unterschiedliche Gewebe entsprechend einer unterschiedlichen Leitungsfähigkeit differenziert werden können. Dabei ist die fettfreie Körpermasse ein guter Leiter, Fett dagegen ein schlechter. Über die Genauigkeit der Methode wird immer wieder diskutiert. Insgesamt wird diese aber ungenauer eingeschätzt als die Hautfaltendickenbestimmung [6].

**Technikabhängige Alternativen** sind die Nah-Infrarotlicht Messung (Futrex), die Dual-Energy X-Ray Absorptiometry (DEXA) bzw. die Magnetresonanztomografie (MRT).

## 4.1.5 Bedeutung der körperlichen Aktivität und Inaktivität

Um die hohe Bedeutung von körperlicher Aktivität auf die Gesundheitserhaltung richtig einzuschätzen, lohnt sich der Blick auf die Wirkungen körperlicher Aktivität auf unterschiedliche Organsysteme. Krankheiten mit wissenschaftlich nachgewiesener positiver Auswirkung eines körperlichen Trainings werden in ➤ Tab. 4.3 dargestellt.

| **Tab. 4.3** Krankheiten mit wissenschaftlich nachgewiesener positiver Auswirkung eines körperlichen Trainings (modifiziert nach [5]). |
|---|
| Koronare Herzkrankheit: Primär- und Sekundärprävention |
| Bluthochdruck (-4 bis -8 mmHg) |
| Herzinsuffizienz (Anstieg der Auswurffraktion) |
| Krebs (Dickdarm, Brust, „Fatigue" (chronische Erschöpfung)) |
| Krebs (Prostata) |
| Tumorleiden, je nach Art |
| Chronische Bronchitis (COPD) |
| Andere Lungenkrankheiten |
| Osteoporose (v. a. bei Frauen) |
| Sturzneigung |
| Metabolisches Syndrom, Diabetes mellitus |
| Fibromyalgie und Fatigue-Syndrom |
| Periphere arterielle Verschlusskrankheit |
| Depressionen |
| Kognitive Funktion |
| Neurologische Erkrankungen (z. B. Parkinson) |

### Herz-Kreislauf-System

Ein Organsystem mit sehr umfassend untersuchten Anpassungen an die körperliche Aktivität ist das Herz-Kreislauf-System. So wird z. B. das primäre Risiko für eine **koronare Herzerkrankung** durch körperliche Aktivität deutlich reduziert [10]. Diese Risikoreduktion liegt in einem sehr bedeutsamen Bereich von ca. 22–35 % und gilt sowohl für Frauen als auch für Männer, unabhängig vom Alter.

**MERKE**
Die positiven Effekte der körperlichen Aktivität auf das Herz-Kreislauf-System sind auf höchstem wissenschaftlichem Niveau untermauert, nicht umsonst wird ihre Effektivität einem Medikament gleichgesetzt.

Diese Erkenntnis ist umso bemerkenswerter, wenn man bedenkt, dass in den 1970er-Jahren Patienten mit Herzerkrankungen noch vermehrte Schonung und körperliche Inaktivität verordnet wurde. Auch eine Herzinsuffizienz wird heute angepasst mithilfe einer Bewegungs- und Sporttherapie unterstützend behandelt. Auch in diesem Bereich kann man den Wandel erkennen, den gute wissenschaftliche Erkenntnisse hervorrufen können.

Weitere Studien belegen, dass adaptierte körperliche Aktivität unmittelbar die Blutdruckregulation beeinflusst und dazu beiträgt, erhöhte **Blutdruckwerte** besser einzustellen und zu behandeln bzw. im besten Fall direkt präventiv zu vermeiden. Als Folge normalisiert sich direkt der Blutdruck oder es lassen sich hierdurch Medikamente einsparen. Eine Verbesserung des arteriellen Blutdrucks vermindert damit auch immer präventiv das mögliche Schlaganfallrisiko.

### Stoffwechselerkrankungen

Besonders deutlich muss auch der positive Einfluss der körperlichen Aktivität auf den Stoffwechsel bei Adipositas und dem metabolischen Syndrom herausgestellt werden. So lassen sich etwa **Störungen** des **Glukosestoffwechsels** ausgleichen, um einen Typ-2-Diabetes zu vermeiden oder zu mildern. In Kombination mit einer angepassten Ernährung sinkt damit auch das Risiko für Übergewicht und Adipositas sowie für das sich hieraus entwickelnde metabolische Syndrom (➤ 2.2) als Kombination mehrerer Zivilisationserkrankungen.

### Immunsystem

Auch das körpereigene Abwehrsystem profitiert von körperlicher Aktivität. Studien konnten zeigen, dass moderate körperliche Aktivität die individuelle immunologische **Funktion spezifischer Abwehrzellen** auf Einzelzellebene verbessert. Aber auch der Fitnessgrad scheint die Abläufe im immunologischen System zu beeinflussen. Inwieweit diese Prozesse u. a. auch bei der Prävention beziehungsweise der Rehabilitation von onkologischen Erkrankungen bedeutsam sind, wird intensiv wissenschaftlich untersucht. Nachgewiesen ist, dass z. B. regelmäßige körperliche Aktivität das Risiko für Brust- oder Darmkrebs um 20–25 % reduziert [25].

### Senkung des Mortalitätsrisikos

Kardiovaskuläre und onkologische Erkrankungen stellen die häufigsten Todesursachen in der industrialisierten Welt dar, deshalb ist die Bedeutung der körperlichen Aktivität in diesem Zusammenhang besonders herauszustellen. Allein 7,2 % der Gesamt- bzw. 7,6 % der kreislaufspezifischen Sterblichkeit sind der körperlichen Inaktivität zuzuschreiben [26]. Dabei besteht ein großer globaler Unterschied im Hinblick auf die Häufigkeit des Auftretens einer Erkrankung zu einem bestimmten Zeitpunkt und körperlicher Inaktivität. Die Prävalenz körperlicher Inaktivität lag im Jahr 2016 in den Ländern mit hohem Einkommen in etwa doppelt so hoch wie in Ländern mit geringem Einkommen und hat dabei zwischen 2001 und 2016 deutlich zugenommen [26].

### Empfohlene körperliche Aktivität

Aber welcher Umfang an körperlicher Aktivität ist notwendig, um damit das Sterblichkeitsrisiko reduzieren zu können? Diese Frage ist gar nicht so einfach zu beantworten.

**STUDIEN**
Studien zeigen, dass sich die Gesamtmortalitätsrate mit einem Kalorienmehrverbrauch von ca. 1.000–2.000 kcal pro Woche mithilfe körperlicher Aktivität reduzieren lässt. Möglicherweise führen aber auch schon Kalorienmehrverbräuche unter 1.000 kcal pro Woche zu einer Risikoreduktion [27].

Auf Basis dieser wissenschaftlichen Grundlagen leitet auch die **Weltgesundheitsorganisation (WHO)** Empfehlungen für die **körperliche Aktivität** in der Allgemeinbevölkerung ab. So empfiehlt sie für erwachsene Personen zwischen 18 bis 64 Jahren, mindestens 150 Minuten pro Woche körperlich aktiv zu sein. Dieser Wert ist als untere Grenze zu verstehen und beinhaltet aerobe Ausdaueraktivitäten im moderaten Intensitätsbereich. Bei intensiven Belastungen sollte der Umfang mindestens 75 Minuten pro Woche betragen. Möglich ist auch eine Kombination aus beiden Trainingsformen. Kinder zwischen 5–17 Jahren sollten sich jeden Tag 60 Minuten mit moderater bis intensiver körperlicher Aktivität bewegen oder zumindest 3-mal pro Woche [28]. Leider werden diese Empfehlungen sehr häufig nicht erreicht.

**STUDIEN**
Allerdings weist eine Studie von Wen darauf hin, dass schon 15 Minuten moderate körperliche Aktivität am Tag einen signifikanten (deutlichen) Gesundheitsvorteil mit sich bringen, im Vergleich zu Personen ohne körperliche Aktivität [29].

Wichtig ist es, neben der ausdauerspezifischen Leistungsfähigkeit auch die Muskelkraft zu verbessern, denn das Training großer Muskelgruppen geht auch mit zusätzlichen Effekten im Stoffwechsel einher. Auf jeden Fall ist die Sitzzeit zu reduzieren. Eine umfassende Übersicht über die aktuellen WHO-Empfehlungen zeigt die ➤ Tab. 4.4.

## Gesunderhaltende körperliche Aktivität

Vorteile körperlicher Aktivität sind auch in **lokalen Bereichen** nachweisbar. Jeder Muskel benötigt ein Mindestmaß an körperlicher Aktivität, um die zentralen Funktionen auch für den Alltag aufrechterhalten zu können. In jungen Jahren muss das Knochen- und das Muskelsystem verstärkt entwickelt und aufgebaut werden, um auch in späteren Jahren noch davon profitieren zu können.

### Erhalt der körperlichen Funktionen

Im Verlauf des Alterungsprozesses gehen sowohl Knochen- als auch Muskelsubstanz verloren, Muskelfasern und die neuromuskuläre Ansteuerung verändern sich, sodass wir hier vom körperlichen Training, durchgeführt seit unseren Kindertagen, profitieren können und müssen. Um diese Funktionen weiter zu erhalten, sollte ein möglichst frühzeitig begonnenes körperliches Training dann bis ins hohe Alter weitergeführt werden. Aber auch ein Start der körperlichen Aktivität im Alter ist sinnvoll, da Effekte altersunabhängig beschrieben werden.

**STUDIEN**

Wie schnell die Kraft und Muskelmasse verloren gehen, zeigt u. a. die Studie von De Boer et al. [31]. In dieser wurde bei gesunden Probanden das dominante Bein über 23 Tage lang immobilisiert. Dies führte zu einem Kraftverlust in den ersten 14 Tagen von 1,06 % und an allen weiteren Tagen von 0,68 % pro Tag. Insgesamt betrug der Kraftverlust ca. 21 % über die gesamte Zeitdauer der Ruhigstellung. Campbell et al. beschreiben einen Verlust des Muskelumfangs durch Immobilisation von 0,4 %/Tag in Bereichen oberhalb und 0,6 %/Tag unterhalb des Knies [32].

An diesen Beispielen ist abzulesen, dass wir uns eigentlich täglich damit auseinandersetzen müssen, wie wir unseren körperlichen Zustand erhalten können.

Ohne regelmäßige Übungen verkümmert die Muskulatur mit der Zeit, sie atrophiert und bildet sich zurück. Deshalb umfassen die Empfehlungen der WHO zusätzlich auch gezielt Elemente des Krafttrainings, was bei den vorliegenden Hintergründen mehr als sinnvoll zu sein scheint. Denn auch unserem muskuloskelettalen System werden im Alltag ständig Leistungen abverlangt, die es nur dann erbringen kann, wenn es ausgebildet und trainiert ist. Damit sind keine Höchstleistungen gemeint. Besonders bei hochgewichtigen adipösen Patienten – aber nicht nur hier – muss das Gelenksystem mit gelenkschonender Bewegung trainiert werden. Durch einen verbesserten Muskelmantel um das Gelenk werden Gelenkstrukturen geschont, was wichtig zum Erhalt der Mobilität ist.

**Tab. 4.4** WHO-Leitlinie 2020 für die körperliche Aktivität (nach [30]).

| Trainingsart | Kinder (5 bis 17 Jahre) | Erwachsene (18 bis 64 Jahre) | Ältere Erwachsene (> 65 Jahre) |
|---|---|---|---|
| **Ausdauerbelastungen** | 60 min/d moderate bis intensive (mindestens 3-mal pro Woche) körperliche Aktivität* | Mindestens 150–300 min moderate Ausdauerbelastungen oder mindestens 75–150 min intensive körperliche Belastungen pro Woche | Mindestens 150–300 min moderate Ausdauerbelastungen oder mindestens 75–150 min intensive körperliche Belastungen pro Woche |
| **Krafttraining** | Intensive Ausdauerbelastungen und kräftigende Aktivität mindestens 3-mal pro Woche | An mindestens 2 Tagen pro Woche kräftigende Übungen für alle größeren Muskelgruppen für zusätzliche Gesundheitseffekte | An mindestens 2 Tagen pro Woche kräftigende Übungen für alle größeren Muskelgruppen für zusätzliche Gesundheitseffekte |
| **Sitzzeit** | Sitzzeit reduzieren, v. a. Zeit hinter Bildschirmen | Sitzzeit reduzieren und durch körperliche Aktivität jeder Art ersetzen | Sitzende Zeit reduzieren und durch körperliche Aktivität jeder Art ersetzen |
| **Andere Empfehlungen** | – | – | An mindestens drei Tagen Gleichgewichtsübungen und Krafttraining, um Stürze zu vermeiden |

* Moderate, körperliche Belastungen: 3–6 METs (metabolisches Äquivalent), intensive (Englisch "vigorous") Belastungen: > 6 METs. Ein MET ist der geschätzte Ruheumsatz. Dieser ist als eine Sauerstoffaufnahme von 3,5 ml/min/kg definiert, was einem Energieverbrauch von 1 kcal pro kg Körpergewicht pro Stunde (4 kJ/kg/h) entspricht. Wenn eine Person mit 80 kg 1 h mit 7 MET (zusätzlich) Sport treibt, dann verbraucht die Person geschätzt 8 kcal/kg/h * 80 kg * 1 h = 640 kcal im Vergleich zu geschätzt 80 kcal/h in Ruhe.

### Erhalt der kognitiven Funktionen

Zu guter Letzt kommen körperlich aktiven Menschen auch verbesserte kognitive Funktionen zugute. Schon die Lateiner wussten: Ein gesunder Geist braucht einen gesunden Körper. So konnten Hillman et al. u. a. nachweisen, dass eine Korrelation zwischen mathematischen und Lesefähigkeiten auf der einen und der Ausdauerleistung auf der anderen Seite besteht [33].

**STUDIEN**

Chang et al. [34] untersuchten neurologische Fähigkeiten bei Personen im mittleren Lebensalter, die einen unterschiedlichen sportlichen Hintergrund aufwiesen. Sie teilten die Teilnehmer in drei verschiedene Gruppen ein; erstens ohne sportlichen Hintergrund, zweitens mit sportlichem Hintergrund im koordinativen Bereich, wie z. B. Tai-Chi, und drittens mit sportlichem Hintergrund im klassischen Ausdauerbereich. Die Autoren führten mit allen drei Gruppen einen sog. Stroop-Test durch. Mit diesem Test wird auf Kongruenz, z. B. rote Zahl auf rotem Hintergrund, bzw. Inkongruenz, z. B. rote Zahl auf blauem Hintergrund, getestet. Darüber hinaus wurden parallel zu der Aufgabenstellung Hirnströme abgeleitet. Die Ergebnisse zeigten, dass die sportlich Aktiven weniger Fehler hinsichtlich der geforderten Aufgaben produzierten und darüber hinaus – in den entscheidenden Hirnzentren – einen höheren Grad an Aufmerksamkeit entwickelten.

### Fazit

Zusammenfassend ist die Ausübung körperlicher Aktivität bzw. im Bedarfsfall die Bewegungs- und Sporttherapie eine zwingende Notwendigkeit, um die Funktionen des menschlichen Körpers zu stabilisieren und aufrechtzuerhalten. Dies ist schon seit vielen Jahren bekannt und gilt natürlich auch insbesondere für Patienten mit Adipositas bzw. metabolischem Syndrom. Die Grundlage der Prävention und Therapie bei Adipositas und dem metabolischen Syndrom stellt allerdings stets eine **gesamtheitliche Lebensstilmodifikation** dar. Die Deutsche Adipositas-Gesellschaft (DAG) empfiehlt deshalb in ihrer S3-Leitlinie als Basisprogramm zur Therapie der Adipositas neben einer Ernährungs- und Verhaltenstherapie die Bewegungstherapie mit dem Empfehlungsgrad A und damit hoher Evidenz [35].

Die Betrachtung und **Überprüfung** der **Körperkomposition** hilft, in diesem Fall Veränderungen objektiv wahrzunehmen und mit weiteren klinischen Parametern zu ergänzen. Die Therapie in der Umsetzung hilft dann, die umfassenden positiven Wirkungen körperlicher Aktivität auf die verschiedensten Organsysteme beim gesunden und kranken Menschen auszuüben. Dabei ist es allerdings von besonderer Bedeutung, Menschen und die dazu passenden körperlichen Aktivitäten zusammenzuführen. Dies ist umso schwieriger, und dann auch nur in einem therapeutischen Setting sinnvoll möglich, je mehr individuelle und klinisch relevante Variablen dieses Wechselspiel beeinflussen. Dazu zählen u. a. die speziellen Körperkompositionen, sonstige körperliche Einschränkungen sowie unterschiedliche Erkrankungen, aber auch das Alter. Je mehr bedeutsame Variablen dieses System beeinflussen, desto aufmerksamer müssen Mensch und die zu ihm passende körperliche Aktivität und das Bewegungstraining koordiniert und zusammengeführt werden. Sind bedeutsame Einflussfaktoren zu berücksichtigen, gehören die Beratung und das Training immer in die Hände erfahrener Bewegungs- und Sporttherapeuten.

## 4.2 Voraussetzung zur Teilnahme

Thomas Hilberg

Vor Aufnahme einer Bewegungs- und Sporttherapie durch Patienten mit Adipositas bzw. metabolischem Syndrom müssen zunächst die Voraussetzungen einer Teilnahme abgeklärt werden. Dazu zählt die Beurteilung der individuellen klinischen Situation mithilfe einer umfassenden medizinischen Untersuchung (➤ 4.2.1). Im Rahmen dieser Untersuchung werden auch Indikationen und Kontraindikationen festgestellt und bewertet (➤ 4.2.2). Nach Abschluss dieser Überlegungen muss festgelegt werden, in welchem Therapiesetting die zu behandelnde Person ihren körperlichen Aktivitäten nachgehen bzw. ihre Therapie umsetzen kann (➤ 4.2.3).

### 4.2.1 Vorsorgeuntersuchung

Den Empfehlungen zur Vorsorgeuntersuchung im Sport sollte bei allen Personen gefolgt werden, für Kinder und Jugendliche gelten dabei spezielle Empfehlungen (s. hier z. B. die Empfehlungen der Sektion Kinder- und Jugendsport der DGSP gemeinsam mit der Gesellschaft für pädiatrische Sportmedizin) [36].

**MERKE**

Die sportmedizinische Vorsorgeuntersuchung soll Risiken reduzieren und als Grundlage zur Planung des Trainingsprogramms dienen. Bei Personen mit Adipositas und metabolischem Syndrom liegt ein eindeutiges Risikoprofil vor, sodass eine gezielte medizinische Grunduntersuchung vor Aufnahme der sportlichen Tätigkeit durchgeführt werden muss.
Im Vorfeld der Untersuchung muss stets die aktuelle Medikation des Patienten geklärt werden, da die Einnahme von Medikamenten die Untersuchungsergebnisse beeinflussen kann [42].

Die (sport)medizinische Untersuchung vor Aufnahme eines körperlichen Trainings bzw. vor Aufnahme eines Bewegungs- und Sporttherapieprogramms dient dazu, die **Risiken zu reduzieren** und das **Trainingsprogramm** im Hinblick auf Trainingsinhalte und als Basisgrundlage zur Vorgabe von Belastungsintensitäten und -dauer **festzulegen.** Insbesondere

Neu- und Wiedereinsteigende haben ein höheres Risiko hinsichtlich herzkreislaufspezifischer Ereignisse [36]. Dieses gilt es auf Basis einer umfassenden Grunduntersuchung zu vermeiden. Bei gesunden Menschen und Personen mit leichtem Übergewicht unter 35 Jahren ist eine vorab durchgeführte sportmedizinische Vorsorgeuntersuchung vor Aufnahme der körperlichen Aktivität nicht obligatorisch, sie kann allerdings Prädispositionen für dann sich später entwickelnde Veränderungen aufdecken. Dagegen besteht bei Patienten mit Adipositas und metabolischem Syndrom ein Risikoprofil, das die Wahrscheinlichkeit einer erkannten oder nicht erkannten herzkreislaufspezifischen Erkrankung erhöht. Dabei gilt, dass mit dem Grad der Adipositas auch die Risiken für Begleiterkrankungen steigen [37]. Zudem gehen Übergewicht und Adipositas mit einer reduzierten Lebenserwartung einher [38].

Dem erhöhten Risiko gilt es mit einer gezielten medizinischen Grunduntersuchung zu begegnen. Neben den abzuklärenden **internistischen Risikofaktoren** bei Adipositas und metabolischem Syndrom spielt auch die Beurteilung der **muskuloskelettalen Situation** eine zentrale Rolle, da das erhöhte Körpergewicht zu einer erhöhten Belastung in diesem Bereich führt. Nicht selten liegen auch degenerative Veränderungen z. B. an den gewichtstragenden Gelenken, aber auch an weiteren Gelenken vor. Dies hat natürlich auch unmittelbaren Einfluss auf die therapeutischen Inhalte. Es ist wenig gewonnen, wenn das kreislaufspezifische Risikoprofil vermindert werden kann, aber deutliche gelenkspezifische Probleme hinzukommen. Dies wird langfristig auch die möglichen Erfolge im herzkreislaufspezifischen Bereich konterkarieren. Deshalb ist eine **ganzheitliche Untersuchung**, die allgemein/internistische, kardiologische und orthopädische Inhalte in gleicher Weise berücksichtigt, einer nur einseitigen fachspezifischen Untersuchung vorzuziehen. Diese fachdisziplinübergreifende Untersuchung ist bevorzugt von einem versierten Sportmediziner durchzuführen. Es bleibt anzumerken, dass auch bei allergrößter Sorgfalt das Risiko nur reduziert und nicht bis auf null geführt werden kann, ein Restrisiko verbleibt damit immer. Empfehlungen zu Experten in diesem Bereich, an die man sich wenden kann, können den Informationsorganen bzw. Homepages der Fachgesellschaften entnommen werden (u. a. https://www.dgsp.de/).

## Anamnese

Die erste Stufe der Vorsorgeuntersuchung umfasst die Anamnese, d. h. das Erfassen der personenspezifischen Krankengeschichte sowie Krankheiten innerhalb der Familie. Ein passender umfangreicher **Erhebungsbogen** dazu findet sich auf der Homepage der *Deutschen Gesellschaft für Sportmedizin und Prävention (DGSP) – S1-Leitlinie Vorsorgeuntersuchung*. Der Erhebungsbogen zur sportärztlichen Vorsorgeuntersuchung basiert dabei auf einer Konsensfindung einer Expertengruppe aufgrund langjähriger Erfahrung und wird zum größten Teil von der zu untersuchenden Person selbst ausgefüllt. Nur einzelne gezielte Fragen werden vom Arzt ergänzt [39].

Die Anamnese kann mit dem **PAR-Q-Fragebogen** (Physical Activity Readiness Questionaire) **erweitert** werden, der ebenfalls selbstständig von der untersuchten Person ausgefüllt wird, indem sieben leicht verständliche Fragen (➤ Abb. 4.8) beantwortet werden. Dieser Bogen gibt einen zwar nur sehr groben, aber durchaus sinnvollen Überblick über den aktuellen Gesundheitszustand vor der Aufnahme von körperlicher Aktivität und Sport. Außerdem ist er durch Studien validiert, spezifisch und zuverlässig [39]. Wird nur eine Frage mit ja beantwortet, so erkennt auch die untersuchte Person unmittelbar die besondere Notwendigkeit weiterer Maßnahmen an, weil ja dann in jedem Fall eine weiterführende Untersuchung erforderlich ist.

## Körperliche Untersuchung

Die Vorsorgeuntersuchung umfasst stets obligat eine körperliche Untersuchung mit Blutdruckmessung [39]. Diese

| | | | |
|---|---|---|---|
| 1. | Hat Ihnen jemals ein Arzt gesagt, Sie hätten „etwas am Herzen" und Ihnen Bewegung und Sport nur unter ärztlicher Kontrolle empfohlen? | ☐ ja | ☐ nein |
| 2. | Hatten Sie im letzten Monat Schmerzen in der Brust in Ruhe oder bei körperlicher Belastung (Anstrengung)? | ☐ ja | ☐ nein |
| 3. | Haben Sie Probleme mit der Atmung in Ruhe oder bei körperlicher Belastung? | ☐ ja | ☐ nein |
| 4. | Sind Sie jemals wegen Schwindel gestürzt oder haben Sie schon jemals das Bewusstsein verloren? | ☐ ja | ☐ nein |
| 5. | Haben Sie Knochen- oder Gelenkprobleme, die sich unter körperlicher Belastung verschlechtern könnten? | ☐ ja | ☐ nein |
| 6. | Hat Ihnen jemals ein Arzt ein Medikament gegen hohen Blutdruck oder wegen eines Herzproblems oder Atemproblems verschrieben? | ☐ ja | ☐ nein |
| 7. | Kennen Sie irgendeinen weiteren Grund, warum Sie nicht körperlich/sportlich aktiv sein sollten? | ☐ ja | ☐ nein |

**Abb. 4.8** PAR-Q-Fragebogen – Anlage zur S1-Leitlinie Vorsorgeuntersuchung im Sport [36]. [H370-001/L143]

körperliche Untersuchung sollte von Kopf bis Fuß erfolgen sowie allgemeinmedizinische und internistische, kardiologische, aber auch orthopädische Fragestellungen beinhalten. Unbedingt zu erfassen sind anthropometrische und weitere spezifischen Faktoren hinsichtlich der Grundkrankheit Adipositas und des metabolischen Syndroms.

Die **internistische körperliche Untersuchung** umfasst die Begutachtung von Kopf und Hals, mit Gebiss, Tonsillen, die Inspektion der Mundschleimhaut und der Skleren sowie die Palpation der Schilddrüse und der Halslymphknoten. Es erfolgt eine sorgfältige Palpation und Auskultation der Gefäße wie Karotiden, Bauchaorta, A. femoralis sowie der A. poplitea und der Fußarterien beidseitig. Die genaue Auskultation des Herzens dient der Überprüfung von abweichenden Herzrhythmen, Herztönen und vorhandenen Herzgeräuschen mit oder ohne Fortleitung. Eine Perkussion der Lungengrenzen wird ergänzt durch eine umfangreiche Auskultation aller Lungenabschnitte u. a. zur Abklärung eines abgeschwächten Atemgeräuschs. Zusätzlich erfolgt die Palpation des Abdomens im Hinblick auf auffällige Organgrößen, Resistenzen, Schmerzen und auch die Auskultation der Darmgeräusche. Außerdem erfolgt die Untersuchung der Beine im Hinblick auf Ödeme und Varizen sowie eine komplette Inspektion der Haut im Hinblick auf Hautveränderungen [40].

Da bei Adipositas und beim metabolischen Syndrom auch der Bewegungsapparat sowohl physikalisch als auch metabolisch in Mitleidenschaft gezogen wird, ist eine umfangreiche **Untersuchung** des **muskuloskelettalen Apparats** unerlässlich. Dabei erfolgt zunächst die betrachtende Beurteilung im Stand von allen Seiten, um Achsen, Seitendifferenzen und Ausprägung der Muskulatur zu beurteilen. Im weiteren Schritt wird die Wirbelsäule hinsichtlich Abweichungen sowohl in der Frontal- als auch in der Sagittalachse inspiziert. Dadurch kann eine Einschätzung besonderer Belastungsspitzen gewonnen werden.

**Allgemeine Funktionstests** wie die Hockstellung, u. U. ohne Abhebung der Fersen, sowie der Zehen- und Fersengang werden – soweit wie möglich – mit in den Untersuchungsgang integriert. Diese werden ergänzt durch die Bestimmung des Finger-Boden-Abstands, auch dies kann mitunter bedingt durch die Adipositas schwierig sein. Zudem werden segmentale und komplexe Funktionalitäten und deren Defizite im Bereich der Wirbelsäule überprüft. Dies schließt die Erfassung von Veränderungen an der Muskulatur mit ein.

Eine **orientierende neurologische Betrachtung** im Hinblick auf radikuläre und pseudoradikuläre Symptome wird miteingeschlossen. Die Extremitäten werden hinsichtlich der **Beweglichkeit** aktiv und passiv erfasst und dies wird auf Basis der Neutral-Null-Methode dokumentiert. Auf Schmerzauslösung wie auch Krepitationen wird während der Bewegungsprüfung besonders geachtet. Die Sehnenansätze werden palpiert, weil hier insbesondere auch bei Adipositas und metabolischem Syndrom Auffälligkeiten vorliegen können.

Weitere **Funktionstests an den Gelenken** z. B. am Kniegelenk aber insbesondere auch am Schultergelenk schließen diese Untersuchung ab [41]. Bei Auffälligkeiten werden weitergehende spezifische Testungen und Untersuchungen ergänzt. Insgesamt ist darauf hinzuweisen, dass frühzeitig sich entwickelnde degenerative Veränderungen am Bewegungsapparat, wie vorliegende Arthrosen, in die weitere Therapieplanung integriert werden sollten. Deshalb ist es auch empfehlenswert, frühzeitig an den Einsatz von bildgebenden Verfahren zu denken.

## Apparative Untersuchung

Im Weiteren kommen auch apparative Maßnahmen zur Anwendung.

### EKG

Zur Beurteilung der Tauglichkeit für sportliche Maßnahmen ist ein **Ruhe-EKG** mit 12 Ableitungen eine obligate Untersuchung, die auch in den Leitlinien verankert ist [36]. Beurteilt werden sollen die Herzfunktion in Ruhe bzw. die Herzstruktur, um z. B. auch eine linksventrikuläre Hypertrophie auszuschließen. Hierdurch können in Ruhe auftretende Rhythmusstörungen beurteilt werden.

Eine Belastungsuntersuchung mit einem **Belastungs-EKG** ist mehr als sinnvoll, auch wenn dies obligatorisch nur in bestimmten Alters- und Risikokonstellationen zwingend gefordert wird. Eine Risikokonstellation ist allerdings bei Adipositas und metabolischem Syndrom gegeben, laut der DGSP-Leitlinien gehören zu den Risikofaktoren erhöhte Gesamtcholesterin-, HDL-, LDL-, Blutzucker- und Blutdruckwerte sowie Rauchen. Neben bislang noch nicht erkannten Durchblutungsstörungen am Herzen können durch die Belastungsuntersuchung auch belastungsinduzierte Hypertonien und Herzrhythmusstörungen frühzeitig erkannt werden. Beim Belastungs-EKG gilt es zu beachten, dass sich die zu untersuchende Person hinreichend ausbelastet, um mögliche vorliegende pathologische Veränderungen nicht zu übersehen. Um dies sicherzustellen, werden kardiale, respiratorische und metabolische Ausbelastungskriterien herangezogen, so z. B. auf Basis der maximalen Herzfrequenz, der maximalen Sauerstoffaufnahme ($\dot{V}O_2max$), des respiratorischen Quotients und des maximalen Laktatwerts, die mindestens überschritten werden sollen. Auch wenn diese Anhaltswerte erreicht werden, sollte sich die zu untersuchende Person nach Möglichkeit weiter bis zur subjektiven Erschöpfung ausbelasten, natürlich unter der Voraussetzung, dass keine Abbruchkriterien vorliegen [42]. Die Auswertung des Laktats liegt natürlich erst nach der laborchemischen Analyse vor. Zum Belastungs-EKG gehört außerdem die Beurteilung der Nachbelastungsphase, da sich hier ebenfalls Komplikationen ergeben können.

Bei hohem BMI gilt es zu bedenken, dass die Durchführbarkeit einer **Fahrradergometrie** teils stark eingeschränkt sein kann. Alternativ kann hier die **Laufbandergometrie** unter Zuhilfenahme angepasster Gehprotokolle eine stufenförmige Belastungsform darstellen. Bei der Wahl des passenden Belastungsprotokolls müssen die zuvor eingeschätzte Leistungsfähigkeit und Belastbarkeit berücksichtigt werden [37].

#### Spiroergometrie

Neben der Aufdeckung von möglichen pathologischen Veränderungen liefert eine Spiroergometrie zudem durch die Bestimmung der **maximalen Sauerstoffaufnahme** und damit durch die Beurteilung der maximalen aeroben körperlichen Leistungsfähigkeit Hinweise zur Trainingsberatung. Mithilfe der gewonnenen Daten aus der Belastungsuntersuchung können zusätzlich Trainingsempfehlungen individualisiert und Trainingsbereiche abgeleitet werden. Dies hilft deutlich, das weitere Training individuell angepasst zu gestalten, was nochmals die besondere Bedeutung einer Belastungsuntersuchung unter kontrollierten Bedingungen unterstreicht.

#### Ergänzende Untersuchungen

Diese Untersuchungen werden im Bedarfsfall ergänzt durch die **Echokardiografie**, die z. B. bei leichtem Übergewicht zwar nicht routinemäßig empfohlen wird, aber bei vorhandenen Erkrankungen, wie einem Diabetes mellitus, einem arteriellen Hypertonus oder auch dem Verdacht auf strukturelle Herzkrankheiten eindeutig indiziert ist.

Weitere ergänzende Untersuchungen sind die **Lungenfunktion** in Ruhe wie auch die spiroergometrische Testung in Verbindung mit der Belastungsuntersuchung. Diese können zunächst in Ruhe obstruktive und restriktive Lungenfunktionsstörungen aufdecken. Die spirometrische Untersuchung unterstützt dann bei der Aufklärung von Symptomen und Ursachen, z. B. um eine Luftnot bzw. Leistungsinsuffizienz aufzuklären.

**Bildgebende Verfahren** wie Röntgen, Ultraschall, Computertomografie und Kernspintomografie werden dann bei vorliegenden Indikationen eingesetzt.

### Laborparameter

Die laborchemische Untersuchung ist bei entsprechender Risikokonstellation sinnvoll. Bei gesunden Personen unter 35 Jahren besteht hier keine obligatorische Notwendigkeit. Bei Adipositas und auf jeden Fall beim metabolischen Syndrom, gehört eine laborchemische Untersuchung in den Untersuchungsablauf. Dabei steht u. a. die Überprüfung des Lipidprofils und des Zuckerstoffwechsels im Zentrum der Betrachtung.

Ein Überblick über zu empfehlende Laborparameter ist der ➤ Tab. 4.5 zu entnehmen [36].

| **Tab. 4.5** Zu empfehlende Bestimmung von Laborparametern [36]. |
|---|
| Kleines Blutbild, (Ferritin) |
| TSH basal |
| Blutzucker, HbA1c |
| Kleines Blutbild, CRP als Entzündungsparameter |
| Cholesterin, LDL- und HDL-Cholesterin, (Triglyzeride) |
| optional Harnsäure, hsCRP, Fibrinogen und Weitere |

### Verlaufskontrolle

Eine Verlaufsuntersuchung kann neben der Erstuntersuchung sinnvoll sein, um je nach Ergebnis der Erstuntersuchung mögliche Komplikationen zu vermeiden, die z. B. auch aufgrund des Gewichtsverlusts entstehen können [43].

## 4.2.2 Indikationen und Kontraindikationen

Vor Aufnahme einer Sporttherapie sollten immer die Indikationen und Kontraindikationen für ein körperliches Training überprüft werden. Sowohl Übergewicht als auch Adipositas stellen in sich schon eine klare **Indikation** für ein **körperliches Training** und eine **Sporttherapie** dar. Diese sollen zu einer Gewichtsreduktion führen und die Stoffwechselsituation verbessern helfen. Klare Ziele und damit auch Indikationen für die Durchführung eines individuellen Eigentrainings bzw. einer therapeutisch angeleiteten Sporttherapie bei vorliegendem metabolischem Syndrom sind die gezielte Optimierung der Fett- und Glukosestoffwechselsituation mit Verbesserung des Blutdrucks.

Komplikationen bei Durchführung einer kontrollierten Sporttherapie sind eher nicht zu erwarten, wenn **Kontraindikationen** berücksichtigt werden. Zu diesen zählen zunächst einmal akute entzündliche und sonstige akute Erkrankungen, siehe ➤ Tab. 4.6. Als weitere absolute Kontraindikation zählt ein deutlich überhöhter Blutdruck schon in Ruhe mit Werten > 180/100 mmHg, wobei schon

| **Tab. 4.6** Kontraindikation Sporttherapie (u. a. [42]). |
|---|
| Akute (entzündliche) Erkrankungen |
| Schwindel, instabile Angina pectoris, unklare Dyspnoe |
| (Deutlich) überhöhter Ruhe-Blutdruck |
| Belastungsblutdruck > 250 mmHg im Belastungs-EKG |
| Bedeutsame Rhythmusstörungen |
| Unangepasste Trainingsinhalte bei Gelenkerkrankungen |

Blutdruckwerte in Ruhe > 160/95 mmHg als eine relative Kontraindikation gesehen werden [44]. Es gilt zu bedenken, dass unter Belastung die bereits in Ruhe erhöhten Blutdruckwerte nochmals ansteigen und zu einer systemischen Stresssituation führen. Meistens ist bei einem Hypertonus vor Trainingsbeginn eine medikamentöse Therapie notwendig. Im Verlauf einer erfolgreichen Sporttherapie kann dann in der Regel die Dosis verringert und möglicherweise auch die Medikamenteneinnahme ganz beendet werden [45]. Liegt ein entgleister Blutzuckerspiegel vor, kann kein Training aufgenommen werden. Bei hohem Übergewicht und gelenkspezifischen Vorschädigungen sind spezifische Inhalte des Sporttreibens, hierbei v. a. exzentrische (Impuls aufnehmende) Belastungen und starke gelenkspezifische Rotationskräfte zu vermeiden.



**MERKE**

Bei Beachtung der Kontraindikationen ist ein körperliches Training bzw. eine Sporttherapie in der Regel komplikationslos zu betreiben. Die Vorteile überwiegen die möglichen Nachteile bei weitem.

## 4.2.3 Therapiesetting

Die Sporttherapie findet regelhaft in einem geordneten Therapiesetting statt. Wenn ein Arzt die Bewegungstherapie verordnet, erfolgt dies über die **Rehasportverordnung** (Muster 56). Auf dieser Verordnung kann Rehasport, aber auch Funktionstraining verschrieben werden. Dies steht Menschen zu, die laut § 2 SGB IX eine Behinderung haben. Es ist immer wichtig, die Kostenübernahme im Vorfeld prüfen zu lassen, damit die Kosten nicht gänzlich selber übernommen werden müssen. Dies sollte im Vorfeld mit dem Kostenträger geklärt werden. Zu den Kostenträgern zählen die gesetzliche Krankenkasse, bei Rentnern die Rentenversicherung, bei Unfallgeschädigten die Unfallversicherung bzw. bei Privatversicherten die private Krankenversicherung.

Beim **Rehasport** geht es um die Verbesserung der motorischen Hauptbeanspruchungsformen wie Ausdauer, Kraft, Koordination sowie Flexibilität. Das **Funktionstraining** geht von der Zielstellung her in Richtung Krankengymnastik bzw. Ergotherapie und wirkt auf spezielle körperliche Strukturen (Muskeln, Gelenke usw.) ein. Beim Rehasport werden bewegungstherapeutische Übungen regelmäßig unter fachkundiger Leitung in der Gruppe durchgeführt [46]. Die Rehasportverordnung umfasst vier Schritte, die in ➤ Tab. 4.7 dargestellt sind.

### Grad der Beeinträchtigung

Der Grad der Schädigungsfolgen bzw. der Grad der Behinderung kann in der Versorgungsmedizin-Verordnung (VersMedV) nachgelesen werden. Es ist dabei auf Folgendes hinzuweisen:

- „*Die Adipositas allein bedingt keinen Grad der Schädigungsfolgen (GdS). Nur Folge- und Begleitschäden (insbesondere am kardiopulmonalen System oder am Stütz- und Bewegungsapparat) können die Annahme eines GdS begründen. Gleiches gilt für die besonderen funktionellen Auswirkungen einer Adipositas permagna*“ (Anlage zu § 2 der VersMedV [48]).
- Beim metabolischen Syndrom ergibt sich der GdS aus dem Kontext der Einzelerkrankungen.

In der Regel ist, zumindest in Deutschland, mit einer finanziellen Eigenbeteiligung zu rechnen, weil die Krankenkassen für konservative Therapiemaßnahmen nicht die volle Kostenübernahme, sondern allenfalls einen Zuschuss gewähren [37]. Dies ist primär darin begründet, dass Adipositas von den meisten Krankenkassen nicht als Krankheit verstanden wird [49].

**Tab. 4.7** Vier Schritte der Rehasportverordnung zur Kostenübernahme [47].

| |
|---|
| 1. Festlegung der Notwendigkeit über die Krankheitsdiagnose durch den Arzt. Verordnung des Rehasports oder Funktionstrainings auf Basis der Rehasportverordnung (Muster 56) |
| 2. Sondierung und Prüfung eines geeigneten Anbieters und mögliches Abstempeln der Verordnung durch den Anbieter |
| 3. Versendung der Verordnung an den Kostenträger mit Bitte um Kostenübernahme |
| 4. Eingang der positiven Kostenübernahmeerklärung und nachfolgender Start mit dem Rehasport |

### Organisation der Bewegungstherapie

Was die Organisation der Bewegungstherapie betrifft, so sollte das körperliche Training in einem **Gruppensetting** erfolgen. Vorteile sind hier z. B. die gegenseitige Motivation der Teilnehmenden und der ökonomische Aspekt bei der Durchführung mit nur einem behandelnden Team. Allerdings geht Bewegung in der Öffentlichkeit bei adipösen Personen oft mit einem Schamgefühl einher. Die geringere Zutrittsbarriere bei einem Training mit ausschließlich Adipösen erhöht die Wahrscheinlichkeit, dass die Therapie zuverlässig durchgeführt wird und ist daher als weiterer Vorteil des Gruppensettings zu sehen. Zudem können aus Gruppen Kleingruppen oder Bekanntschaften entstehen, die auch nach der Therapie gemeinsam Sport treiben oder einander anderweitig gegenseitig unterstützen. Deshalb sollten in der Bewegungs- und Sporttherapie auch hinreichende individuelle Kompetenzen erlernt werden, sodass die Patienten auch autonom das Gelernte beibehalten bzw. erweitern können. Es hat sich gezeigt, dass eine längerfristige Begleitung der Patienten die Erfolge der Therapie deutlich stabilisiert [50].

Adipöse sollten sich auch, wenn die Barriere nicht zu hoch ist, am Wohnort nach Sportvereinen, Fitnessstudios o. ä. erkundigen, die entsprechende **Programme** anbieten. Die Nähe am Wohnort kann dazu beitragen, dass die Sportprogramme regelmäßiger besucht werden. Wichtig für einen langfristigen Erfolg bleibt aber selbstverständlich die Freude an der Bewegung, eine problemlose Einbindung in den Alltag sowie eine realistische Zielsetzung [51].

**MERKE**

Vor Aufnahme eines körperlichen Trainings bzw. einer gezielten Bewegungs- und Sporttherapie sollten patientenspezifische Hintergründe geklärt werden (u. a. Kontraindikationen). Für die Teilnahme an verordneten Therapieeinheiten sind die Formalien im Vorfeld zu klären, wie u. a. die Kostenübernahme. Die Therapie sollte in einem Gruppensetting erfolgen und realistische Zielsetzungen beinhalten.

## 4.3 Wirkmechanismen und Behandlungsziele

Thomas Hilberg

Die Effekte der körperlichen Bewegung und des Sports zur Verbesserung der Adipositas bzw. des metabolischen Syndroms basieren auf speziellen Wirkmechanismen, die in Teilen aufgeklärt bzw. in Teilen noch Gegenstand aktueller Forschung sind. Neben den unmittelbaren Effekten werden als Behandlungsziele nicht nur Veränderungen auf physiologischer, sondern auch auf psychosozialer Ebene angestrebt.

### 4.3.1 Wirkmechanismen im Stoffwechsel

Die Mechanismen, durch die körperliche Bewegung und Sport den Stoffwechsel bei Menschen mit und ohne Übergewicht positiv beeinflussen können, betreffen nicht nur die Energiebilanz aus Energieaufnahme und Energieverbrauch.

#### Adipozyten und Adipokine

An dieser Stelle sollen zunächst einzelne metabolische Einflüsse beleuchtet werden. Im Zentrum dieser Betrachtung stehen die Fettzellen, die sog. Adipozyten. Diese dienen nicht nur als zentrales Speicherorgan für Neutralfette, sondern haben zudem auch umfassende Bedeutungen bei diversen Regulationsvorgängen. Dabei verfügen Adipozyten über die Fähigkeit, eigene, mit Hormonen vergleichbare Botenstoffe, die sog. **Adipokine** zu bilden und abzugeben. Damit können diese Zellen gezielt auf diverse metabolische Wege Einfluss nehmen. Strukturell und funktionell werden weiße, braune und beige Adipozyten unterschieden:

- **Weiße Adipozyten** kommen v. a. subkutan und viszeral vor. Die weißen Adipozyten sind verstärkt für die Speicherung von Neutralfetten (Triglyzeride) sowie für die Freisetzung unterschiedlicher Adipokine verantwortlich. Der Anteil an Triglyzeriden umfasst 90 % der Zellfläche der weißen Adipozyten, die Mitochondrien im Inneren der Zellen sind dünn und länglich und nur in geringer Zahl vorhanden. Die weißen Adipozyten sind u. a. verantwortlich für die Freisetzung von Hormonen, darunter z. B. auch das Wachstumshormon bzw. Enzyme und Zytokine. Diese Moleküle haben ihre Funktionen u. a. bei der Regulation der Adipozytenmasse, der Nahrungsaufnahme, Energiefreisetzung, zusätzlich bei immunologischen Prozessen und besitzen letztendlich auch Einfluss auf den Blutdruck [53]. Somit trägt das weiße Fettgewebe zentral zur **Aufrechterhaltung** der **Energiehomöostase** bei.
- **Braune Adipozyten** sind primär für die Thermogenese zuständig. Sie haben u. a. eine erhebliche Kapazität für die Oxidation von Substraten und besitzen eine große Zahl an Mitochondrien, was ihre Bedeutung hinsichtlich oxidativer Prozesse unterstreicht [54]. Es wurde berichtet, dass die braunen Adipozyten in der Lage sind, den Energieverbrauch im Vergleich zur basalen metabolischen Rate um 10–20 % anzuheben, was einem rechnerisch möglichen Kalorienumsatz von 100 kcal pro Tag entspricht [53].
- **„Beige" Adipozyten** sind aus weißen Adipozyten durch den Prozess des „Beiging" hervorgegangen [52]. Es gibt keinen Hinweis darauf, dass sich die thermogenetische Funktion der beigen Adipozyten von den klassischen braunen Adipozyten unterscheidet. Dagegen gibt es aber Hinweise dafür, dass der Transformationsprozess hin zu beigen Adipozyten eine protektive Wirkung gegen Übergewicht beinhaltet [55].

**MERKE**

Körperliche Bewegung kann u. a. dazu beitragen, die im Rahmen der Adipositas und des metabolischen Syndroms pathologisch veränderten Adipozyten sowie ihr Sekretionsprofil wieder zu normalisieren.

Die Stimulation durch die Freisetzung von Noradrenalin aktiviert eine Signalkaskade, welche u. a. über Ucp1 (uncoupling protein 1) den Transformationsprozess aktiviert. Ucp1 ist dicht gepackt in den Mitochondrien brauner Adipozyten. Die Masse an **braunen Adipozyten** ist bei den meisten Erwachsenen mit ca. weniger als einem Prozent des totalen Körpergewichts eher gering. Trotzdem leisten die braunen Adipozyten einen wichtigen Beitrag zum **Glukosestoffwechsel**. Unterschiedliche Faktoren können den Transformationsprozess („Beiging"- oder „Browning"-Prozess) unterstützen. Dazu zählen u. a.,

4

- Kälteexposition,
- Diäten,
- Einnahme spezifischer Pharmazeutika,
- diverse Pflanzenstoffe und spezifische Adipokine.

Zu weiteren Wirkstoffen zählen u. a. Capsinoide, Polyphenole, grüner Tee, sowie Fischöl und bioaktive Substanzen wie das Curcumin [53]. Dies muss allerdings in naher Zukunft noch besser untersucht werden.

**STUDIEN**

Der körperlichen Aktivität scheint in diesem Zusammenhang eine besondere Bedeutung zuzukommen, weil sie diesen Transformationsprozess zentral unterstützen kann. So konnte gezeigt werden, dass körperliche Aktivität den Transformationsprozess u.a. durch eine Zunahme an Mitochondrien in weißen Adipozyten fördert und gleichzeitig braune Adipozytengene, dabei speziell UCP1, aktiviert. Diese Hintergründe wurden u.a. ausgiebig in Mausmodellen untersucht. Dabei wurden die Mäuse Laufbelastungen in einem Laufrad unterzogen [53]. Dies konnte in Menschenversuchen an subkutanen weißen Adipozyten bisher allerdings nicht so einfach bestätigt werde [56]. Townsend und Wright [57] erklären diese unterschiedlichen Ergebnisse in Maus- bzw. Menschenversuch durch die Tatsache, dass in früheren Humanstudien Proben des weißen Fettgewebes ausschließlich aus subkutanen Depots entnommen wurden. Subkutane weiße Adipozyten weisen jedoch nur einen geringen Besatz an β-adrenergen Rezeptoren auf, was möglicherweise die ausbleibende Antwort auf belastungsinduzierte Katecholaminfreisetzungen erklärt. Dieser Erklärungsansatz wird unterstützt durch die Tatsache, dass in menschlichen viszeralen weißen Adipozyten ein deutlich größerer Besatz an β-adrenergen Rezeptoren nachweisbar ist. Viszerales weißes Fettgewebe zeigte im Vergleich zu subkutanem beim Menschen zudem eine stärkere Expression von UCP1 und anderen Markern [57]. Möglicherweise lassen sich hierüber die Unterschiede bei den dargestellten Ergebnissen erklären, bei möglichem zusätzlichen Einfluss der Temperatur, dies bedarf aber weiterer Untersuchungen. Anstiege im Bereich des viszeralen Fettgewebes gehen mit gestörter Glukosetoleranz und gestiegener Insulinresistenz einher.

Eine Vielzahl potentieller belastungsinduzierter Effekte zur **Transformation** von **Fettzellen** ist in ➤ Abb. 4.9 dargestellt [57]. Dabei spielt u.a. die belastungsinduzierte Freisetzung von IL-6, Katecholaminen, Glukagon, Irisin und Meteorin-like sowie FGF21 (Fibroblast growth faktor 21) eine wichtige Rolle.

Studien in Bezug auf die Aktivität des braunen Fettgewebes als Reaktion auf regelmäßige körperliche Betätigung haben zum Teil kontroverse Ergebnisse ergeben. Es konnte u.a. gezeigt werden, dass nach regelmäßigem Training beim Menschen, die mitochondriale Aktivität, die Glukoseaufnahme und die Thermogenese in braunen Adipozyten eher vermindert waren. In weißen Adipozyten konnte das Gegenteil beobachtet werden (➤ Abb. 4.10), sodass sich trainingsbedingte Veränderungen auch depotspezifisch unterscheiden können [52].

In einigen Studien wird darauf hingewiesen, dass körperliche Aktivität die **Lipolyse** in Adipozyten **stimulieren** kann, was dann in einer effizienten Reduktion der Masse mündet. Zusätzlich beeinflusst und moduliert die körperliche Aktivität den Fettsäurestoffwechsel. Die Auswirkungen der körperlichen Aktivität auf die Expression stoffwechselbeteiligter Enzyme scheint sehr von spezifischen Fettsäuren und den jeweiligen Adipozyten abhängig zu sein, hier lassen sich abschließend keine klaren vereinfachten Ergebnisse darstellen. Chronische körperlicher Aktivität kann aber zusätzlich die Freisetzung von Adipokinen aus den Adipozyten beeinflussen, im Sinne positiver Effekte für die Gesundheit [52].

## Immunsystem

Körperliche Aktivität kann modulatorisch auf das Immunsystem einwirken und hat insbesondere das Potenzial, die durch Übergewicht induzierte **Inflammation** in Adipozyten zu **ver-**

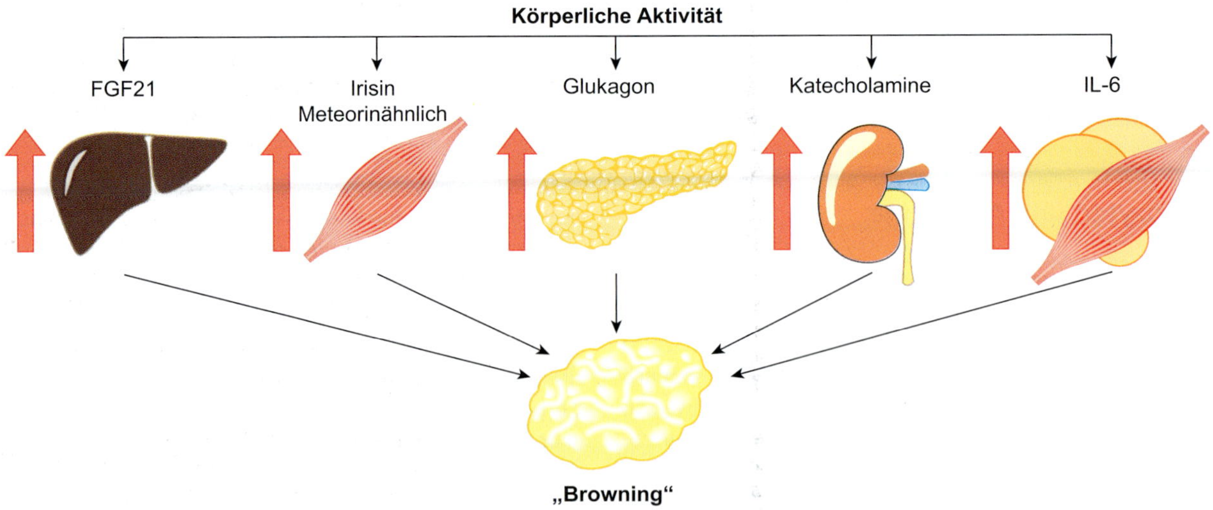


**Abb. 4.9** Potentielle Faktoren wie körperliche Aktivität das „Browning" von Fettzellen triggern kann [57]. [H371-001/L143]

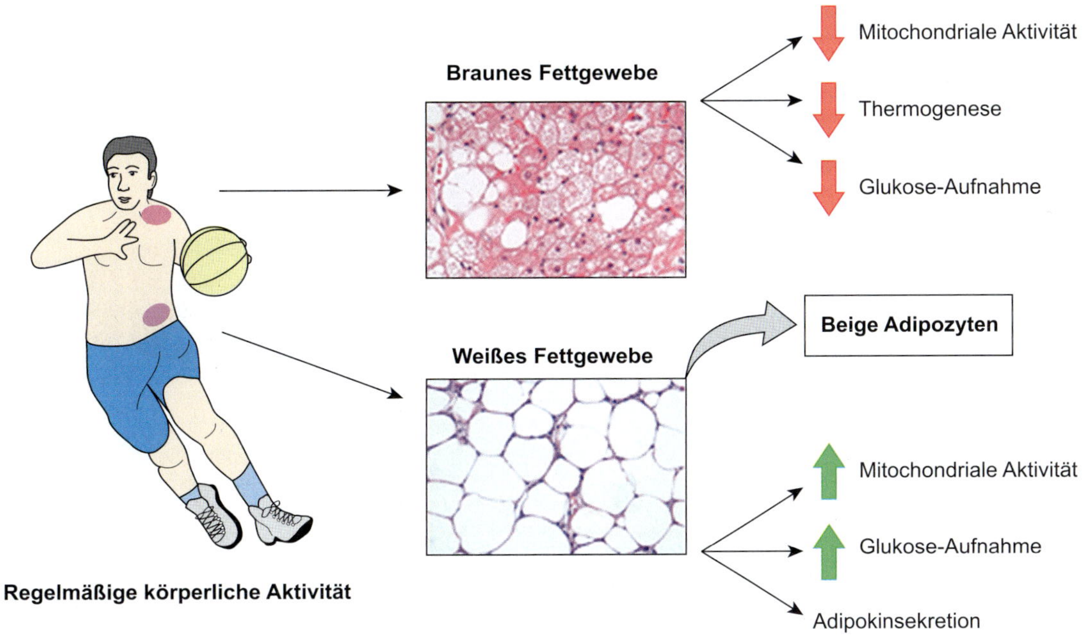


**Abb. 4.10** Adaptation durch körperliche Aktivität im Hinblick auf weiße und braune Fettzellen [52]. [H372-001/L143]

**ringern**. So konnte gezeigt werden, dass körperliche Aktivität inflammatorische Makrophagen in Adipozyten reduzieren und zusätzlich den Phänotyp zu einem mehr antiinflammatorischen M2-Makrophagen verändern kann. Zudem kann körperliche Aktivität bei entsprechender Intensität, die Freisetzung und auch die Expression **antiinflammatorischer Zytokine** wie IL-10 induzieren [58].

### Myokine der Muskeln

Auch die Skelettmuskulatur kann Botenstoffe, sog. **Myokine,** als Reaktion auf Bewegung ausschütten und ist somit auch eine Art endokrines Organ. Myokine ermöglichen die Kommunikation mit anderen Organen wie Fettgewebe, Leber und Bauchspeicheldrüse und nehmen Einfluss auf die **Glukoseverwertung, Fettsäureoxidation** und **Lipolyse** [59]. Ein gut untersuchtes Myokin ist dabei das bereits erwähnte IL-6. Neben antiinflammatorischen Wirkungen und Effekten auf das Browning, ist es v.a. für seine regulierenden Wirkungen im Lipid- und Glukosestoffwechsel bekannt, wobei es sowohl lokal als auch peripher seine Effekte ausüben kann [60]. Eine vereinfachte Übersicht über die biologische Rolle des kontraktionsinduzierten IL-6 ist ➤ Abb. 4.11 zu entnehmen [61].

### Hepatokine der Leber

Ähnlich der Skelettmuskulatur wird in jüngster Zeit auch die Leber als Sekretionsorgan betrachtet und die Freisetzung von sog. **Hepatokinen** im Kontext körperlicher Aktivität untersucht. Da die Leber als wichtiges insulinempfindliches Organ die Glukoseproduktion regelt, wird vermutet, dass Hepatokine eine entscheidende Rolle bei der **Insulinresistenz** und damit einhergehender **Fettansammlung** spielen. Allerdings sind hier noch weitere Forschungen notwendig [59].

**MERKE**

Auch wenn die Forschungsresultate nicht immer stringent einheitlich sind und sich mitunter in Tier- und Menschenversuch durchaus unterscheiden, kann sicherlich festgestellt werden, dass regelmäßige körperliche Aktivität in Abhängigkeit von Umfang und Intensität einen modellierenden Effekt auf Adipozyten hat, der wiederum einen umfassenden positiven Gesundheitseffekt darstellt.

## 4.3.2 Adipositas – Gewichtsreduktion

Die Gewichtsreduktion bzw. Gewichtsnormalisierung, unterstützt durch körperliche Aktivität, beinhaltet einen wichtigen Aspekt in der Adipositastherapie. Dabei ist aber von besonderer Bedeutung, dass nicht die Bewegung isoliert alleine gesehen werden sollte, sondern diese vielmehr von einer Ernährungstherapie und im Einzelfall auch einer Verhaltenstherapie flankiert werden muss. An dieser Stelle sollen vermehrt die Effekte körperlicher Bewegung ins Zentrum gerückt werden. Es ist mitunter etwas ernüchternd, wenn man die Gewichtsreduktion alleine ausgelöst durch körperliche Aktivität betrachtet. Hier müssen schon entsprechende Umfänge an körperlicher Aktivität erzielt werden.

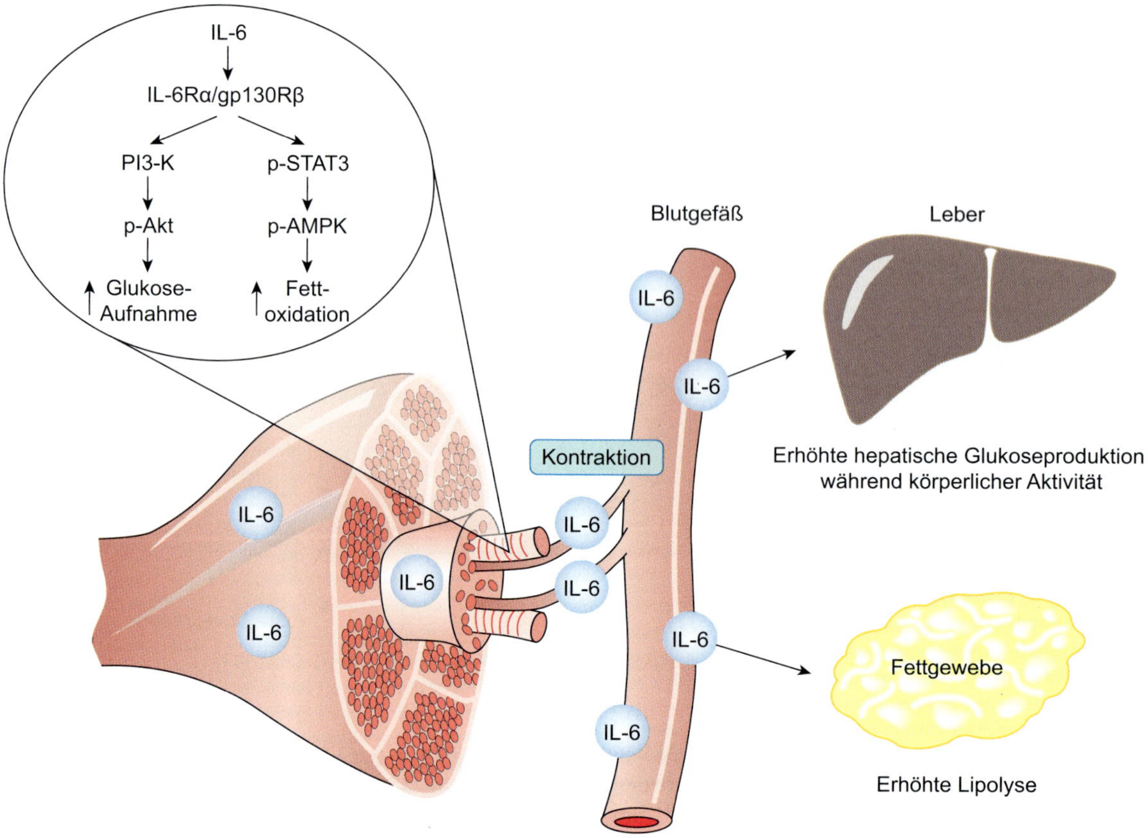


**Abb. 4.11** Biologische Rolle des kontraktionsinduzierten Interleukins IL-6. Das von den Skelettmuskeln sezernierte Myokin wirkt sowohl lokal im Muskel als auch über die Abgabe in den Blutkreislauf, peripher in mehreren Organen auf hormonähnliche Weise. Insbesondere im Skelettmuskel wirkt IL-6 autokrin oder parakrin und führt über das gp130Rß/IL-6Rα-Homodimer zur Aktivierung der AMP-Kinase und/oder der Phosphatidylinositol-3-Kinase, was die Glukoseaufnahme bzw. die Fettoxidation steigert. IL-6 hat außerdem einen Einfluss auf die hepatische Glukoseproduktion und die Lipolyse im Fettgewebe ([61], modifiziert nach [62]). [F1014-003/L143]

**STUDIEN**

Im Rahmen eines systematischen Reviews, in dem die Autoren systematisch Studien mit einem Minimum von einem Jahr Follow-up untersucht haben, hat die Bewegung alleine nur zu einer geringeren Gewichtsreduzierung geführt. Als Ursache hierfür können zwei zentrale Punkte bzw. Fragen diskutiert werden: Reichen einerseits die normalen Empfehlungen für die körperliche Aktivität hinsichtlich Umfang und Intensität zu einem entsprechenden Gewichtsverlust aus und/oder führt nicht die körperliche Aktivität zu einer verstärkten Aufnahme an Nährstoffen, die den Gewichtsverlust nivellieren? Unter Umständen führen beide Gründe dazu, dass in den Studien die körperliche Aktivität alleine nicht in dem erwarteten Umfang zu einer Reduktion des Körpergewichts beiträgt [63].

## Änderung der Körperstruktur

Weiter ist zu berücksichtigen, dass körperliches Training zu einem Umbau der Körperstruktur beiträgt. Eine Zunahme an Muskelgewebe geht durchaus mit einer Zunahme des Körpergewichts einher.

**STUDIEN**

Chin et al. [64] ordnen die Effekte in ihrem Review folgendermaßen ein: Nach Elimination von Studien mit niedriger Qualität postulieren sie, dass die Kombination von körperlicher Aktivität und einer Diät effektiver ist, als eine Diät alleine im Sinne einer Gewichtsreduzierung nach sechs Monaten.

- Interventionen, die diese beiden Komponenten beinhalten, erreichen typischerweise eine Reduktion des Körpergewichts von ca. 8–11 %. Vergleicht man dies mit einer körperlichen Aktivität im moderat bis intensiven Intensitätsbereich ohne begleitende Diät mit einer Häufigkeit von mindestens 3-bis 5-mal die Woche, kann hier von einem Effekt von ca. 2–3 % an Gewichtsverlust innerhalb von sechs Monaten ausgegangen werden.
- Interventionen in niedrigintensivem Bereich, z. B. niedrigintensives Walking oder tägliche Aktivitäten, häufig verstärkt durch das tägliche Schrittezählen, führen auch zu einem moderaten Gewichtsverlust von ca. 1–1,5 % bei 3–6 Monaten Dauer.
- Im Gegensatz dazu führt Krafttraining alleine nicht zu einer Reduktion des Körpergewichts. Hier wurde teilweise über eine moderate Zunahme des Gewichts berichtet, diese war aber im Normalfall mit einem Anstieg der fettfreien Körpermasse assoziiert, was langfristig betrachtet auch zur Erhöhung des Grundumsatzes beiträgt.

Die Autoren fassen zusammen, dass sowohl durch die Kombination aus Diät und körperlicher Aktivität als auch durch die ausschließliche Durchführung eines aeroben Ausdauertrainings im moderat bis intensiven Bereich, die von amerikanischen Guidelines empfohlene Gewichtsreduktion von 3–5 % bei Übergewichtigen erreicht werden kann. Zudem wird diskutiert, dass sich das reine Fokussieren auf eine Zunahme von Schritten hin zu dem Ziel von 10.000 Schritten am Tag nicht im optimalen Bereich bewegt, sondern dies mit weiteren körperlichen Aktivitäten, z. B. moderaten Ausdauerbelastungen oder auch einem Gewichtstraining, kombiniert werden sollte [64].

Dass höhere Umfänge mit besseren Ergebnissen einhergehen, beschreiben auch Friedenreich et al. [65].

STUDIEN

In dieser randomisierten kontrollierten Studie wurden 384 postmenopausale zuvor inaktive Frauen im Alter von 50–74 Jahren eingeschlossen. Das Studienprogramm ging über 12 Monate. Die Frauen wurden zwei Gruppen mit verschiedenen Trainingsumfängen zugelost.

- In der Gruppe mit dem Umfangsziel von 150 Minuten körperlicher Aktivität pro Woche (Moderate-Volume) wurden im Mittel 111–150 min/Woche an körperlicher Aktivität erreicht.
- In der Gruppe mit dem Umfangsziel von 300 Minuten körperlicher Aktivität pro Woche (High-Volume) wurden durchschnittlich 166–290 min/Woche an körperlicher Aktivität erreicht. Die Frauen in dieser Gruppe profitierten signifikant stärker hinsichtlich der Totalfettreduktion, der Abnahme des subkutanen Fetts sowie der Abnahme des Waist-to-hip-ratios im Vergleich zur anderen Gruppe.

Keine signifikanten Unterschiede zwischen den Gruppen waren hinsichtlich Gesamtgewicht bzw. intraabdominellem Fett nachweisbar. Die Autoren stellen heraus, dass speziell die übergewichtigen Frauen von dem umfangreicheren Programm deutlicher profitierten [65].

Allerdings sieht man an dem Mittelwert des Umfangs in der High-Volume-Gruppe, dass diese Umfänge sehr schwer zu erreichen sind, obwohl von der WHO durchaus so empfohlen.

## Energieverbrauch bei bestimmten sportlichen Aktivitäten

Eine Übersicht über den Energieverbrauch (metabolisches Äquivalent [MET]) bei vielen unterschiedlichen sportlichen Aktivitäten können den exzellenten Basisarbeiten von Ainsworth et al. entnommen werden [66–68] . Eine kürzere Übersicht über den jeweiligen Kalorienverbrauch ist in ➤ Tab. 4.8 aus der Veröffentlichung von Hauner und Berg [69] dargestellt.

Diese Übersicht kann auch gut zur Planung körperlicher Aktivitäten, aber auch zur realistischen Einschätzung hinsichtlich aktivitätsbedingter Kalorienverluste genutzt werden. Obwohl die aktivitätsbezogene Gewichtsreduktion immer in Kombination mit einer Ernährungsumstellung zu sehen ist, statt für sich alleine isoliert, wird allerdings auch häufig vergessen, dass auch die vielen **kleinen Alltagsaktivitäten** aufsummiert einen zusätzlichen relevanten Kalorienverbrauch garantieren können. So sind hier die kleinen Wege zu Fuß oder mit dem Fahrrad zur Arbeit oder zum Einkaufen von zusätzlicher Bedeutung. Auch das Vermeiden von Aufzügen und das

**Tab. 4.8** Kalorienverbrauch pro Stunde (kcal/h) bei ausgewählten Alltagsaktivitäten und Sportarten in Abhängigkeit vom Körpergewicht* [69].

| Tätigkeit | 60 kg | 80 kg | 100 kg | 150 kg |
|---|---|---|---|---|
| | kcal/h | kcal/h | kcal/h | kcal/h |
| Gehen<br>3 km/h<br>5 km/h<br>6,5 km/h | <br>150<br>200<br>300 | <br>180<br>240<br>360 | <br>230<br>300<br>450 | <br>300<br>400<br>600 |
| Hausarbeit | 150 | 180 | 230 | 300 |
| Gartenarbeit | 250 | 300 | 380 | 500 |
| Tanzen | 200 | 240 | 300 | 400 |
| Radfahren 15 km/h | 300 | 360 | 450 | 600 |
| Laufen 8 km/h<br>10 km/h<br>12 km/h | 300<br>450<br>600 | 360<br>550<br>750 | 450<br>700<br>950 | 600<br>900<br>1200 |
| Tennis und andere Ballsportarten | 300 | 360 | 450 | 600 |
| Schwimmen (langsam) | 300 | 360 | 450 | 600 |
| Bergwandern | 300 | 360 | 450 | 600 |
| Skilanglauf | 450 | 550 | 700 | 900 |

* Die Werte können nach Intensität, Alter und Trainingszustand deutlich variieren. Frauen haben im Vergleich zu Männern bei gleichem Körpergewicht einen um 10 bis 20 Prozent niedrigeren Kalorienverbrauch.

4

damit notwendige Treppenlaufen führt zu Kalorienumsätzen. Mehr Bewegung in den Alltag zu integrieren, beschreibt auch das Beispiel, doch einmal eine Bushaltestelle früher oder später aus dem Bus auszusteigen, um auch hier kleine Mengen an zusätzlicher körperlicher Aktivität in den Alltag zu integrieren. Manche alten Hürden, wie z. B. hohe Belastungen am Berg beim Fahrradfahren, können durch die Nutzung moderner Hilfsmittel wie das E-Bike zusätzlich abgebaut werden.

**MERKE**
Erst die Kombination aus gezielten sportlichen oder sporttherapeutischen Aktivitäten in Verbindung mit dem gezielten Ausbau der Alltagsaktivitäten reizt die Möglichkeiten des Kalorienverbrauchs durch verschiedene körperliche Aktivitäten aus.

Möglicherweise lassen sich durch diese kombinierte Herangehensweise die Effekte der körperlichen Aktivität im Hinblick auf einen gewünschten Gewichtsverlust relevant verstärken. Dies wäre in zusätzlichen und zukünftigen Studien nachzuweisen. Bei allen diesen Punkten ist natürlich der Grad der Adipositas zu berücksichtigen und bei individuellem Status anzupassen oder im Einzelfall gar unmöglich. Hier ist vor zu viel falschem Ehrgeiz zu warnen.

#### Größe der Adipozyten

Eine Abnahme des viszeralen Fettgewebes geht auch einher mit der Verringerung der Adipozytengröße und mit zunehmender Normalisierung der Funktion. Kleinere Adipozyten sezernieren weniger proinflammatorische Marker sowie freie Fettsäuren, letztere haben einen wichtigen Einfluss auf die Insulinresistenz. Eine verminderte Adipozytenhypertrophie resultiert außerdem in einer besseren Durchblutung des viszeralen Fettgewebes, wobei als Folge ein abgeschwächter hypoxischer Stress angenommen wird [70] .

**MERKE**
Körperliche Bewegung kann zur Gewichtsreduktion beitragen. Selbst ohne größere Gewichtsabnahmen kann die körperliche Aktivität über die Normalisierung der pathophysiologischen Veränderungen die Erkrankung und Risikofaktoren positiv beeinflussen [69]. Es ist immer eine Kombination aus körperlicher Aktivität und Ernährungsumstellung anzustreben.

### 4.3.3 Auswirkungen auf das metabolische Syndrom

Natürlich stehen auch beim metabolischen Syndrom die Auswirkungen auf die Adipositas bzw. das Übergewicht, auf den Fettstoffwechsel, auf den arteriellen Blutdruck sowie auf die Insulinsensitivität, wie auch auf den Glukosestoffwechsel im Vordergrund. Mit dem Ziel der besseren Vergleichbarkeit auch von Studienresultaten werden gerne die unterschiedlichen Leitsymptome beim metabolischen Syndrom in einem MetS-Score zusammengefasst. Dies geht u. a. auf Wijndaele et al. [71] zurück.

#### Lipidprofil

Welche Veränderungen kann körperliche Aktivität z. B. im Lipidprofil induzieren?

##### HDL-Cholesterin

Studien weisen darauf hin, dass das HDL durch ein aerobes Ausdauertraining beeinflusst werden kann.

Kodama et al. [72] konnten in einer großen Metaanalyse nachweisen, dass bei Personen ohne zusätzliche Medikation oder Ernährungstherapie der HDL-Cholesterinwert durch körperliche Aktivität um 2,53 mg/dL gesteigert werden konnte. Es macht allerdings durchaus Sinn, das HDL nochmals in seine Subfraktionen zu unterteilen. G.A. Kelley und K.S. Kelley [73] werteten 19 randomisierte kontrollierte Studien aus und fanden einen Anstieg von 11 % der HDL-2-Cholesterinkonzentration nach aerobem Ausdauertraining. Ausdauertraining kann zusätzlich die HDL-Funktion und dabei den Rücktransport des Cholesterins zur Leber beeinflussen [74].

**MERKE**
Es bestehen durchaus positive Effekte des aeroben Ausdauertrainings auf das HDL.

##### LDL-Cholesterin

Schaut man sich den Effekt von körperlichem Ausdauertraining auf die LDL-Cholesterin-Konzentration an, so finden sich hier durchaus **uneinheitliche** Resultate beim Menschen. Einige Studien konnten bei Personen, deren Körpergewicht sich nicht geändert hatte, keinen Effekt von aerobem Ausdauertraining auf den LDL-Cholesterinspiegel verifizieren. Allerdings konnten Untersuchungen nachweisen, dass mit jedem verlorenen Kilogramm Körpergewicht der LDL-Cholesterinspiegel um 0,8 mg/dL abgesenkt werden kann. Möglicherweise muss der Einfluss des Ausdauertrainings auf die LDL-Cholesterin-Konzentration auch sehr viel differenzierter betrachtet werden. So zeigen sich in Studien eher Veränderungen bei den Unterfraktionen des LDL-Cholesterins und beim LDL-Volumen [74].

##### Triglyzeride

Zusätzlich wird beschrieben, dass ein aerobes Ausdauertraining die **Triglyzeridkonzentration absenken** kann. So konnten z. B. Kadoglou et al. bei Personen mit Typ-2-Diabetes mellitus und Übergewicht oder Adipositas, die ein sechsmonatiges aerobes Training absolvierten, eine Senkung des Triglyzeridspiegels um im Durchschnitt 15,6 mg/dL feststellen [75]. Dies konnte aber auch nicht immer stringent in allen Studien nachgewiesen werden. So untersuchten z. B. Balducci et al. [76] 82 Personen mit Typ-2-Diabetes mellitus und metabolischem Syndrom. Die Probandinnen und Probanden wurden per Zufallsprinzip einer der vier Gruppen zugeteilt,

- einer sitzenden Kontrollgruppe (Gruppe A),
- einer Gruppe, die dazu angehalten wurde, sich mit geringer Intensität körperlich zu betätigen (Gruppe B),
- einer Gruppe, die 12 Monate lang ein vorgeschriebenes und überwachtes hochintensives aerobes Training durchführte (Gruppe C) oder
- einer Gruppe, die ein aerobes Training plus Krafttraining für 12 Monate durchführte (mit demselben Kalorienverbrauch) (Gruppe D).

Die Triglyzeridkonzentration veränderte sich während des 12-monatigen Studienzeitraums in allen Gruppen nicht signifikant [76]. Wang und Xu [74] erklären diese unterschiedlichen Ergebnisse durch die verschiedenen Ausgangskonzentrationen. Ist der Spiegel recht niedrig, so lässt sich hier nur eine geringere Veränderung nachweisen, während bei hohen Triglyzeridspiegeln als Baseline die Reduktion auf Basis des körperlichen Trainings deutlich größer ausfällt [74]. Molekular betrachtet, lassen sich die Wirkungen auf die Dyslipidämie neben verringerten Fettspeichern und einer Verbesserung der Lipolyse auch über Veränderungen der Aktivität von Lipasen und Lipidtransferproteinen erklären [77].

**MERKE**

Zusammenfassend sind die Auswirkungen insbesondere des aeroben Ausdauertrainings auf das Lipidprofil positiv zu bewerten. Allerdings stellen sich die Ergebnisse im Detail weitaus komplexer dar, als gemeinhin vermutet wird.

## Blutdruck

Angepasste körperliche Aktivitäten und Training können den arteriellen Blutdruck sowohl bei Personen mit normalem Blutdruck als auch mit überhöhtem Blutdruck positiv beeinflussen. Cornelissen und Smart [78] führten 2013 eine umfassende systematische Analyse der Literatur durch und untersuchten den Einfluss körperlichen Trainings auf den arteriellen Blutdruck. Dabei wurden mehr als 5000 Teilnehmende eingeschlossen und 93 inkludierte Studien ausgewertet. Ein Großteil der Studien untersuchte die Wirkungen eines Ausdauertrainings, deutlich weniger Studien dynamisches Krafttraining bzw. kombiniertes Training und nur wenige Studien analysierten ein isometrisches Widerstandstraining.

- Der **systolische Blutdruck** konnte bei gesunden Personen durch das Ausdauertraining durchschnittlich um 3,5 mmHg und durch das dynamische Krafttraining um 1,8 mmHg abgesenkt werden. Ein kombiniertes Training führte hier zu keiner statistisch relevanten Veränderung. Beim isometrischen Widerstandstraining war die Anzahl der Studien zu gering. Hier wurde eine mögliche Verzerrung durch die Autoren beschrieben.
- Der **diastolische Blutdruck** konnte bei gesunden Personen mit 2,5 mmHg durch das Ausdauertraining und 3,2 mmHg durch das dynamische Krafttraining reduziert werden. Auch beim kombinierten Training konnte eine Senkung mit 2,2 mmHg erreicht werden.
- Nach einer Einteilung der Studienpopulation in Personen mit normalem Blutdruckwerten, prä-hypertensiven sowie hypertensiven Personen zeigten sich nach einem Ausdauertraining bei Personen mit **arteriellem Bluthochdruck** die **Veränderungen** am **stärksten**. In 26 Studiengruppen konnte hier eine Blutdruckreduktion von im Mittel 8,3 bzw. 5,2 mmHg systolisch bzw. diastolisch nach dem Ausdauertraining nachgewiesen werden. Bei **prä-hypertensiven** Personen war dieser Effekt geringer. Im Vergleich zum Ausdauertraining erbrachte ein dynamisches Krafttraining die größten Veränderungen bei prä-hypertensiven Personen mit 4,0 bzw. 3,8 mmHg Absenkung im Vergleich mit Personen mit arteriellem Hypertonus bzw. normalem Blutdruck.

Die Autoren beschreiben in ihrer Zusammenfassung, dass sowohl ein Ausdauertraining, ein dynamisches Widerstandstraining als auch ein isometrisches Widerstandstraining sowohl den systolischen Blutdruck als auch den diastolischen Blutdruck absenken können, wobei allerdings ein kombiniertes Training anscheinend, zumindest in dieser Analyse, nur den diastolischen Blutdruck veränderte [78]. Die Anzahl der eingeschlossenen Patienten mit isometrischem Krafttraining war allerdings gering, sodass das diesbezügliche Ergebnis kritisch beurteilt werden muss.

In einer weiteren qualitativ hochwertigen Übersichtsarbeit untersuchten de Barcelos et al. [79] den Einfluss von aerobem Ausdauertraining mit und ohne Anpassung hinsichtlich Intensität und Umfang des Ausdauertrainings auf den arteriellen Blutdruck bei **Personen mit Hypertonie.** Aus einer primär identifizierten Artikelanzahl von 13028 wurden am Ende 24 passfähige Artikel in diese Analyse eingeschlossen. Aus diesen 24 Artikeln wurden 1207 Patienten mit Hypertonus analysiert.

- Die Reduktion des **systolischen Blutdrucks** betrug 10,7 mmHg in der Patientengruppe mit Trainingsanpassung und 10,2 mmHg ohne Trainingsanpassung und war insgesamt damit vergleichbar.
- Der **diastolische Blutdruck** reduzierte sich um 5,5 mmHg in der Gruppe mit Trainingsanpassung und 6,5 mmHg in der Gruppe ohne Trainingsanpassung, auch diese Werte waren statistisch vergleichbar.

Diese Ergebnisse führten die Autoren zu der Kernaussage, dass in dem untersuchten Modell die Anpassung von Intensität und Dauer der Belastung keine zusätzlichen Effekte auslösen konnte [79].

**MERKE**

Studien zeigen, dass das Ausmaß der arteriellen Blutdruckreduktion vom Ausgangsblutdruck sowie von der Form der körperlichen Aktivität bzw. des körperlichen Trainings abhängig ist. Die Ergebnisse aus der Studie von de Barcelos et al. [79] lassen vermuten, dass eine unmittelbare und kontinuierliche Anpassung von Intensität und Dauer für die primär ausgelösten Effekte auf den Bluthochdruck vermutlich zunächst nicht von größerer Bedeutung ist.

### Mechanismen der Blutdrucksenkung

Ein Erklärungsmodell für die Senkung des arteriellen Blutdrucks sowie den positiven Einfluss auf das Gefäßsystem und die Endothelfunktion liefern der mit körperlicher Aktivität einhergehende erhöhte Blutfluss und die erhöhten Scherkräfte (englisch: shear stress). Dies bedingt vermutlich eine gesteigerte Expression des Enzyms eNOS, was wiederum zur **verstärkten Produktion** des **vasodilatativen Stickstoffmonoxids** und dessen Freisetzung durch das Endothel führt. Durch diese resultierende Erweiterung der Blutgefäße kommt es letztendlich zur Reduktion des Blutdrucks. Darüber hinaus kann Bewegung, insbesondere längerfristiges Training mit einem sog. arteriellen Remodeling verbunden sein. Dabei handelt es sich um einen Prozess struktureller Veränderungen eines Gefäßes, der durch das Zusammenspiel von Endothel und glatten Gefäßmuskelzellen gesteuert wird und letztendlich zu einer chronischen Zunahme der Gefäßweite führt [80]. Andere vorgeschlagene Mechanismen zur Blutdrucksenkung umfassen eine verringerte Aktivität des Sympathikus sowie Veränderungen der Aktivität des Renin-Angiotensin-Systems [81].

**MERKE**

Angepasste körperliche Aktivitäten und Training können den arteriellen Blutdruck sowohl bei Personen mit normalem Blutdruck als auch mit überhöhtem Blutdruck positiv beeinflussen.

## Gestörte Insulinsensitivität

Eine weitere Komponente beim metabolischen Syndrom ist der gestörte Glukosestoffwechsel und die gestörte Insulinsensitivität bis hin zur Insulinresistenz. Auch in diesem Bereich können die körperliche Aktivität und das körperliche Training **positive Veränderungen** induzieren.

Für den **Glukosetransport** sind im Wesentlichen zwei unterschiedliche Wege im menschlichen Körper vorhanden,

- einer wird durch Insulin oder insulinähnliche Moleküle stimuliert,
- der andere Weg wird durch Kontraktion bzw. Hypoxie aktiviert.

Während beim insulinaktivierenden Weg die Phosphatidylinositol-3-Kinase (PI3-Kinase) beteiligt ist, läuft der kontraktionsinduzierte Stoffwechselweg über die 5`AMP-aktivierende Proteinkinase. Bei Übergewicht, Adipositas bzw. bei diabetischen Personen sind die insulinabhängigen Stimulationswege im Skelettmuskel gestört. Körperliche Aktivität kann jedoch den Alternativweg auch in Muskeln von diabetischen Personen aktivieren. So verbessert die körperliche Aktivität die Glukosetoleranz bei gesunden Personen, bei Übergewichtigen sowie bei Personen mit gestörter Glukosetoleranz bzw. bei Diabetikern. Die Expression und Aktivität von Proteinen und Enzymen, welche in die Glukosestoffwechselwege der Skelettmuskulatur und des Fettmetabolismus eingreifen, werden gesteigert. So ist z. B. das sog. GLUT4 (Glukosetransporterisoform 4) als Schlüsselenzym nach körperlichem Training erhöht. Dies kann auf unterschiedlichen Wegen geschehen.

**MERKE**

Regelmäßige körperliche Aktivität verbessert die Insulinsensitivität sowie den Glukosestoffwechsel, im Idealfall werden beide wieder normalisiert.

**STUDIEN**

In den letzten Jahren wurde mehr und mehr versucht, mit intensiven Ausdauerprogrammen zu arbeiten, um bessere Effekte zu erzielen. Beispielhaft soll hier die Studie von Ramos et al. [82] dargestellt werden. In einem über 16 Wochen andauernden Trainingsprogramm wurden 65 Teilnehmende 3 Studiengruppen zugelost.

- Die erste Studiengruppe führte ein moderates Ausdauertraining 5-mal/Woche durch (30 min bei 60–70 % der maximalen Herzfrequenz).
- In der zweiten Gruppe erfolgte nach einem 10-minütigen Aufwärmprogramm ein 4×4 min Intervalltraining (85–95 % maximaler Herzfrequenz mit jeweils 3 Minuten aktiver Erholung) mit einem abschließendem 3-minütigen Cool-down. Das Training wurde 3-mal/Woche absolviert.
- In der dritten Gruppe erfolgte nur ein einmaliges Intervall mit 1×4 min und gleichem Aufwärm- und Abwärmprogramm wie in Gruppe 2. Auch hier trainierten die Teilnehmenden 3-mal/Woche.

Der bestimmte MetS-Score (➤ 4.3.3) reduzierte sich in allen Gruppen als Zeichen einer Verbesserung des metabolischen Syndroms, allerdings ohne signifikante Unterschiede zwischen den Gruppen [82].

Zusammenfassend werden durch regelmäßige körperliche Aktivität die **Insulinsensitivität** sowie der Glukosestoffwechsel **verbessert** bzw. im Idealfall **normalisiert** [83].

## Fazit

Diese kurze Übersicht über die belastungsinduzierten Veränderungen zeigt auf, dass die körperlichen Aktivitäten und das körperliche Training an multiplen positiven Veränderungen im Stoffwechsel beteiligt sind und damit das metabolische Syndrom von verschiedenen Angriffspunkten verbessert werden kann. Dabei sind die Studienuntersuchungen zu diesen komplexen Optimierungen des Stoffwechsels bei weitem noch nicht abgeschlossen. Weitere Erkenntnisse sind in der nahen Zukunft zu erwarten.

### 4.3.4 Verbesserung der Teilhabe

Übergewicht und Adipositas können primär – aber auch sekundär auf der Basis von Begleit- und Folgeerkrankungen – die Teilnahme an gesellschaftlichen Aktivitäten, dabei u. a. auch an sportlichen Aktivitäten, deutlich einschränken. Durch die hohe Gewichtsbelastung auf körpergewichtstragende Gelenke, hier z. B. das Hüftgelenk, Kniegelenk wie auch die Sprunggelenke, können frühzeitig degenerative Gelenksveränderungen wie die Arthrose auftreten. Eine Adipositas induziert aber nicht nur eine Arthrose an gewichtstragenden Gelenken, sondern auch an Gelenken, an denen nicht die Gewichtskomponente die wesentliche Rolle spielt.

**STUDIEN**

In einer Übersichtsarbeit von Berenbaum et al. [84] wird dargestellt, dass bei übergewichtigen Personen Arthrosen auch an der Hand zweifach häufiger auftreten als bei Personen ohne Übergewicht. Dies wird auf die Freisetzung inflammatorischer Zytokine aus dem abdominellen Fettgewebe erklärt.

Die **Induktion** – auch geringgradiger – **inflammatorischer Prozesse** schädigt unterschiedliche Formen von Geweben, aber verstärkt auch die Schädigung des Gewebes von Gelenken. Eine Gelenksarthrose verursacht Schmerzen, die wiederum die Mobilität deutlich einschränken können. Es gilt, diesen Teufelskreis aus hohem Übergewicht, Gelenkbelastung, Gelenksstrukturveränderungen, Einschränkung der Mobilität, dem damit einhergehenden geringeren Kalorienverbrauch mit nachfolgendem Übergewicht zu durchbrechen.

#### Kontrollierte Sporttherapie

Dies geht nur durch gezielte, aber wenig gelenksbelastende, körperliche Aktivität in Verbindung mit einer Veränderung des Ernährungsverhaltens. Dabei kann die Sporttherapie helfen, gelenksschonende Bewegung zu vermitteln und auch Spaß an der Bewegung zu entwickeln. Dies ist ein überaus wichtiger Part der **kontrollierten Sporttherapie**. Zusätzlich ist mitunter auch im Einzelfall eine ausgeprägte psychosoziale Beeinträchtigung nachweisbar. Die Veränderungen im sozialen Bereich betreffen u. a. das Selbstwertgefühl und das Auftreten sozialer Ängste, was den Spielraum bei der Entwicklung neuer Kontakte durchaus einschränken kann. Innerhalb der geführten Sporttherapie, aber auch dem selbstständig durchgeführten Bewegungstraining, kann das Selbstwertgefühl gesteigert werden. Durch das Lösen bewegungsspezifischer Aufgaben können neue Erfahrungen vermittelt werden, dabei ist allerdings feinfühlig darauf zu achten, keine Frustrationserlebnisse zu schaffen. Hier ist natürlich das Fingerspitzengefühl des Sporttherapeuten mehr als gefragt.

**Wege** zur **Verbesserung** der allgemeinen **Teilhabe** über die Sporttherapie sind ein Einstieg in eine nachhaltige Gewichtsreduktion, die Verhinderung der Entwicklung bzw. die Verringerung einer Progression von Folgeerkrankungen, im Einzelfall auch die Erhaltung oder Wiedererlangung einer verlorengegangenen Arbeitsfähigkeit. Dies kann erreicht werden, wenn motivational ein Mehr an Bewegung umgesetzt und insbesondere der Einstieg in ein regelmäßiges ausdauerbetontes körperliches Training erfolgt. Die Erfahrungen aus der Sporttherapie mit verschiedenen Erkrankungen zeigen, dass ein vermehrtes Wissen über die Auswirkung eines körperlichen Trainings auf den menschlichen Körper hilft, die Sinnhaftigkeit eines körperlichen Trainings im täglichen Leben zu vermitteln. Je mehr die Hintergründe des Trainings verstanden werden und je mehr der Trainingsprozess selbst mitgestaltet und zudem trainingsphysiologische Hintergründe beleuchtet werden, desto einfacher ist die Nachhaltigkeit eines körperlichen Trainings zu garantieren. Die Drohfingerpsychologie, im Sinne, dass es Konsequenzen nach sich zieht, wenn das Verhalten nicht in eine spezifische Richtung verändert wird, hilft in diesem Prozess häufig nicht oder nur sehr rudimentär. Langfristig muss das Wissen um die Sinnhaftigkeit und die Motivation aus dem täglichen Training selber wesentliche Triebfeder sein. Darüber hinaus ist es wichtig, edukativ auch das Wissen um die Erkrankungen und Folgen der Erkrankung zu adressieren. Das Verhalten, insbesondere das Ernährungsverhalten, muss angepasst werden, zudem soll ein gutes Grundwissen zu ernährungsspezifischen Themen vermittelt werden. Das zunehmend positive Gefühl, das durch die Veränderungen der Bewegung, Ernährung und des Verhaltens entsteht, und die zurückgewonnene Teilhabe im gesellschaftlichen Bereich helfen zusätzlich bei der Motivation, diese Maßnahmen trotz großer Anstrengungen weiterzuverfolgen [85, 86].

**MERKE**

Eine wichtige Aufgabe der kontrollierten Sporttherapie ist es, die richtige und angepasste Bewegung zu vermitteln und dabei auch Spaß an der Bewegung zu entwickeln. Durch die Sporttherapie bzw. das Eigentraining können das Selbstwertgefühl gesteigert und neue Erfahrungen mit der Bewegung gewonnen werden. Die praktische Sporttherapie kann die allgemeine Teilhabe u. a. über eine nachhaltige Gewichtsreduktion verbessern, die Entwicklung von Folgeerkrankungen verhindern und dazu beitragen, die Arbeitsfähigkeit zu erhalten oder wiederzuerlangen. Das Wissen über die Auswirkung eines körperlichen Trainings auf den menschlichen Körper fördert die Motivation und hilft das körperliche Training im täglichen Leben aufzunehmen. Je mehr die Hintergründe des Trainings verstanden und die Trainingsprozesse mitgestaltet werden, desto einfacher ist die Nachhaltigkeit zu garantieren.

### 4.3.5 Gleichgewichtskontrolle und Sturzprophylaxe

Übergewicht und Adipositas führen zu Veränderungen der **posturalen Kontrolle**. Dies kann das Gleichgewicht negativ beeinflussen, vor allen Dingen bei Veränderungen des Untergrunds und z. B. bei notwendigen spontanen Anpassungen auf veränderte äußere Einflüsse beim Gehen. Die posturale Kontrolle verändert sich zum einen durch die reine Gewichtsbelastung, aber auch durch die Gewichtsverteilung mit einer verstärkten Fettansammlung im Bauchbereich.

- Dabei wird der zentrale **Belastungsschwerpunkt** beim Stehen und Gehen nach **vorne verlagert,** wodurch sowohl das statische als auch das dynamische Gleichgewicht beeinflusst wird.
- Gleichzeitig wird die **Schrittlänge** und auch die Anzahl der Schritte pro Minute **verringert**, es laufen unterschiedliche Kompensationsmechanismen ab [85]. Zu diesen Kompensationsmechanismen zählen zusätzlich zu dem Vorwärtsschiften des Schwerkraftzentrums auch die Verstärkung der Lendenlordose mit einer Veränderung des Beckenstands und einer weiteren Veränderung auf Ebene der Brust- und Halswirbelsäule.
- Zusätzlich kommt es zu **Fehlanpassungen** im Bereich des **Hüft**- und **Kniegelenks** sowie der **Fußstatik.**

Erschwerend kommt natürlich dazu, dass auftretende Schmerzen unmittelbar Einfluss auf die posturale Kontrolle ausüben. Die reduzierten sensorischen Informationen aus der Peripherie, beeinflusst durch eine verstärkte Schmerzleitung, können möglicherweise das Gleichgewichtsgefühl zusätzlich einschränken. Eine deutliche Gewichtsreduktion kann muskuloskelettale Veränderungen hervorrufen und möglicherweise hierüber auch die posturale Kontrolle verbessern helfen. Inwieweit eine bei Adipositas veränderte negative posturale Kontrolle zu einer vermehrten Sturzneigung führt, kann abgeleitet werden. Dies sollte man aber durchaus auf der Basis der Literatur noch einmal genauer beleuchten.

**STUDIEN**

In einer aktuellen Metaanalyse von Neri et al. [87] wurde untersucht, inwieweit Übergewicht das Risiko für Stürze und die Konsequenzen im Rahmen eines Fallens bei Personen im Alter von 60 Jahren und älter verstärkt. Dazu wurden 31 Studien ausgewertet und über 1,7 Millionen Teilnehmende eingeschlossen. Die Autoren wiesen nach, dass Übergewicht mit einem erhöhten Risiko des multiplen Fallens einhergeht. Allerdings konnte keine Verbindung des Übergewichts mit vermehrten fallassoziierten Verletzungen bzw. Frakturen hergestellt werden. Auf die Notwendigkeit einer entsprechenden Prävention im Hinblick auf die gehäufte Fallneigung wird in diesem systematischen Review mit Metaanalyse hingewiesen.

Zusammenfassend lässt sich festhalten, dass das Übergewicht bzw. die Adipositas sehr wohl das **Gleichgewicht beeinflussen** kann und dies natürlich auch Konsequenzen für das tägliche Leben hat.

**MERKE**

Um eine erhöhte Fallneigung zu reduzieren, ist ein **Koordinationstraining** in den Trainingsprozess einzubauen, neben den schon umfangreich besprochenen weiteren Maßnahmen.

### 4.3.6 Verbesserung der Lebensqualität

Die gefühlte eingeschränkte Mobilität bei Personen mit Übergewicht und Adipositas geht mit einer reduzierten gesundheitsbezogenen Lebensqualität im Vergleich zu Personen ohne Übergewicht einher [85]. Dies wurde mithilfe von Fragebogeninstrumenten, wie z. B. dem SF 36 oder dem IWQOL (Impact of Weight on Quality of Life) bzw. weiteren untersucht. Diese Fragebogeninstrumente schließen Fragen zur funktionellen Mobilität mit ein, wie z. B. den Wechsel von der sitzenden in die stehende Position bzw. von der stehenden zur sitzenden Position, das Aufrichten von der liegenden in die sitzende Position und die Bewegung zu Hause bzw. im sozialen und institutionellen Bereich.

Studien unterstreichen einen inversen Zusammenhang zwischen dem Grad des Übergewichts und der selbst berichteten Lebensqualität, die insbesondere auch die funktionelle Mobilität beinhaltet. Insbesondere die **Adipositas Grad 3** (BMI $\geq$ 40 kg/m$^2$) geht mit einer **reduzierten gesundheitsabhängigen Lebensqualität** einher. Stephenson et al. [88] untersuchten die Verbindung zwischen Übergewicht und der Lebensqualität in einer rückbetrachtenden Analyse an über 64.000 Personen über 16 Jahre. Sie konnten in Übereinstimmung mit der bestehenden Literatur einen deutlichen inversen Bezug zwischen zunehmendem Körpergewicht und abnehmender gesundheitsbezogener Lebensqualität nachweisen. Die Autoren weisen aber auch besonders darauf hin, dass ein ausschließlich bestehender hoher BMI alleine unmittelbar mit der gesundheitsbezogenen Lebensqualität korreliert. Dies bedeutet, dass sich auch gesunde Personen mit Übergewicht in eine ungesunde Zukunft bewegen. Übergewicht und Adipositas sind also ein unabhängiger Risikofaktor für die Gesundheitssituation, der die Lebensqualität im Lauf der Zeit auch ohne zunächst weitere Begleiterkrankungen deutlich reduzieren kann. Dass in diesem Kontext die Sporttherapie und auch das allgemeine Sporttreiben eine besondere Bedeutung genießen, ist selbsterklärend. Zwar ist der Start in ein aktives Leben schwierig, wird aber bei kontinuierlichem Training durch eine Verbesserung der Lebensqualität unmittelbar belohnt.

**MERKE**

Es besteht ein umgekehrter Zusammenhang zwischen Körpergewicht und gesundheitsbezogener Lebensqualität. Der Sporttherapie und dem allgemeinen Sporttreiben kommt eine besondere Bedeutung zu, da hierdurch eine Verbesserung der Lebensqualität erreicht werden kann.

## LITERATUR


1. Baumeister I. Denkmäler des klassischen Altertums Band 1. München: Oldenbourg Wissenschaftsverlag, 1885.
2. Hufeland CW. Die Kunst das menschliche Leben zu verlängern. Jena: Akademische Buchhandlung, 1797.
3. Krüger A. Geschichte der Bewegungstherapie. In: Allhoff PG, Leidel J, Voigt H-P. (Hrsg.). Präventivmedizin: Praxis – Methoden – Arbeitshilfen. Heidelberg: Springer, 1999.
4. Caspersen CJ, Powell KE, Christenson GM. Physical activity, exercise, and physical fitness: definitions and distinctions for health-related research. Public Health Reports 1985; 100 (2): 126–131.
5. Löllgen H. Bedeutung und Evidenz der körperlichen Aktivität zur Prävention und Therapie von Erkrankungen Deutsche medizinische Wochenschrift 2013; 138: 1–7. https://doi.org/10.1055/s-0033-1349606.
6. Halle M, Schmidt-Trucksäß A, Hambrecht R. et al. (Hrsg): Sporttherapie in der Medizin: Evidenzbasierte Prävention und Therapie. Stuttgart: Schattauer, 2008.
7. Fischer P. Rechtsfragen einer Anerkennung des e-Sports als gemeinnützig: erstellt für den Deutschen Olympischen Sportbund (DOSB). Aus: https://cdn.dosb.de/user_upload/www.dosb.de/uber_uns/eSport/Gutachten_eSport.pdf (letzter Zugriff: 03.01.2023).
8. Tiedemann C. „Sport" - Vorschlag einer Definition. Aus: http://kulturwiss.info/tiedemann/documents/DefinitionSport.pdf (letzter Zugriff: 03.01.2023).
9. Schüle K, Deimel H. Gesundheitssport und Sporttherapie - eine begriffliche Klärung. In: Gesundheitssport und Sporttherapie 1990; 1 (6).
10. Hilberg T. Körperliche Aktivität in der Prävention kardiovaskulärer Erkrankungen: Epidemiologie und Mechanismen. Hämostaseologie 2008; 28: 9–15. https://doi.org/10.1055/s-0037-1616914.
11. Astermark J, Dolan G, Hilberg T et al. Managing haemophilia for life: 4th Haemophilia Global Summit. Haemophilia 2014; 20 Suppl 5: 1–20. https://doi.org/10.1111/hae.12468.
12. Hollmann W, Strüder HK. Sportmedizin: Grundlagen für körperliche Aktivität, Training und Präventivmedizin. 5. A. Stuttgart: Schattauer 2009.
13. Hollmann W. & Hettinger T. Sportmedizin: Grundlagen für Arbeit, Training und Präventivmedizin. 4. A. Stuttgart: Schattauer 2000.
14. Bundeszentrale für gesundheitliche Aufklärung (Hrsg.). Nationale Empfehlungen für Bewegung und Bewegungsförderung (Forschung und Praxis der Gesundheitsförderung Sonderheft 2017; 3). Aus: https://www.bundesgesundheitsministerium.de/fileadmin/Dateien/5_Publikationen/Praevention/Broschueren/Bewegungsempfehlungen_BzgA-Fachheft_3.pdf (letzter Zugriff: 03.01.2023).
15. Ehlenz H, Grosser M, Zimmermann E. Krafttraining: Grundlagen, Methoden, Übungen, Trainingsprogramme. BLV-Sportwissen: Bd. 407. München: BLV-Verlagsgesellschaft; 1983.
16. Gail S, Argauer P, Künzell S. Validität eines 5-RM Krafttests im Gesundheits- und Fitnesssport. Schweizerische Zeitschrift für Sportmedizin und Sporttraumatologie 2015; 65 (3): 48–52.
17. Dickhuth H, Löllgen H. Trainingsberatung für Sporttreibende. Dt Ärztebl 1996; 93 (18): A-1192–1198.
18. Helms ER, Cronin J, Storey A et al. Application of the repetitions in reserve-based rating of perceived exertion scale for resistance training. Strength and Conditioning Journal 2016; 38: 43–49. https://doi.org/10.1519/ssc.0000000000000218.
19. Duren DL, Sherwood RJ, Czerwinski SA et al. Body composition methods: comparisons and interpretation. Journal of diabetes science and technology 2008; 2 (6): 1139–1146. https://doi.org/10.1177/193229680800200623.
20. Linke A, Möbius-Winkler S, Hambrecht R. Körperliches Training in der Behandlung von KHK und Adipositas. Herz 2006; 31 (3): 224–233. https://doi.org/10.1007/s00059-006-2799-5.
21. Lean ME, Han TS, Morrison CE. Waist circumference as a measure for indicating need for weight management. BMJ 1995; 311 (6998): 158–161. https://doi.org/10.1136/bmj.311.6998.158.
22. Bischoff SC, Holl R, Jacob S et al. 7. Klinische Präsentation, Diagnostik und Differenzialdiagnostik. In: Bischoff SC (Hrsg.): Adipositas: Berlin: De Gruyter, 2018.
23. Medeiros D, Wildman REC. Advanced human nutrition. Fifth edition. Burlington: Jones & Bartlett Learning, 2022.
24. McArdle WD, Katch FI, & Katch VL. Exercise physiology. nutrition, energy, and human performance. 7. ed. international ed. Alphen aan den Rijn (NE): Wolters Kluwer, 2010.
25. Heinicke V, Halle M. Körperliche Aktivität in der Krebsprimärprävention. Forum 2019; 34 (1): 24–31. https://doi.org/10.1007/s12312-018-0528-7.
26. Katzmarzyk PT, Friedenreich C, Shiroma EJ et al. Physical inactivity and non-communicable disease burden in low-income, middle-income and high-income countries. British journal of sports medicine 2022; 56 (2): 101–106. https://doi.org/10.1136/bjsports-2020-103640.
27. Lee IM, Skerrett PJ. Physical activity and all-cause mortality: what is the dose-response relation? Medicine and science in sports and exercise 2001; 33(6 Suppl), S459-71. https://doi.org/10.1097/00005768-200106001-00016.
28. World Health Organization. WHO guidelines on physical activity and sedentary behaviour (2020). World Health Organization. Aus: https://www.ncbi.nlm.nih.gov/books/NBK566045/ (letzter Zugriff: 03.01.2023).
29. Wen CP, Wai JP, Tsai MK et al. Minimum amount of physical activity for reduced mortality and extended life expectancy: a prospective cohort study. The Lancet 2011; 378 (9798): 1244–1253. https://doi.org/10.1016/S0140-6736(11)60749-6.
30. Wackerhage H, Sitzberger C, Kreuzpointner F et al. WHO-Leitlinien zu körperlicher Aktivität und sitzendem Verhalten. Bayerisches Ärzteblatt 2021; (3): 91–93.
31. De Boer MD, Maganaris CN, Narici MV et al. Time course of muscular, neural and tendinous adaptations to 23 day unilateral lower-limb suspension in young men. The Journal of physiology 2007; 583 (3): 1079–1091. https://doi.org/10.1113/jphysiol.2007.135392.
32. Campbell M, Varley-Campbell J, Fulford J et al. Effect of immobilisation on neuromuscular function i. vivo in humans: a systematic review. Sports Medicine 2019; 49 (6): 931–950. https://doi.org/10.1007/s40279-019-01088-8.
33. Hillman CH, Erickson KI, Kramer AF. Be smart, exercise your heart: exercise effects on brain and cognition. Nature reviews Neuroscience 2008; 9: 58–65. https://doi.org/10.1038/nrn2298.
34. Chang YK, Chu I-H, Liu J-H et al. Exercise Modality Is Differentially Associated with Neurocognition in Older Adults. Neural plasticity, 2017; 3480413. https://doi.org/10.1155/2017/3480413.
35. Berg A, Bischoff SC, Colombo-Benkmann M et al. (2014). Interdisziplinäre Leitlinie der Qualität S3 zur „Prävention und Therapie der Adipositas". Aus: https://www.awmf.org/leitlinien/detail/ll/050-001.html (letzter Zugriff: 03.01.2023).
36. Löllgen H, Hansel J, Boldt F et al. DGSP S 1-Leitlinie Vorsorgeuntersuchung im Sport. Deutsche Gesellschaft für Sportmedizin und Prävention (DGSP). Aus: https://daten2.verwaltungsportal.de/dateien/seitengenerator/leitlinie_vorsorgeuntersuchung_4.10.2007-1-19.pdf (letzter Zugriff: 21.11.2022).
37. Bischoff SC, Gleißner C, Nieß A et al. (2018). 8. Konservative Therapie. In: Bischoff SC (Hrsg.). Adipositas: Neue Forschungserkenntnisse und klinische Praxis. Berlin: De Gruyter, 2018.

38. Dieterle C, Landgraf R. Folgeerkrankungen und Komplikationen der Adipositas. Der Internist 2006; 47 (2): 141–149. https://doi.org/10.1007/s00108-005-1552-0.
39. Löllgen H, Leyk D. & Hansel J. The pre-participation examination for leisure time physical activity: general medical and cardiological issues. Deutsches Ärzteblatt international 2010; 107 (42): 742–749. https://doi.org/10.3238/arztebl.2010.0742.
40. Pokan R, Gabriel H, Hörtnagl H et al. Empfehlungen für den internistischen Untersuchungsgang in der Sportmedizin. Journal für Kardiologie – Austrian Journal of Cardiology 2009; 16 (11–12): 404–411.
41. Mayer F, Weber J, Cassel M. Konservative Orthopädie in der Sportmedizin: Epidemiologie, Diagnose, aktuelle Präventions- und Therapiekonzepte. Orthopädie und Unfallchirurgie up2date 2011; 6 (06): 479–498. https://doi.org/10.1055/s-0030-1257083.
42. Löllgen H, Leyk D. Exercise testing in sports medicine. Deutsches Ärzteblatt international 2018; 115 (24): 409–416. https://doi.org/10.3238/arztebl.2018.0409.
43. Berg A, Bischoff SC, Colombo-Benkmann M et al. Interdisziplinäre Leitlinie der Qualität S3 zur „Prävention und Therapie der Adipositas". Aus: https://www.awmf.org/leitlinien/detail/ll/050-001.html (letzter Zugriff: 21.11.2022).
44. Halle M, Schmidt-Trucksäß A, Hambrecht R et al. (Hrsg.). Sporttherapie in der Medizin: Evidenzbasierte Prävention und Therapie. Stuttgart: Schattauer, 2008.
45. Halle M. Bewegungstherapie bei Adipositas, metabolischem Syndrom und Typ-2-Diabetes. Der Gastroenterologe 2017; 12 (4): 312–322. https://doi.org/10.1007/s11377-017-0178-9.
46. Bundesarbeitsgemeinschaft für Rehabilitation e.V. (Hrsg.). Rahmenvereinbarung Rehabilitationssport und Funktionstraining. Frankfurt am Main. Aus: https://www.bar-frankfurt.de/fileadmin/dateiliste/_publikationen/reha_vereinbarungen/pdfs/RVRehasport.web.pdf (letzter Zugriff: 21.11.2022).
47. Deutsches Medizinrechenzentrum GmbH. Rehasport: Antrag auf Kostenübernahme richtig ausfüllen. Aus: https://www.dmrz.de/wissen/ratgeber/muster-56-fuer-rehasport-antrag-auf-kostenuebernahme-richtig-ausfuellen (letzter Zugriff: 21.11.2022).
48. Bundesministerium für Arbeit und Soziales (Hrsg.). Versorgungsmedizin-Verordnung – VersMedV – Versorgungsmedizinische Grundsätze. Aus: https://www.bmas.de/SharedDocs/Downloads/DE/Publikationen/k710-versorgungsmed-verordnung.pdf?__blob=publicationFile&v=1 (letzter Zugriff: 21.11.2022).
49. Bischoff SC, Holl R. Definition und Klassifikation von Übergewicht und Adipositas. In: Bischoff SC (Hrsg.), Adipositas: Neue Forschungserkenntnisse und klinische Praxis: Berlin: De Gruyter, 2018.
50. Benecke A. Verhaltenstherapie der Adipositas. In: Herpertz M, de Zwaan L, Zipfel S (Hrsg.). Handbuch Essstörungen und Adipositas (S. 328-333). Heidelberg: Springer, 2008.
51. Hauner H, Berg, A. Körperliche Bewegung zur Prävention und Behandlung der Adipositas. Deutsches Ärzteblatt 2000; 97 (12): A-768–774.
52. Mika A, Macaluso F, Barone R et al. Effect of exercise on fatty acid metabolism and adipokine secretion in adipose tissue. Frontiers in physiology 2019; 10: 26. https://doi.org/10.3389/fphys.2019.00026.
53. Pilkington AC, Paz HA, Wankhade UD. Beige adipose tissue identification and marker specificity-overview. Front Endocrinol (Lausanne). 2021; 12: 599134. https://doi.org/10.3389/fendo.2021.599134.
54. Maurer S, Harms M, Boucher J. The colorful versatility of adipocytes: white-to-brown transdifferentiation and its therapeutic potential in humans. The FEBS journal 2021; 288 (12): 3628–3646. https://doi.org/10.1111/febs.15470.
55. Giralt M, Villarroya F. White, brown, beige/brite: different adipose cells for different functions? Endocrinology 2013, 154 (9): 2992–3000. https://doi.org/10.1210/en.2013-1403.
56. Vidal P, Stanford KI. Exercise-induced adaptations to adipose tissue thermogenesis. Frontiers in endocrinology 2020; 11: 270. https://doi.org/10.3389/fendo.2020.00270.
57. Townsend LK, Wright DC. Looking on the „brite" side exercise-induced browning of white adipose tissue. Pflügers Archiv: European journal of physiology 2019; 471 (3): 455–465. https://doi.org/10.1007/s00424-018-2177-1.
58. Garritson JD, Boudina S. The effects of exercise on white and brown adipose tissue cellularity, metabolic activity and remodeling. Frontiers in physiology 2021; 12: 772894. https://doi.org/10.3389/fphys.2021.772894.
59. Oh KJ, Da Lee S, Kim WK et al. Metabolic adaptation in obesity and type ii diabetes: myokines, adipokines and hepatokines. International journal of molecular sciences 2017; 18 (1): 8. https://doi.org/10.3390/ijms18010008.
60. Severinsen MCK, Pedersen BK. Muscle-Organ Crosstalk: The Emerging Roles of Myokines. Endocrine reviews 2020; 41 (4): 594–609. https://doi.org/10.1210/endrev/bnaa016.
61. Pedersen BK, Febbraio MA. Muscle as an endocrine organ: focus on muscle-derived interleukin-6. Physiological reviews 2008; 88 (4): 1379–1406. https://doi.org/10.1152/physrev.90100.2007.
62. Pedersen BK, Fischer CP. Beneficial health effects of exercise–the role of IL-6 as a myokine. Trends in pharmacological sciences 2007; 28 (4): 152–156. https://doi.org/10.1016/j.tips.2007.02.002.
63. Cox CE. Role of physical activity for weight loss and weight maintenance. diabetes spectrum 2017; 30 (3): 157–160. https://doi.org/10.2337/ds17-0013.
64. Chin SH, Kahathuduwa CN, Binks M. Physical activity and obesity: what we know and what we need to know. Obesity reviews 2016; 17(12), 1226–1244. https://doi.org/10.1111/obr.12460.
65. Friedenreich CM, Neilson HK, O'Reilly R et al. Effects of a high vs moderate volume of aerobic exercise on adiposity outcomes in postmenopausal women: A Randomized Clinical Trial. JAMA oncology 2015; 1(6): 766–776. https://doi.org/10.1001/jamaoncol.2015.2239.
66. Ainsworth BE, Haskell WL, Leon AS et al. Compendium of physical activities: classification of energy costs of human physical activities. Medicine and science in sports and exercise 1993; 25 (1): 71–80.
67. Ainsworth BE, Haskell WL, Whitt MC et al. Compendium of physical activities: an update of activity codes and met intensities. Medicine and science in sports and exercise 2000; 32 (9): 498–516.
68. Ainsworth BE, Haskell WL, Herrmann SD et al. Compendium of physical activities: a second update of codes and met values. Medicine and science in sports and exercise 2011; 43 (8): 1575–1581. https://doi.org/10.1249/MSS.0b013e31821ece12.
69. Hauner H, Berg A. Körperliche Bewegung zur Prävention und Behandlung der Adipositas. Deutsches Ärzteblatt 2000; 97(12), A768–774.
70. Krüger K, Mooren FC, Eder K et al. Immune and inflammatory signaling pathways in exercise and obesity. American journal of lifestyle medicine 2016; 10 (4): 268–279. https://doi.org/10.1177/1559827614552986.
71. Wijndaele K, Beunen G, Duvigneaud N et al. A continuous metabolic syndrome risk score: utility for epidemiological analyses. Diabetes care 2006; 29 (10): 2329. https://doi.org/10.2337/dc06-1341.
72. Kodama S, Tanaka S, Saito K et al. Effect of aerobic exercise training on serum levels of high-density lipoprotein cholesterol:

a meta-analysis. Archives of internal medicine 2007; 167 (10): 999–1008. https://doi.org/10.1001/archinte.167.10.999.
73. Kelley GA, Kelley KS. Aerobic exercise and HDL2-C: a meta-analysis of randomized controlled trials. Atherosclerosis 2006; 184 (1): 207–215. https://doi.org/10.1016/j.atherosclerosis.2005.04.005.
74. Wang Y, Xu D. Effects of aerobic exercise on lipids and lipoproteins. Lipids in health and disease 2017; 16 (1): 132. https://doi.org/10.1186/s12944-017-0515-5.
75. Kadoglou NP, Iliadis E, Angelopoulou F et al. The anti-inflammatory effects of exercise training in patients with type 2 diabetes mellitus. European journal of cardiovascular prevention and rehabilitation 2007; 14 (6): 837–843. https://doi.org/10.1097/HJR.0b013e3282efaf50.
76. Balducci S, Zanuso S, Nicolucci A et al. Anti-inflammatory effect of exercise training in subjects with type 2 diabetes and the metabolic syndrome is dependent on exercise modalities and independent of weight loss. Nutrition, metabolism, and cardiovascular disease 2010; 20 (8): 608–617. https://doi.org/10.1016/j.numecd.2009.04.015.
77. Berg A, König D. Aspekte zur Prävention und Therapie von Fettstoffwechselstörungen unter besonderer Berücksichtigung des metabolischen Syndroms. Deutsche Zeitschrift für Sportmedizin 2005; 56 (3): 74–82.
78. Cornelissen VA, & Smart NA. Exercise training for blood pressure: a systematic review and meta-analysis. Journal of the American Heart Association 2013; 2 (1), e004473. https://doi.org/10.1161/JAHA.112.004473.
79. De Barcelos GT, Heberle I, Coneglian JC et al. (2022). Effects of Aerobic Training Progression on Blood Pressure in Individuals With Hypertension: A Systematic Review With Meta-Analysis and Meta-Regression. Frontiers in sports and active living 2022; 4: 719063. https://doi.org/10.3389/fspor.2022.719063.
80. Man AWC, Li H, Xia N. Impact of Lifestyles (Diet and Exercise) on Vascular Health: Oxidative Stress and Endothelial Function. Oxidative medicine and cellular longevity, 2020, 1496462. https://doi.org/10.1155/2020/1496462.
81. Hegde SM, Solomon SD. Influence of physical activity on hypertension and cardiac structure and function. Current hypertension reports 2015; 17 (10): 77. https://doi.org/10.1007/s11906-015-0588-3.
82. Ramos JS, Dalleck LC, Borrani F et al. Low-volume high-intensity interval training is sufficient to ameliorate the severity of metabolic syndrome. metabolic syndrome and related disorders 2017; 15 (7): 319–328. https://doi.org/10.1089/met.2017.0042.
83. Golbidi S, Mesdaghinia A, Laher I. (2012). Exercise in the metabolic syndrome. Oxidative medicine and cellular longevity 2012, Artikel 349710. Aus: https://doi.org/10.1155/2012/349710.
84. Berenbaum F, Griffin TM, Liu-Bryan R. Metabolic Regulation of Inflammation in Osteoarthritis. Arthritis & rheumatology 2017; 69 (1): 9–21. https://doi.org/10.1002/art.39842.
85. Forhan M, Gill SV. Obesity, functional mobility and quality of life. Best practice & research. Clinical endocrinology & metabolism 2013, 27 (2): 129–137. https://doi.org/10.1016/j.beem.2013.01.003.
86. Kluthe B, Müller G. ICF-Therapiekonzept für die Indikation Adipositas. Aus: https://cdn.martha-maria.de/fileadmin/user_upload/klinik-hohenfreudenstadt/Medizin/2020_ICF-Therpiekonzept_Adipositas.1611055775.pdf (letzter Zugriff: 13.01.2023).
87. Neri SGR, Oliveira S, Dario J. Does obesity increase the risk and severity of falls in people aged 60 years and older? A systematic review and meta-analysis of observational studies. The journals of gerontology. Series A, Biological sciences and medical sciences 2020; 75 (5): 952–960. https://doi.org/10.1093/gerona/glz272.
88. Stephenson J, Smith CM, Kearns B et al. (2021). The association between obesity and quality of life: a retrospective analysis of a large-scale population-based cohort study. BMC public health 2021; 21 (1): 1990. https://doi.org/10.1186/s12889-021-12009-8.

auch Übungen im Stehen wie „der Baum im Wind" und viele weitere eingesetzt werden. Darüber hinaus sind natürlich auch einfache Übungen aus dem Yoga, entspannende Übungen aus dem Bereich der progressiven Muskelrelaxation (PMR), dem autogenen Training und aus den Bereichen der Meditation sinnvoll. Hier sollte man sich als Sporttherapeut durchaus Zeit nehmen, eine gute Basis für den weiteren Trainingsaufbau zu entwickeln.

**MERKE**
Aufgrund der Einschränkungen im Bereich des Körpererlebens bei Adipositas und metabolischem Syndrom sind Übungen zur Verbesserung der Körperwahrnehmung als Basistraining sinnvoll und deshalb entsprechend in das Training zu integrieren.

## 5.1.2 Training und motorische Hauptbeanspruchungsformen

Ein zielgerichtetes körperliches Training wie auch eine zielgerichtete Trainingstherapie haben immer die Verbesserung bzw. die Erhaltung der Fähigkeiten und Fertigkeiten im Bereich der motorischen Hauptbeanspruchungsformen im Blick.

**MERKE**
Zu den motorischen Hauptbeanspruchungen zählen die Ausdauer, die Kraft, die Koordination, die Flexibilität sowie die Schnelligkeit.

Alle fünf Hauptbeanspruchungsformen spielen im Sport eine elementare Rolle. Im präventiven und rehabilitativen Bereich ist die Schnelligkeit im Allgemeinen von untergeordneter Bedeutung, weshalb diese bei der weiteren Beschreibung nicht weiter berücksichtigt wird. Die weiteren vier Hauptbeanspruchungsformen stehen alle im unmittelbaren Fokus des körperlichen Trainings bzw. der Sporttherapie bei Personen mit Adipositas bzw. metabolischem Syndrom.

### Ausdauer

Die Ausdauer, als **Ermüdungswiderstandsfähigkeit,** ist ein wichtiger Faktor und die Verbesserung v. a. der aeroben Ausdauer ist neben der Gewichtsabnahme eine **zentrale Zielgröße** des körperlichen Trainings. Zu den verschiedenen Formen der Ausdauer ➤ 4.1.2.

Im Zusammenhang mit der Adipositas und dem metabolischen Syndrom ist vor allen Dingen die **allgemeine aerobe dynamische Ausdauer** von Bedeutung. Mit der Verbesserung der Ausdauer werden unmittelbar gesundheitsrelevante Faktoren verbessert und zusätzlich die Leistungsfähigkeit erhöht, die auch dann wieder eine Adaptation der Trainingsdeterminanten ermöglicht. Außerdem kann die aerobe Leistungsfähigkeit einen entscheidenden Beitrag zur Selbstständigkeit und Teilhabe leisten. Sie zählt als wichtiger Ausgangspunkt für andere Trainingsinterventionen [5].

Als fixe Größe zur Beschreibung der allgemeinen aeroben Ausdauer dient die **Sauerstoffaufnahme**, die das Bruttokriterium der kardiopulmonalen Leistungsfähigkeit widerspiegelt und damit der kardiorespiratorischen Fitness entspricht. Es wird beschrieben, dass die maximale Sauerstoffaufnahme in jedem Alter um ca. 15–20 % gesteigert werden kann, in Abhängigkeit vom durchgeführten Training. Dies beinhaltet auch die Feststellung, dass eine 70 Jahre alte Person, die bezüglich der maximalen Sauerstoffaufnahme trainiert ist, ein biologisches Alter einer untrainierten 50 Jahre alten Person erreichen kann. Die maximale Sauerstoffaufnahme nimmt leider altersbedingt ab, bei Männern um ca. 10 % bei einer zusätzlichen Altersdekade. Eine höhere Sauerstoffaufnahme führt zur Reduktion des relativen Risikos früher zu versterben. So wurde in einer Studie beschrieben, dass eine um 1 ml/kg/min höhere Sauerstoffaufnahme zum Zeitraum der Folgeuntersuchung nach elf Jahren zu einer neunprozentigen relativen Risikoreduzierung der Sterberate geführt hat [6]. Eine Übersicht über ausgewählte positive Effekte von aerober körperlicher Aktivität und Ausdauertraining ist in ➤ Tab. 5.1 dargestellt.

Dass ein Ausdauerdauertraining auch bei Personen mit Übergewicht bzw. Adipositas zu einer Verbesserung der Sauerstoffaufnahme führen kann, konnte u. a. in der Studie von van Baak et al. [9] gezeigt werden. Im direkten Vergleich war hier intensiveres Intervalltraining der Dauermethode etwas überlegen, Krafttraining war deutlich weniger effektiv, um die maximale Sauerstoffaufnahme anzuheben.

**MERKE**
Eine höhere Sauerstoffaufnahme führt zur Reduktion des relativen Risikos früher zu versterben.

### Kraft

Das Krafttraining ist in einem anderen Zusammenhang im Hinblick auf die Adipositas und das metabolische Syndrom von besonderer Bedeutung. Im physiologischen Sinne wird bei der Muskelkraft durch Kontraktion Zugspannung und/oder Längenänderung entwickelt. Bei der Kraft wird zwischen **statischer** und **dynamischer Kraft** unterschieden, die dynamische Kraft wiederum kann in konzentrisch (überwindend) oder exzentrisch (nachgebend) eingeteilt werden (zu den verschiedenen Formen der Kraft ➤ 4.1.2).

Durch ein entsprechendes Krafttraining, abhängig von Intensität und Umfang, kann die Muskelkraft auf Basis unterschiedlicher Mechanismen gesteigert werden. Hierzu zählen u. a. der **Kraftzuwachs** durch eine **Verdickung der Muskelfaser**, die sog. Hypertrophie, eine Verbesserung der

**Tab. 5.1** Effekte von aerober körperlicher Aktivität und Ausdauertraining ([5], modifiziert nach [7, 8]).

| Lokale aerobe Ausdauer | Allgemeine aerobe Ausdauer |
|---|---|
| Ausgewählte unmittelbare Effekte von Ausdauerbelastungen | |
| Erhöhung der lokalen Durchblutung (Versorgung mit Sauerstoff und Nährstoffen; schnellerer Abtransport von Stoffwechselendprodukten; Temperaturerhöhung; höhere Turnover-Rate);<br>Reizsetzung für lokale Bindegewebsstrukturen;<br>Schmerzhemmung sowie Förderung der Wundheilung | Zusätzlich zu den lokalen Effekten (arbeitende Muskulatur): Reduktion der Herzfrequenz auf vergleichbarer Belastungsstufe, Steigerung Sauerstoffaufnahme/Energieumsatz und Anpassung Blutdruck;<br>u.a. Veränderung der hormonellen Regulation, des Insulin- und Glukosestoffwechsels, der sympathovagalen Balance |
| Ausgewählte chronische Ausdauertrainingseffekte | |
| Verbesserung von Kapillarisierung, Myoglobingehalt, Mitochondrienzahl und -größe, Phosphat- und Glykogenspeichern, Enzymkapazität;<br>Höhere lokale Ausdauerleistungsfähigkeit und bessere Erholungsfähigkeit der Muskulatur nach muskulären Belastungen | Zusätzlich zu den lokalen Effekten (arbeitende Muskulatur): Verbesserung der Leistung und Ökonomie des Herz-Kreislauf-Systems; Verbesserung des Fettstoffwechsels; damit höhere allgemeine Ausdauerleistungsfähigkeit und bessere allgemeine Erholungsfähigkeit<br>Zudem u.a. Erhaltung oder Verbesserung des Blutdrucks, der Fließeigenschaften des Blutes und der Gesundheit der Gefäßwände, des Zucker- und Insulinstoffwechsels, der Infektanfälligkeit, der sympathovagalen Balance; Risikoreduktion des Auftretens von Zivilisationserkrankungen wie Diabetes mellitus Typ 2, koronarer Herzkrankheit, Schlaganfall und Adipositas sowie von Brust- und Darmkrebs und Depressionen; bei gewichtstragendem Ausdauertraining Verbesserung der Knochendichte, Senkung des Osteoporoserisikos |



intermuskulären und intramuskulären Koordination sowie weitere mechanische Faktoren. Die **inter-** und **intramuskuläre Koordination** beinhaltet die neuronale Ansteuerung, wobei mit intermuskulärer Koordination das Zusammenspiel der an einer Bewegung beteiligten Muskeln bezeichnet wird, während die intramuskuläre Koordination durch Rekrutierung, Frequenzierung und Synchronisation einzelner Muskelfasern bestimmt wird [5].

Im **Trainingsprozess** werden frühzeitig Kraftverbesserungen verstärkt durch eine Steigerung der intramuskulären Koordination erreicht. Eine relevante Muskelhypertrophie – bei entsprechend überschwelliger Muskelanspannung – benötigt auf Basis der Reparationsvorgänge einen anderen Zeitverlauf. Bei Adipositas und metabolischem Syndrom wird neben den neuromuskulären Prozessen eine Muskelhypertrophie angestrebt, um durch eine veränderte Körperkomposition einen **Anstieg** des **Ruhe-** und **Belastungskalorienumsatzes** zu erreichen. Der Effekt beim Ruheumsatz ist mit einem Mehrverbrauch von 13 kcal pro Kilo gewonnene Muskelmasse pro Tag zwar nicht besonders hoch, multipliziert sich aber über einen längeren Zeitraum durchaus zu einer relevanten Kalorienmenge [10, 11]. Zusätzlich spielt dies unter Belastungsbedingungen eine stärkere Rolle.

## Ausdauer- versus Krafttraining

Der Gewinn an zusätzlicher Muskelmasse führt zwar nicht unmittelbar zum Gewichtsverlust, sondern möglicherweise zunächst zu einer leichten Gewichtszunahme. Langfristig zahlt sich die Veränderung der Körperkomposition aber entsprechend aus. Deshalb ist die **Verbesserung** der **Kraft,** auf der Basis einer Zunahme an Muskelmasse, eine wesentliche Komponente im Hinblick auf eine Verbesserung der Adipositas bzw. des metabolischen Syndroms. Allerdings muss immer dabei berücksichtigt werden, dass Ausdauertraining auf der einen Seite und Krafttraining auf der anderen Seite unterschiedliche Effekte im Muskel induzieren.

- Das **Ausdauerleistungstraining** impliziert im Muskel eine Vermehrung des Mitochondriengehalts sowie eine Verbesserung der Kapillarisierung, mit dem Ziele eines besseren Sauerstoffgebrauchs und -transports.
- Dagegen führt – wie schon angesprochen – das **Krafttraining** zu einer Vergrößerung des Muskelquerschnitts, bei entsprechender Intensität und Umfang, welches auf eine Zunahme der myofibrillären Proteine zurückzuführen ist.

Schaut man sich die Vorgänge auf molekularer Ebene an, so behindern sich die verschiedenen Signalwege der Muskelanpassungen bei einem Ausdauer- bzw. Krafttraining [12]. Dies spielt wahrscheinlich auf Patientenebene keine entscheidende Rolle, ist aber für den Leistungssport von hoher Relevanz.

**MERKE**

Die Verbesserung der Muskelkraft, auf der Basis einer Zunahme an Muskelmasse aber auch der intramuskulären Koordination, ist ein wesentlicher Faktor der Sporttherapie in der Behandlung der Adipositas bzw. des metabolischen Syndroms.

## Koordination

Eine weitere motorische Hauptbeanspruchungsform von großer Bedeutung ist die Koordination. Unter Koordination versteht man das Zusammenwirken von Zentralnervensystem und Skelettmuskulatur innerhalb eines spezifischen Bewegungsablaufs. Diese kann in intramuskuläre und intermuskuläre Koordination unterschieden werden. Dabei spiegelt die **intramuskuläre Koordination** das Nerv-Muskel-Zusammenspiel wider, während die **intermuskuläre Koordination** sich auf das Zusammenwirken verschiedener Muskeln bezieht. Beide Komponenten spielen auch bei der Kraftentwicklung eine zentrale Rolle.

In der Pädagogik werden häufig auch die Begriffe **Geschicklichkeit** und **Gewandtheit** verwendet, wobei die Geschicklichkeit für die Koordination feinmotorischer Bewegungen von Teilen des Bewegungsapparates steht, die Gewandtheit dagegen für die koordinative Qualität der Gesamtmotorik [13]. Zu den allgemeinen koordinativen Fähigkeiten zählen im deutschen Sprachraum gemeinhin die Kopplungsfähigkeit, Differenzierungsfähigkeit, Gleichgewichtsfähigkeit, Orientierungsfähigkeit, Rhythmisierungsfähigkeit, Reaktionsfähigkeit, Umstellungsfähigkeit sowie die Antizipationsfähigkeit [5]. Einschränkungen der Bewegungskoordination durch erhöhtes Körpergewicht konnten schon bei Kindern entsprechend nachgewiesen werden [14].

Eine **Verbesserung** der **koordinativen Fähigkeiten** bei vorliegender Adipositas bzw. beim metabolischen Syndrom ist ein wesentliches Trainingsziel. Da ein koordinatives Training bei ermüdeten Personen unmöglich ist und sich mitunter verbietet, ist bei der Trainingsreihenfolge das koordinative Training vor dem Krafttraining und dann dem Ausdauertraining zu platzieren.

**MERKE**

Eine Verbesserung der koordinativen Fähigkeiten bei Adipositas bzw. beim metabolischen Syndrom hilft, Bewegungsvielfalt in das Trainingsprogramm zu integrieren. Gleichzeitig dient eine Verbesserung qualitativer koordinativer Fähigkeiten auch der größeren Sicherheit im Alltag, u. a. durch die Risikoreduktion von Stürzen. Deshalb müssen umfangreiche koordinativen Aufgaben in das sporttherapeutische Training, aber auch in das Alltagstraining integriert werden.

### Flexibilität

Auch die vierte Hauptbeanspruchungsform, die Flexibilität, ist von elementarer Bedeutung. Sportmedizinisch versteht man unter Flexibilität oder Gelenkigkeit „den willkürlich möglichen Bewegungsbereich in einem oder in mehreren Gelenken" [13]. Auch hier kann zwischen statischer und dynamischer Beweglichkeit differenziert werden.

- Die **statische Beweglichkeit** beschreibt die Fähigkeit, eine extreme Position über einen gewissen Zeitraum fixiert beibehalten zu können,
- die **dynamische Beweglichkeit** meint das erreichbare Ausmaß des Bewegungsbereichs durch schwungvolle Bewegung.

Die dynamische Beweglichkeit ist höher als die statische. Weiterhin kann Beweglichkeit in aktive und in passive Beweglichkeit eingeteilt werden.

- Die **aktive Beweglichkeit** wird durch die Kontraktion der über das betreffende Gelenk verlaufenden Muskeln erreicht,
- die **passive Beweglichkeit** dagegen stets mit Unterstützung äußerer Kräfte. Sie stellt somit eine Erweiterung dar und ist höher als die aktive Beweglichkeit [15].

Um die Gelenkigkeit/Beweglichkeit, respektive die Gelenkbeweglichkeit, zu erhalten oder positiv zu verändern sowie dem Altersverlust entgegenzuwirken, ist ein **Flexibilitätstraining/Dehntraining** sinnvoll [16]. Die maximale Flexibilität ist im Kindes- und Jugendalter vorhanden und kann leider nur im optimalen Falle bis ins Erwachsenenalter weitgehend erhalten werden. Deshalb ist es wichtig, ein Flexibilitätstraining mit in die Sporttherapie, aber auch in das eigene Training mit einzubauen. Dieses Training kann in der langfristigen Umsetzung zu einer Erhaltung bzw. Verbesserung der Flexibilität führen und damit das Training erleichtern und darüber hinaus möglicherweise auch im Alltag helfen Risiken zu vermeiden. Allerdings konnte in Untersuchungen nach Dehnungen kein klarer reduzierender Einfluss auf die Verletzungshäufigkeit nachgewiesen werden [16]. Es ist aus Studien auch nicht stringent abzuleiten, inwieweit eine eingeschränkte Flexibilität einen unmittelbaren Risikofaktor darstellt, z. B. für Überbelastungsphänomene, in dem Fall an der Patellarsehne. Hierzu konnten auch in einer großen Analyse keine unmittelbaren Zusammenhänge nachgewiesen werden [17]. Trotzdem bleibt die Empfehlung, insbesondere bei Einschränkungen der Beweglichkeit, diese Komponente im Training auch anzuwenden.

**MERKE**

Ein Flexibilitätstraining kann in der langfristigen Umsetzung zu einer Erhaltung oder auch Verbesserung der Flexibilität führen und damit das Training erleichtern und darüber hinaus möglicherweise auch im Alltag helfen Risiken zu vermeiden. Insbesondere bei Einschränkungen der Beweglichkeit sollte ein verstärktes Flexibilitätstraining in die Sporttherapie integriert werden.

## 5.1.3 Geeignete Inhalte – an Land und im Wasser

Bei Personen mit Adipositas und metabolischen Syndrom können eine Vielzahl von Sportarten sowie Komponenten aus Sportarten eingesetzt werden. Dabei müssen die Begleiterkrankungen immer mitberücksichtigt werden, da die Risiken eher in Verbindung mit den Begleiterkrankungen entstehen. Hier sind insbesondere kardiovaskuläre Begleiterkrankungen zu kontrollieren. Ein weiteres Faktum bei der Auswahl der geeigneten Sportarten ist das Körpergewicht. Deshalb sollte natürlich vor Festlegung der Sportart bzw. der Sportelemente innerhalb einer Sporttherapie eine entsprechende Voranalyse der Inhalte erfolgen, damit die betroffene Person und Sportart bzw. Form der Sporttherapie auch zusammengebracht werden können.

### Auswahl der geeigneten Sportart

Mit steigendem Körpergewicht steigt auch die Belastung auf die gewichtstragenden Gelenke. Je größer das Gewicht desto mehr müssen exzentrische (Impuls aufnehmende) Belastungen auf die Gelenke vermieden werden. Dies bedeutet, dass z. B. Sprungbelastungen bei hohem Gewicht nicht geeignet sind, ebenso wenig das Ab- und Aufsteigen von hohen Kastenteilen. Auch das Joggen beinhaltet exzentrische Komponenten und die Gelenkbelastung wird entsprechend erhöht. So ist eine Joggingbelastung bei sehr hohem vorliegenden Körpergewicht kritisch zu betrachten. Dies führt natürlich zu Einschränkungen bei bestimmten Bewegungsformen, auch hinsichtlich des grundsätzlichen Ziels, über einen entsprechenden Übungsumfang auch einen angemessenen Kalorienumsatz zu generieren, um eine adäquate Gewichtsreduktion zu erreichen.

Gefragt sind also insbesondere Belastungen im Bereich der aeroben dynamischen Ausdauer ohne hohen Gelenkimpact, dabei idealerweise unter Einsatz möglichst großer Muskelgruppen. Auch Kraftausdauerbelastungen können hier zielgerichtet eingesetzt werden.

Um größere Gelenksbelastungen zu vermeiden, kann als Grundregel gelten, je größer das Gewicht desto **kleiner** der **exzentrische** (Impuls aufnehmende) **Anteil** innerhalb des Trainings.

Empfehlenswert sind also Sportarten mit einem hohen Anteil an aerober dynamischer Ausdauer mit Einsatz großer Muskelgruppen, aber mit geringen exzentrischen Anteilen.

#### Training zu Land

Konkrete Empfehlungen verweisen immer wieder auf ein Training an Land mit Sportarten wie **Walking/Nordic Walking, Rudern,** möglicherweise auch **Skilanglauf** und weitere Sportarten mit diesen Beanspruchungsformen (zur Liste der geeigneten Sportarten ➤ 4.3.2, Tab. ➤ 4.8).

Allerdings kann auch ein Krafttraining auf der Basis eines guten Verhältnisses zwischen Wiederholungszahl und eingesetztem Gewicht umgesetzt werden. Bewegt man sich hier im Kraftausdauerbereich, ist die Zahl der Wiederholungen entsprechend hoch, dabei das Gewicht niedrig und die Erholungszeit eher knapper zu wählen. Auch hier kann ein hoher Kalorienumsatz erreicht werden.

Als Grundlage gilt immer, dass körperliche Aktivitäten in das normale Leben integriert werden sollen – hierzu ist es hilfreich, den Tagesablauf zu analysieren und bewusst kleinere Aktivitäten zu integrieren.

**MERKE**

Es ist aus Studien bekannt, dass diese kleinen Aktivitäten sehr wohl in ihrer Gesamtheit eine entsprechende Bedeutung genießen. Deshalb lohnt es sich, gemeinsam mit dem Patienten den Tagesablauf zu besprechen und kleine Portionen an körperlicher Aktivität basierend auf den oben angesprochenen Aspekten einzubauen.

#### Training im Wasser

Das Training im Wasser bietet die ideale Möglichkeit, die **Gewichtsbelastung** auf die **Gelenke** entsprechend zu **reduzieren**. Allerdings ist dabei zu berücksichtigen, dass Personen mit Adipositas das Betreten eines Schwimmbeckens, das Tragen von Schwimmkleidung und deshalb insgesamt den Besuch eines Schwimmbads für sich durchaus sehr kritisch sehen. Die Vorteile des Trainings im Wasser sind jedoch offensichtlich. Insbesondere bei Patienten mit hohem Körpergewicht können im Wasser unter Nutzung des Wasserwiderstands, im z. B. hüfthohen Wasser, Trainingsintensitäten erreicht werden, die hoch relevant sind. Ein guter Kalorienumsatz pro Trainingseinheit wird dadurch garantiert. So sollte die Möglichkeit der **Wassergymnastik** oder des **Aquajoggings** zumindest angeboten und die Vorteile umfassend dargestellt werden.

### Voraussetzungen einer erfolgreichen Umsetzung

Insgesamt werden mit der Wahl der Sportart für das Eigentraining unmittelbare Weichen für den weiteren Erfolg oder Misserfolg der körperlichen Aktivität gestellt. So sind eigene Prioritäten des Patienten intensiv zu diskutieren, allerdings Vor- und Nachteile auch intensiv abzuwägen. Mit der Wahl der falschen Sportart steigen das Frusterlebnis, das Verletzungsrisiko und damit insgesamt die Gefahr, dass das Sporttreiben wiedereingestellt wird. Deshalb ist auch die Betreuung insbesondere beim Einstieg und den ersten Monaten des Starts in ein körperliches Training von besonderer Bedeutung.

Es ist sicherlich auch sinnvoll, diesen Zeitabschnitt durch erfahrene Therapeuten zu begleiten, wenn dies auch im Einzelfall sehr aufwändig erscheint und möglicherweise auch nicht immer umsetzbar ist. Wünschenswert wäre dies auf jeden Fall.

**MERKE**

Ein geeignetes Training ist sowohl an Land wie auch im Waser möglich. Bei dem Training an Land sollten exzentrische Anteile im Training minimiert werden. Ein Training im Wasser kann v. a. die Gelenkbelastung der unteren Extremitäten reduzieren helfen und ist deshalb gut umsetzbar und empfehlenswert.

5

## 5.2 FITT für Adipositas und metabolisches Syndrom

Thomas Hilberg

Die Abkürzung **FITT** beinhaltet wichtige Trainingsdeterminanten, die Buchstaben stehen für:

- F = Frequency (Häufigkeit)
- I = Intensity (Intensität)
- T = Time (Umfang) und
- T = Type (Art der Belastung)

Über diese vier Determinanten werden die sportliche Belastung gesteuert und das Medikament körperliche Bewegung verschrieben. Diese Trainingsdeterminanten können dann bezüglich der Hauptbeanspruchungsformen festgelegt werden, so für das Ausdauertraining, das Krafttraining und das Flexibilitätstraining. Das FITT-Prinzip lässt sich auf das Koordinationstraining nur schwer anwenden, da eine Beschreibung und Quantifizierung nicht generalisiert mithilfe einiger weniger Parameter möglich ist [5] und ein Koordinationstraining immer an spezifische Aufgaben gebunden ist. Dennoch sollte das Koordinationstraining, wie bereits erwähnt, in den Trainingsprozess unbedingt mit eingebunden werden.

In den nachfolgend beschriebenen Hauptbeanspruchungsformen werden hinsichtlich des Trainings Optimalbereiche beschrieben. Effekte können durchaus früher erreicht werden. Dies ist umso wichtiger, da ein Wissen um diese hohen Umfänge eher zu einer abnehmenden Motivation hinsichtlich der Trainingsaufnahme führt. Für den Sporttherapeuten bedeutet dies, die einzelnen Bereiche in ein strukturiert aufgebautes Training mit entsprechenden Schwerpunkten zu integrieren. Wie das in einem generellen Stundenaufbau gelingen kann, wird in ➤ Kap. 6 erläutert.

### 5.2.1 Ausdauertraining

Für Personen mit Adipositas werden **längere, rhythmische** und damit **dynamische** Belastungen mit dem **Einsatz großer Muskelgruppen** empfohlen.

- Hinsichtlich der **Häufigkeit** des Trainings, d. h. der Frequenz, wird z. B. vom American College of Sports Medicine (ACSM) [18] eine ideale Häufigkeit ≥ 5-mal die Woche empfohlen. Diese Idealvorstellungen können häufig in der Realität nicht erreicht werden. Dies soll uns hier aber zunächst einmal als Zielgröße dienen. Häufigkeiten von ein bis zweimal pro Woche ausgeführtem Training führen auch zu Anpassungen, allerdings nicht in den Bereichen eines potentiell maximal erreichbaren Effekts.
- Hinsichtlich der **Intensität** wird für das Ausdauertraining der moderate Bereich (40–59 % der Sauerstoffaufnahmereserve oder der Herzfrequenzreserve) steigend bis zum intensiveren Bereich (mit ≥ 60 % der Sauerstoffaufnahmereserve bzw. der Herzfrequenzreserve) für stärkere Effekte empfohlen. Die Vor- und Nachteile eines körperlichen Trainings mit niedriger bzw. hoher Intensität können der ➤ Tab. 5.2 entnommen werden. Möglicherweise ist auch für den Trainingsalltag ein Mix aus grundsätzlich moderaten mit gezielt gewählten einzelnen intensiveren Belastungen ein guter Kompromiss.
- Hinsichtlich des **Umfangs** (Time) werden 30 Minuten pro Tag/Einheit mit einem Anstieg bis 60 Minuten pro Tag/Einheit empfohlen. Daraus ergibt sich ein Gesamtumfang von ca. 150–300 Minuten pro Woche. Auch dies ist wieder ein Optimalbereich, nachweislich wirken geringere Portionen durchaus auch. Hier ist dem Grundsatz „weniger Training umgesetzt ist mehr, als mehr Training nicht umgesetzt" zu folgen.

Im Sinne der Risikominimierung hinsichtlich Verletzungen und Überlastungen wird zu Beginn der Bewegungstherapie in der Regel mit einem niedrigen Umfang in moderater Intensität, in Dauermethode oder auch intervallförmig gearbeitet [5].

Ob ein Intervalltraining entscheidende Vorteile mitbringt, ist nicht eindeutig klar. Hwang et al. [20] verglichen in einer Metaanalyse, in der Studien an Personen mit Übergewicht/Adipositas, metabolischem Syndrom und Herzerkrankungen eingeschlossen wurden, ein hochintensives Intervalltraining mit einem kontinuierlichen Ausdauertraining moderater Intensität. Zwar konnte durch das Intervalltraining ein signifikanter Anstieg der maximalen Sauerstofffähigkeit im Vergleich zum kontinuierlichen Ausdauertraining festgestellt werden, jedoch lag kein zusätzlicher Effekt auf die metabolische Risikokonstellation vor [20].

**Tab. 5.2** Vor- und Nachteile einer körperlichen Belastung niedriger Intensität gegenüber hoher Intensität (modifiziert nach [19]).

- **Vorteile:**
  - Lässt sich bei stark adipösen Personen leichter umsetzen (besonders zu Beginn der Gewichtsreduktion)
  - Lässt sich häufig (z. B. täglich) durchführen
  - Wird besser toleriert und erreicht eine bessere Compliance
  - Verletzungsgefahr ist deutlich geringer
  - Geringere medizinische Voruntersuchungen notwendig
  - Die günstigen Veränderungen von BMI und Körperzusammensetzung sind annähernd gleich
  - Es werden vorzugsweise im Fettgewebe gespeicherte Fettsäuren mobilisiert und oxidiert
- **Nachteile:**
  - Der Gewinn an körperlicher (kardiorespiratorischer) Fitness ist geringer
  - Eventuell geringerer Gewinn an Lebenserwartung (?)

### 5.2.2 Krafttraining

Beim Krafttraining (➤ Abb. 5.1) können als Belastungsform z. B. **Kraftgeräte** aber auch **freie Gewichte** eingesetzt werden. Gerade zum Start eines Trainings sind geführte Geräte sehr hilfreich. Welche Übung in welcher Belastungsform ausgeführt werden sollte, lässt sich nicht pauschal für jede Übung und jede Trainingssituation sagen. Allerdings kann in der Trainingsplanung berücksichtigt werden, dass geführte Geräte den Vorteil bieten, dass der Aufwand für die Instruktion am geringsten ist. Freie Gewichte haben hingegen eher das Potenzial, koordinativ anspruchsvolle Übungen, deren Effekte sich gut auf Alltag und Sport übertragen lassen, zu ermöglichen. Allerdings sollten bei der Übungsauswahl weitere Aspekte wie Sicherheit und Verletzungsrisiko, Kosten und Verfügbarkeit von Geräten und Räumen, die induzierte kardiorespiratorische Beanspruchung sowie individuelle spezifische Schmerzen oder lokale Reizzustände, die sich je nach Belastungsform verändern können, berücksichtigt werden [5].

Eine gut entwickelte Muskulatur steigert den Grundumsatz und hilft damit längerfristig bei der Gewichtsreduktion. Gleichzeitig bietet sie Schutz für den gesamten Körper.

**MERKE**

Was die Reihenfolge der Übungen betrifft, sollten nach dem Aufwärmen zunächst Hauptübungen (mehrere Gelenke beteiligt, koordinativ anspruchsvoller) und dann Nebenübungen (geführt an Geräten) ausgeführt werden [5].

- Hinsichtlich der **Frequenz** (Häufigkeit) werden hier 2–3 Einheiten pro Woche empfohlen.
- Hinsichtlich der **Intensität** kann man sich im Bereich von 60–70 % des 1-RM bewegen und diese dann langsam steigern. Gerade zu Beginn des Krafttrainings ist die Ermittlung des 1-RM jedoch aufgrund hoher Belastungen, einhergehend mit fehlender Erfahrung, nicht einfach (➤ 4.1.3). Alternativ kann auch ein Mehrwiederholungsmaximum ermittelt und anhand publizierter Tabellen oder Formeln hieraus das 1-RM berechnet werden, wobei z. B. ein 5 RM in etwa 85–90 %, ein 10-RM etwa 70–80 % des 1-RM entspricht (abhängig von Trainingszustand, genetischen Faktoren und gewählter Trainingsübung) [5].
- Was den **Umfang** des Krafttrainings betrifft, werden hier 2–4 Sätze mit 8–12 Wiederholungen für jede große Muskelgruppe empfohlen. Dabei kann ein Satz mit acht Übungen durchaus einen guten Einstieg in ein Training darstellen.

Gerade bei Personen mit morbider Adipositas oder anders eingeschränkten Personen, kann auch mit dem Krafttraining als primäre Bewegungsform gestartet werden, zum Teil ist dies sogar notwendig, um ein späteres Ausdauertraining überhaupt erst oder besser zu ermöglichen [21].

Ein Beispiel für eine Kraftübung findet sich in ➤ Abb. 5.2. Beim Beckenheben oder Beckenlift genannt, handelt es sich um eine Übung für die Beinrückseite und Gesäßmuskeln. Sie stärkt aber auch die komplette Rumpfmuskulatur.

### 5.2.3 Flexibilitätstraining

Von der ACSM wird sowohl **statisches** als auch **dynamisches Flexibilitätstraining** empfohlen.

- Das Flexibilitätstraining sollte mit einer **Frequenz** von 2- bis 3-mal pro Woche umgesetzt werden.
- Hinsichtlich der **Intensität** sollte man die Dehnung spüren, natürlich soll kein Schmerz entstehen.
- Ein **Umfang** von 10–30 Sekunden pro Dehnung mit einer Wiederholungsfrequenz von 2–4 Wiederholungen pro Übung sollte laut ACSM [18] erreicht werden.

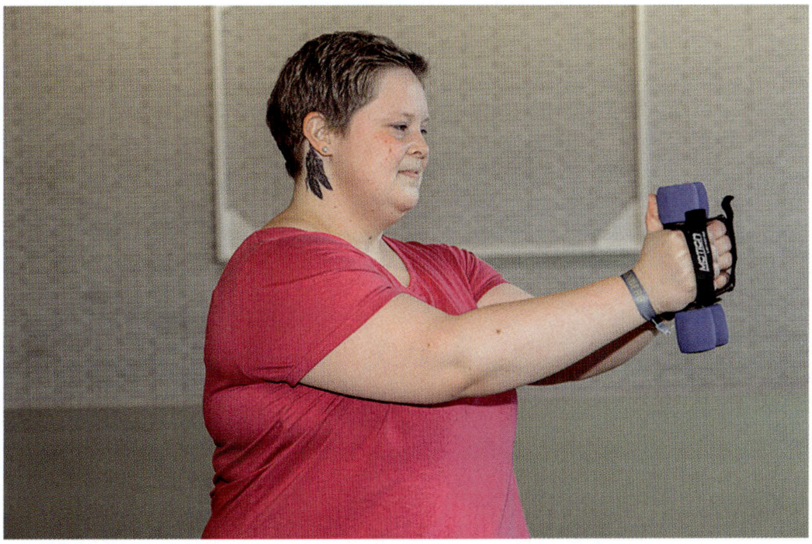

**Abb. 5.1** Krafttraining mithilfe von Hanteln oder sonstigen Gewichten zum effizienten Training der Muskulatur. [K157]

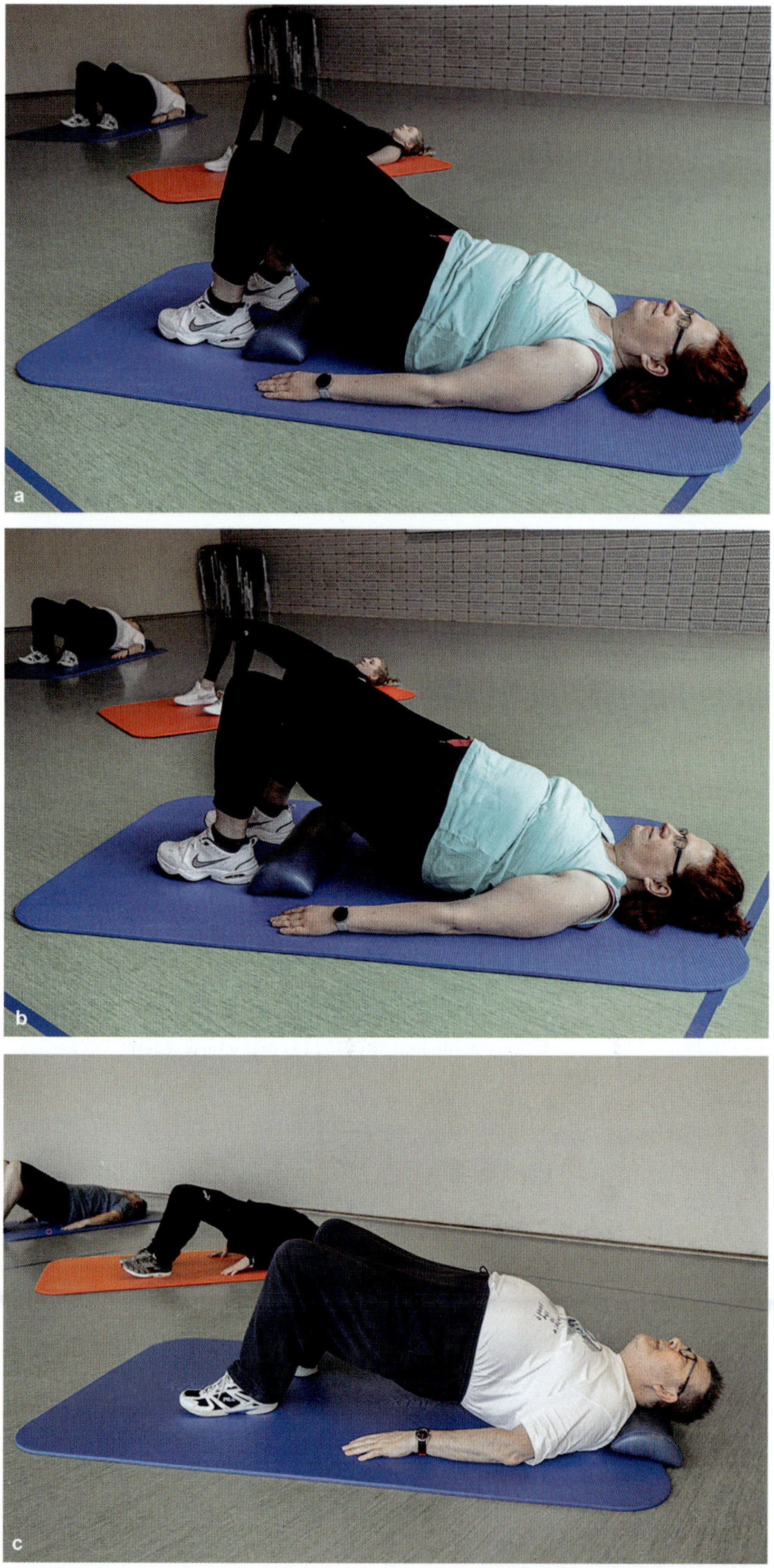

Abb. 5.2 Beckenheben oder Beckenlift. [K157]

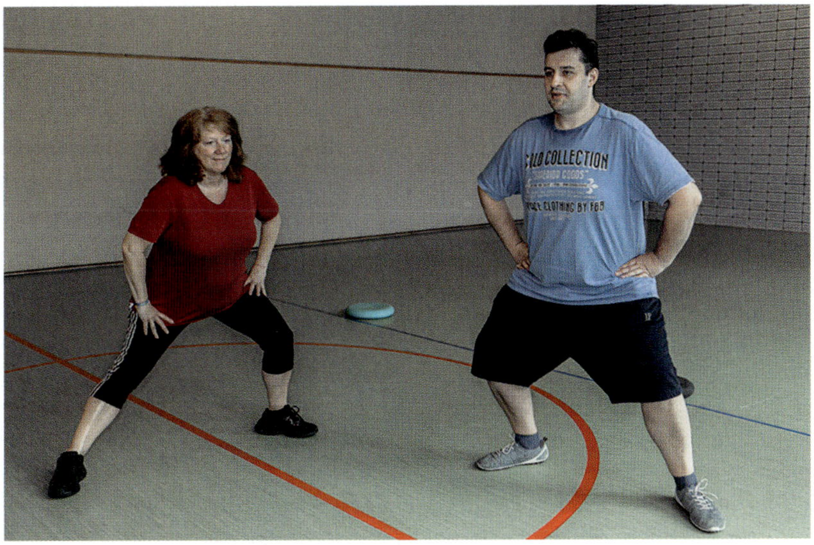


**Abb. 5.3** Dehnübungen zur Verbesserung der Flexibilität. [K157]



Neben den klassischen Dehnmethoden, wie einem passiven statischen Stretching (➤ Abb. 5.3) oder dem dynamischen Stretching, gibt es spezielle **Dehntechniken** wie das PNF (Propriozeptive Neuromuskuläre Fazilitation)-Dehnen, das mit bewusster Anspannung der Muskulatur und einhergehender Reflexmechanismen arbeitet. Einige Studien beschreiben eine größere Verbesserung der Range of Motion mittels PNF-Methode im Vergleich zu statischem oder dynamischem Dehnen, jedoch nicht alle. Generell sind die Unterschiede eher geringfügig [5].

Eine Zusammenfassung der besprochenen FITT-Komponenten der einzelnen motorischen Hauptbeanspruchungsformen im Bezug zur Adipositas ist in ➤ Tab. 5.3 zu finden.

**MERKE**

Die Abkürzung FITT beinhaltet wichtige Trainingsdeterminanten; die Buchstaben stehen für F = Frequency (Häufigkeit), I = Intensity (Intensität), T = Time (Umfang) und T = Type (Art der Belastung). Über diese vier Determinanten wird die sportliche Belastung und das Training gesteuert.

**Tab. 5.3** Trainingsempfehlungen bezüglich der Hauptbeanspruchungsformen Ausdauer, Kraft und Flexibilität für Personen mit Adipositas nach FITT gemäß ACSM-Empfehlungen [18].

| Hauptbeanspruchungsform | Häufigkeit (Frequency; F) | Intensität (Intensity; I) | Umfang (Time; T) | Belastungsart (Type; T) |
|---|---|---|---|---|
| **Ausdauertraining** | ≥ 5 Einheiten pro Woche (ideal) | Moderater Bereich (40–59 % der Sauerstoffaufnahmereserve oder der Herzfrequenzreserve) steigend bis zum intensiveren Bereich (mit ≥ 60 % der Sauerstoffaufnahmereserve bzw. der Herzfrequenzreserve) für stärkere Effekte | 30 min mit einem Anstieg bis 60 min pro Tag pro Einheit bzw. aufgeteilter Gesamtumfang von ca. 150–300 Minuten pro Woche | Längere, rhythmische, dynamische Belastungen mit dem Einsatz großer Muskelgruppen |
| **Krafttraining** | 2–3 Einheiten pro Woche | 60–70 % des 1-RM mit langsamer Steigerung | 2–4 Sätze mit 8–12 Wiederholungen | z. B. Kraftgeräte und freie Gewichte, bevorzugt große Muskelgruppen |
| **Flexibilitätstraining** | 2–3 Einheiten pro Woche | Dehnung sollte spürbar sein, aber nicht zu Schmerzen führen | 10–30 Sekunden Dehnung mit 2–4 Wiederholungen pro Übung | Sowohl statische als auch dynamische Bewegungen |

Anmerkung: Es handelt sich bei den Empfehlungen um Optimalbereiche. Auch geringere Häufigkeiten oder Umfänge zeigen durchaus ihre Wirkungen, jedoch nicht in dem Maße, wie die hier angegebenen Trainingsempfehlungen für einen maximal erreichbaren Effekt.

## 5.3 Stundenaufbau „Erwärmung – Hauptteile – Erholung"

Thomas Hilberg

Eine Bewegungs- bzw. Sporttherapiestunde beginnt immer mit einem **kurzen Gespräch** vor dem Training hinsichtlich Besonderheiten und inwieweit alle Teilnehmenden sich im Hinblick auf die anschließende Therapiestunde auch wohl und belastbar fühlen. Gefragt werden sollte auch nach spezifischen Auffälligkeiten und unter Umständen auch nach der Einnahme von Medikamenten, bei Personen mit Diabetes mellitus nach dem Blutzuckerspiegel und bei Personen mit Hypertonus nach dem zuletzt bestimmten Blutdruck. Hier muss auch abgeschätzt werden, ob und inwieweit eine erneute Blutzuckerkontrolle oder auch die Messung des Blutdrucks vor dem Training sinnvoll und notwendig ist. Notwendig ist die Kontrolle ohnehin bei Personen mit instabilem Blutzucker bzw. instabiler Blutdrucksituation.

Vor Aufnahme des Trainings sind immer die entsprechenden **Kontraindikationen** zu beachten (➤ 4.2.2). Das Daumenbarometer kann helfen, sehr schnell Auffälligkeiten zu detektieren, ersetzt aber nicht das individuelle Gespräch.

### 5.3.1 Erwärmung

Der erste sportspezifische Anteil der Sporttherapiestunde umfasst die Erwärmung. Es werden zwar im Allgemeinen passive und aktive Erwärmungsmaßnahmen beschrieben, im Hinblick auf die Sporttherapie spielt aber nur die **aktive Erwärmung** eine wesentliche Rolle. Diese sollte einen zeitlichen Umfang von ca. **10–15 Minuten** einnehmen. Ein Ziel dieser Phase ist u. a. die Erwärmung der Muskulatur, diese steigt in den ersten 3–5 Minuten des Aufwärmtrainings stark an und erreicht ein Plateau nach ca. 10–20 Minuten [22]. Deshalb scheint ein zeitlicher Umfang von 10–15 Minuten für die Erwärmung ein sinnvolles Optimum darzustellen. Die Aufwärmphase erfolgt mit **moderater Intensität**.

Die Erwärmung der Muskulatur (➤ Abb. 5.4) wird begleitet von einer **Zunahme** des **Muskelstoffwechsels** sowie von einer Verbesserung der Muskelfaserkontraktionsfähigkeit. Bei Sportlern konnte gezeigt werden, dass ein Anstieg der Muskeltemperatur von 1 °C zu einer Leistungsfähigkeitserhöhung von 2–5 % führt, abhängig von der Art und Geschwindigkeit der Muskelkontraktion. Zusätzlich wird der Stoffwechsel von Glykogen und der ATP-Turnover bei höheren Temperaturen verbessert [23]. Möglicherweise führt die Erwärmung auch zu einer Veränderung der Kinetik der Sauerstoffaufnahme. Zusätzlich werden Veränderungen im neuronalen und psychologischen Bereich nach Erwärmung beschrieben. In die Phase der Erwärmung können auch schon **leichte koordinative Übungen** mit eingebaut werden, auch als Vorbereitung auf spezifische Übungsaufgaben. Allerdings sollten die Belastungen und die Anforderungen in der Aufwärmphase immer nur moderat gestaltet werden.

### 5.3.2 Hauptteile

An die Erwärmung schließen sich die Hauptteile an. In diesen werden die **Schwerpunkte** der **Trainingsstunde verankert.** Je nach Ziel der konkret geplanten Übungsstunde stehen hier Inhalte wie Koordination, Kraft und Ausdauerelemente unter Umständen gepaart mit Anteilen zur Verbesserung der Beweglichkeit im Zentrum. Da mitunter nur wenige Übungsstunden pro Woche zur Verfügung stehen, erfolgt **häufig** eine **Kombination** unterschiedlicher Inhalte.

Da insbesondere beim koordinativen Training das zentrale Nervensystem von elementarer Bedeutung ist, kann das Training nicht in einem vorermüdeten Zustand erfolgen, sodass die Platzierung der Koordination zu Beginn des Trainings nach der Aufwärmung erfolgt. Auch beim Krafttraining spielt die Koordination noch eine entscheidende Rolle (➤ 5.2.2), sodass die Platzierung des Krafttrainings vor einem ermüdenden Ausdauertraining zu empfehlen ist. Außerdem konnten Murlasits et al. [24] in einer Metaanalyse zeigen, dass die Durchführung eines Krafttrainings vor einem Ausdauertrai-

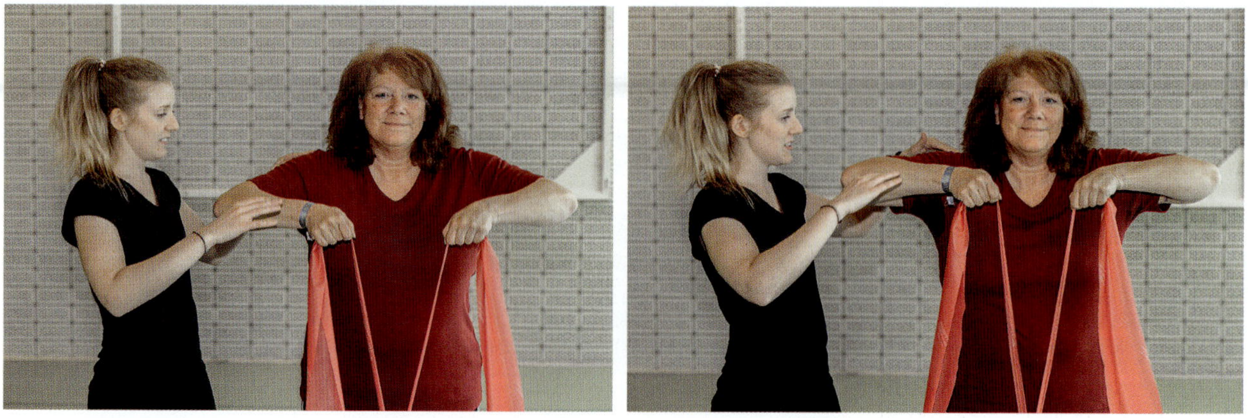

**Abb. 5.4** Vorbereitung für Kraftbelastungen mit Erwärmung der entsprechenden Muskulatur. [K157]

ning sehr ratsam ist, wenn das primäre Ziel die Steigerung der Muskelkraft des unteren Körpers ist. Für die maximale aerobe Kapazität hatte die Reihenfolge der Übungen jedoch keinen Einfluss auf die nachfolgenden Anpassungen.

**MERKE**

Ein Training sollte bezüglich der Reihenfolge mit der Koordination beginnen, danach folgen das Kraft- und dann das Ausdauertraining. Weicht man hiervon ab, sollte eine klare Begründung erkennbar sein.

Da die Gewichtsmodulation ein wesentliches Zielelement bei Adipositas und metabolischem Syndrom darstellt, ist der **Ausdaueranteil betont** mit einem entsprechenden Umfang zu wählen. In der Praxis werden häufig Übungsanteile kombinatorisch miteinander verbunden, was aus ökonomischen Gründen durchaus sinnvoll erscheint. Hauptteile können im Ganzen abhängig von der Gesamtstundendauer zwischen **30–40 Minuten** bei der Gesamttherapiedauer von 60 Minuten bzw. **60–70 Minuten** bei einer Gesamttherapiedauer von 90 Minuten umfassen.

### 5.3.3 Erholung

**10–15 Minuten** der Stunde sollten für die Erholung und den Ausklang der Stunde genutzt werden (➤ Abb. 5.5). In der Erholungsphase werden **entspannende Übungsteile** eingebaut, damit die Aktivitätsphase wieder in die Ruhephase zurückgeführt wird. Spürbar geht die Atmungsfrequenz zurück, die Herzfrequenz sinkt und der Muskelstoffwechsel wird langsam wieder heruntergefahren. Zum Abschluss der Stunde kann nochmals das Daumenbarometer eingesetzt werden. Darüber hinaus kann auch im Bedarfsfalle nochmals der Blutdruck gemessen bzw. der Blutzucker bestimmt werden. Dies gibt möglicherweise eine gefühlt bessere Sicherheit und unterstützt auch die psychologische Erholung nach Abschluss der Stunde.

**MERKE**

Eine klassische Sporttherapiestunde folgt der Rhythmik Erwärmungsteil, Hauptteil(e) und Erholungsteil mit entsprechenden zeitlichen Umfängen und Inhalten.

## 5.4 Herausforderung, Red flags und Risikomanagement

Thomas Hilberg

### 5.4.1 Herausforderung

Die Bewegungs- und Sporttherapie bei Personen mit Adipositas bzw. metabolischem Syndrom beinhaltet unterschiedliche Herausforderungen, die man am ehesten in **intrinsische** und **extrinsische Herausforderungen** differenzieren kann. Dabei beziehen sich die intrinsischen Herausforderungen unmittelbar auf die Trainingsperson, die extrinsischen umfassen mehr die Situation des Sporttherapeuten sowie der organisatorischen Rahmenbedingungen.

Dies ist nur möglich, wenn man gemeinsam mit der zu behandelnden Person auf deren individuelle Situation eingeht. Dazu muss der Therapeut Zugriff auf medizinische Daten haben und diese auch einordnen können. Therapeuten sollten durchaus auf den Patienten zugehen und sich Arztberichte zeigen lassen. Nur mit **umfangreichen Informationen** im Vorfeld, kann die Situation der zu behandelnden Person auch entsprechend eingeschätzt werden. Deshalb bedarf es einer umfassenden Qualifikation des Sporttherapeuten, ärztliche Berichte lesen und einordnen zu können. Darüber hinaus ist es sinnvoll, auch

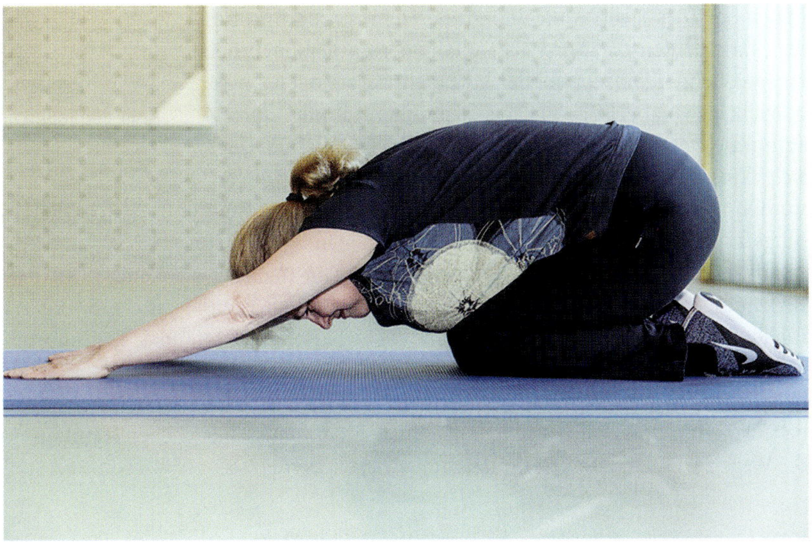

**Abb. 5.5** Fersensitz zur Dehnung mit nachfolgender Auflösung der Position und anschließender Entspannung und Erholung. [K157]

einen Austausch mit zusätzlichen Experten aus einem **multimodalen Behandlungsteam**, z. B. dem ärztlichen Personal, den Ökotrophologen sowie den Psychologen herzustellen. Je enger eine Zusammenarbeit erreichbar ist, desto besser können die positiven Effekte miteinander verzahnt werden. So können hier z. B. Zusatzerkrankungen, eingenommene Medikamente bzw. veranlasste entsprechende Diäten angesprochen werden, worüber der Sporttherapeut natürlich informiert werden muss. Denn all diese Faktoren können die Belastbarkeit während der Bewegungs- und Sporttherapie unmittelbar beeinflussen.

**MERKE**

Eine besondere Herausforderung bei Personen mit Adipositas bzw. metabolischem Syndrom besteht darin, die Bewegungs- und Sporttherapie individuell so anzupassen, dass ein maximaler Effekt angestrebt, das Risiko aber auf ein Minimum reduziert wird. Um dies zu erreichen, müssen Hintergrundinformationen zur Krankengeschichte, Medikation sowie Diäten zugänglich sein. Alle diese Faktoren haben unmittelbare Einflüsse auf die Belastbarkeit während der Bewegungs- und Sporttherapie.



In Analogie zu anderen chronischen Erkrankungen wie Diabetes mellitus oder auch der arteriellen Hypertonie empfehlen Experten, dass auch für die Adipositas ein lebenslanges Behandlungskonzept zugrunde gelegt werden sollte [25]. Dies betrifft natürlich auch die Bewegungs- und Sporttherapie, da die Adipositastherapie immer eine Kombination aus Ernährungs-, Bewegungs- und Verhaltenstherapie darstellt. Um einen maximalen Effekt zu erreichen, muss die Form der Bewegungs- und Sporttherapie passfähig und die Trainingssteuerung optimiert und adaptiert sein. Dies bedeutet, dass die Trainingseinheiten einem strukturierten und individuellen angepassten Aufbau in Form eines kurzen-, mittel- und langfristig gesteckten Zykluskonzepts folgen, mit klar definierten Trainingszielen und deren Kontrollen. Der Aufbau eines solchen Konzeptes sowie die Definition der Trainingsziele erfolgen immer in unmittelbarem Austausch mit dem Patienten. Dies stellt zwar eine große Herausforderung für den Therapeuten dar, wird aber qualifizierten Personen bei entsprechender konzeptioneller Vorbereitung gelingen.

Nicht akzeptabel ist es, ein sog. „Schwellentraining" durchzuführen. Der Therapeut tritt über die Schwelle und überlegt sich akut, welche Inhalte in der jeweiligen Stunde umgesetzt werden sollen. Um eine maximale Nachhaltigkeit des Trainings zu erreichen, ist eine unmittelbare und ständige Kommunikation mit der zu behandelnden Person von höchster Bedeutung. Hier spielen neben trainingsphysiologischen Inhalten auch motivationale Aspekte eine wichtige Rolle. Auch hier muss ein intensiver Austausch zwischen Therapeut und dem Patienten erfolgen. Ziele müssen spezifisch und erreichbar formuliert und immer wieder angepasst, zudem muss auf die Wege zur Nachhaltigkeit explizit hingewiesen werden.

## Erwartungen und Compliance

Eine große Herausforderung stellen die **Erwartungen** adipöser Personen dar. Hier wird mitunter ein attraktiveres Aussehen durch eine schnelle Gewichtsreduktion angestrebt, die gesundheitlichen Aspekte rücken in den Hintergrund. Sind die eigenen Ziele zu hoch angesetzt, folgt Frustration und das Programm wird frühzeitig abgebrochen. Insbesondere vor diesem Hintergrund sollten das Selbstvertrauen der zu behandelnden Person gestärkt und unrealistische Vorstellungen über das Körperbild nach der Behandlung identifiziert werden sowie gemeinsam mit dem Patienten weitere Ziele neben der reinen Gewichtsreduktion und auch eine Wertschätzung des bisher Erreichten thematisiert werden. Der Abbau von Barrieren wie eine große Entfernung zum Therapieort können außerdem zum langfristigen Erfolg beitragen [26] (➤ 4.2.3 Therapiesetting). Werden die Erfolge objektiviert, kann dies zur Steigerung der Motivation führen, z. B. kann die Bewegung im Alltag durch den Einsatz von Schrittzählern erhöht werden [27].

Die Bewegungs- und Sporttherapie hat im Vergleich zur medikamentösen Therapie den Nachteil, dass eine umfassende aktive Teilnahme des Patienten erreicht werden muss. Damit sind die Hürden für eine **adäquate Compliance** der zu behandelnden Person deutlich höher als bei Einnahme eines Arzneimittels. Allerdings, und dies sollte in einem ausführlichen Gespräch erläutert werden, sind die Nebenwirkungen bei korrekter Umsetzung deutlich niedriger und die multiple Wirkung auf den Körper möglicherweise höher als bei der Einnahme eines isolierten Medikaments. Die Bedeutung der Bewegungs- und Sporttherapie als Medikament zur Behandlung der Adipositas und des metabolischen Syndroms muss umfassend, detailliert und nachhaltig immer wieder vermittelt werden. Auch dies ist eine hohe Herausforderung für den Therapeuten.

**MERKE**

Die Nebenwirkungen der Bewegungs- und Sporttherapie sind bei korrekter Umsetzung deutlich niedriger und die multiple Wirkung auf den Körper möglicherweise höher als bei der Einnahme eines isolierten Medikaments.

## Trainingssituation

Weitere extrinsische Komponenten bzw. Herausforderungen sind z. B. die Trainingssituation. Hier ist es wünschenswert, das Training in einem guten äußeren Rahmen durchführen zu können. Dazu zählen z. B. eine entsprechende Hallensituation, eine vernünftige Trainingszeit und die Häufigkeit möglicher Trainingsstunden. Auch dies muss im Vorfeld organisiert werden und stellt nicht selten bei teilweise schwierigen Hallenbedingungen, z. B. hinsichtlich notwendiger Hallenzeiten, eine zusätzliche Herausforderung für den Therapeuten dar.

## 5.4.2 Red Flags und Risikomanagement

### Kardiovaskuläres Risiko

Da bei Patienten mit Adipositas und metabolischem Syndrom das kardiovaskuläre Risiko erhöht ist, ist auch mit noch nicht diagnostizierten Herz-Kreislauf-Erkrankungen zu rechnen. Hier ist der Therapeut gefragt, frühzeitig auch unspezifische Krankheitssymptome einzuordnen und den Patienten ggf. auf die Konsultation des verantwortlichen Arztes hinzuweisen. Dies kann natürlich dazu führen, dass durchaus falsch positive Situationen entstehen, d. h. die Therapeuten vermuten eine Problematik, die sich im Weiteren dann aber erfreulicherweise nicht bewahrheitet. Lieber bewegt man sich allerdings auf der falsch positiven als auf der falsch negativen Seite, wo die vorliegende Erkrankung unbekannt bleibt. Beispielsweise wird eine **Angina pectoris** (Schmerzen oder Engegefühl in der Brust) von Diabetes-Patienten zum Teil nicht wahrgenommen, sodass hier besondere Achtsamkeit gilt, da im ungünstigen Fall Herzrhythmusstörungen bis hin zum Herzstillstand folgen können.

Eine Angina pectoris entsteht meist aufgrund der Einengung eines oder mehrerer Herzkranzgefäße. Da jede körperliche Betätigung mit einer vermehrten Herzbelastung einhergeht, kann es bei bestehenden Verengungen zu einem Missverhältnis zwischen Blutbedarf und -zufuhr kommen, wobei eine Angina pectoris die Fortsetzung der Belastung bremst. Ein Training erfolgt immer deutlich unterhalb der symptomlimitierten Belastbarkeitsgrenze. Eine neu auftretende bzw. instabile Angina pectoris führt immer zum Belastungsabbruch und einer ärztlichen Vorstellung zur weiteren Abklärung. Wird dieses Engegefühl in der Brust nicht wahr bzw. nicht ernst genommen, können ernsthafte Folgen resultieren [28]. Eine sportärztliche Vorsorgeuntersuchung (➤ 4.2.1) dient der Reduktion genau solcher Risiken, da im Idealfall hierdurch mögliche pathologische Veränderungen frühzeitig erkannt werden.

### Infektionen, Tumorerkrankungen und Erkrankungen des Bewegungsapparats

Weitere Red Flags aus dem internistischen Formenkreis beinhalten Infektionen und konsumierende Erkrankungen wie z. B. entsprechende Tumorerkrankungen, die kein Training zulassen, sowie Erkrankungen des Bewegungsapparats wie z. B. beim Verdacht auf Frakturen und höhergradigen Gelenkveränderungen, die auch kein Training zulassen [29]. Eine kleine Übersicht dazu ist in ➤ Tab. 5.4 dargestellt.

**Tab. 5.4** Internistische und Muskuloskelettale Red Flags.

| Internistische Red Flags |
|---|
| Neu aufgetretene Angina pectoris |
| Instabile Angina pectoris |
| Unkontrollierbare arterielle Hypertonie |
| Höhergradige Herzrhythmusstörungen |
| Verdacht auf Lungenembolie |
| Verdacht auf akute tiefe Venenthrombose |
| Verdacht auf unbekannte pAVK |
| Unkontrollierte Blutzuckerveränderungen |
| Unkontrollierte Stoffwechselveränderung (z. B. Schilddrüsenentgleisung) |
| Verdacht auf neue konsumierende Erkrankung (Tumorerkrankung) |
| Verdacht auf akute Infektion |
| **Muskuloskelettale (MSK) Red Flags** |
| Frakturen |
| Infektionen im MSK-Bereich |
| Tumore |
| Neu aufgetretene Arthrosen bis zur ärztlichen Abklärung |

### Diabetes mellitus und arterielle Hypertonie

Im Hinblick auf das metabolische Syndrom gilt beim **Typ-2-Diabetes** ein besonderes Risikomanagement.

- Hohe Blutzuckerwerte zu Beginn der Belastung (> 300 mg/dL, ohne Vorliegen von Ketonkörpern im Urin) müssen kein Abbruch des Trainings bedeuten, solange garantiert ist, dass die behandelnde Person adäquat hydriert ist und subjektives Wohlbefinden besteht.
- Liegen jedoch Ketonkörper oder ein **Typ-1-Diabetes mellitus** vor, sieht die Situation anders aus, sodass zunächst fehlendes Insulin zur Vermeidung einer Ketoazidose gespritzt werden muss. Umgekehrt sollten Diabetiker unter Insulintherapie bei zu niedrigen Blutzuckerwerten (< 100 mg/dL) zunächst Kohlenhydrate konsumieren, um eine sportinduzierte Unterzuckerung zu vermeiden.
- Bei oralen Antidiabetika ist das Risiko einer belastungsinduzierten Hypoglykämie eher gering.
- Weiterhin ist Vorsicht bei im Kontext des Diabetes bestehender Retinopathie und Nephropathie geboten. Zu hohe Blutdruckanstiege sollten in beiden Fällen vermieden werden [27].

Bezüglich der **arteriellen Hypertonie** sollte berücksichtigt werden, dass nicht alle blutdrucksenkenden Medikamente unter Belastung gleich wirksam sind. Wird vor der Sporttherapie keine Messung vorgenommen, sollte der Blutdruck während der Belastung in kurzen Pausen kontrolliert werden. Bleiben in diesen Pausen die Werte anhaltend hoch und eine Blutdrucksenkung aus, ist absolute Vorsicht geboten [30].

Da der Sporttherapeut eine zentrale Verantwortung für die Patienten übernimmt, ist es wichtig, sich mit diesen Kontraindikationen entsprechend auseinanderzusetzen. Das Wissen darum ist bei qualifizierten Sporttherapeuten aber vorhanden, weshalb das Risikomanagement in guten Händen liegt.

**MERKE**

Beim Auftreten von Red Flags ist eine ärztliche Abklärung zwingend notwendig, die Aufnahme bzw. die Weiterführung einer Bewegungs- und Sporttherapie ist nicht möglich. Bei Adipositas und beim metabolischen Syndrom sind vor allen Dingen akute Gefahren aus dem kardiovaskulären Formenkreis als Red Flags zu benennen. Ein wacher Umgang mit möglichen Symptomen bei diesen Erkrankungen und ein angepasstes Handeln wird von einem qualifizierten therapeutischen Personal erwartet.

### LITERATUR


1. Röhricht F, Seidler K-P, Joraschky P. Konsensuspapier zur terminologischen Abgrenzung von Teilaspekten des Körpererlebens in Forschung und Praxis [Consensus paper on the terminological differentiation of various aspect of body experience]. Psychotherapie, Psychosomatik, medizinische Psychologie 2005; 55(3-4): 183–190. https://doi.org/10.1055/s-2004-834551.
2. Tagini S, Scarpina F, Zampini M. Body size estimation in obesity: a systematic review and meta-analysis. Experimental brain research 2021; 239 (12): 3417–3429. https://doi.org/10.1007/s00221-021-06215-4.
3. Robinson E, Haynes A, Sutin A et al. Self-perception of overweight and obesity: A review of mental and physical health outcomes. Obesity science & practice 2020; 6 (5), 552–561. https://doi.org/10.1002/osp4.424.
4. Barros WM, Gomes da Silva K, Silva R et al. Effects of overweight/obesity on motor performance in children: a systematic review. Frontiers in endocrinology 2022; 12, Artikel 759165. https://doi.org/10.3389/fendo.2021.759165.
5. Thiel C, Bernardi A, Hübscher M. Körperliches Training in Prävention und Therapie – Gestaltung und Effekte. In: Banzer W. (Hrsg.), Körperliche Aktivität und Gesundheit. Heidelberg: Springer, 2017.
6. Strasser B, Burtscher M. Survival of the fittest: VO2max, a key predictor of longevity? Frontiers in bioscience (Landmark edition) 2018; 23 (8): 1505–1516. https://doi.org/10.2741/4657.
7. Thompson WR, Gordon NF, Pescatello LS. ACSM's Guidelines for Exercise Testing and Prescription. 8th ed. Philadelphia: Lippincott Williams and Wilkins, 2010.
8. Mujika I. (Hrsg.). Endurance training: Science and practice. Selbstverlag, 2012.
9. Van Baak MA, Pramono A., Battista F. Effect of different types of regular exercise on physical fitness in adults with overweight or obesity: Systematic review and meta-analyses. Obesity reviews 2021; 22 (S4), Artikel e13239. https://doi.org/10.1111/obr.13239.
10. Stemper T. Stärkere Muskeln erhöhen den Grundumsatz! Fakt oder Fiktion? F&G - Fitness und Gesundheit 2015; (3): 86–91. Aus: https://www.fitness-gesundheit.uni-wuppertal.de/fileadmin/fitness-gesundheit/pdf-Dokumente/Publikationen/2015/Prof. Stemper_F_G_3-15.pdf (letzter Zugriff: 12.01.2023).
11. Wang Z, Ying Z, Bosy-Westphal A. Evaluation of specific metabolic rates of major organs and tissues: comparison between men and women. American journal of human biology 2011; 23 (3): 333–338. https://doi.org/10.1002/ajhb.21137.
12. Hoppeler H, Baum O, Müller L. Molekulare Mechanismen der Anpassungsfähigkeit der Skelettmuskulatur. Schweizerische Zeitschrift für Sportmedizin und Sporttraumatologie 2011; 59 (1): 6–13.
13. Hollmann W, Hettinger T. Sportmedizin: Grundlagen für Arbeit, Training und Präventivmedizin. 4. A. Stuttgart: Schattauer, 2002.
14. Battaglia G, Giustino V, Tabacchi G. Interrelationship between age, gender, and weight status on motor coordination in italian children and early adolescents aged 6-13 years old. Frontiers in pediatrics 2021; 9, Artikel 738294. https://doi.org/10.3389/fped.2021.738294.
15. Klee A, Wiemann K. Beweglichkeit, Dehnfähigkeit. Schriftenreihe Praxisideen für Bewegung, Spiel und Sport. Schorndorf: Hofmann, 2005.
16. Freiwald, J. Optimales Dehnen: Sport – Prävention – Rehabilitation. 2. A.. Balingen: Spitta, 2013.
17. Sprague AL, Smith AH, Knox P. et al. Modifiable risk factors for patellar tendinopathy in athletes: a systematic review and meta-analysis. British journal of sports medicine 2018; 52: (24), 1575–1585. https://doi.org/10.1136/bjsports-2017-099000.
18. Riebe D, Ehrmann J, Ligouru F. ACSM's Guidelines for Exercise Testing and Prescription. Philadelphia: Lippincott Williams and Wilkins, 2018.
19. Hauner H, Berg A. Körperliche Bewegung zur Prävention und Behandlung der Adipositas. Deutsches Ärzteblatt 2000; 97 (12): A768–774.
20. Hwang C-L, Wu YT, Chou C-H. Effect of aerobic interval training on exercise capacity and metabolic risk factors in people with cardiometabolic disorders: a meta-analysis. Journal of cardiopulmonary rehabilitation and prevention 2011; 31 (6): 378–385. https://doi.org/10.1097/HCR.0b013e31822f16cb.
21. Bischoff SC, Gleißner C, Nieß A. Konservative Therapie. In Bischoff SC (Hrsg.). Adipositas: Neue Forschungserkenntnisse und klinische Praxis. Berlin: De Gruyter. 2018. De Gruyter. https://doi.org/10.1515/9783110412802-009.
22. Bishop D. Warm up II: performance changes following active warm up and how to structure the warm up. Sports medicine 2003: 33 (7): 483–498. https://doi.org/10.2165/00007256-200333070-00002.
23. McGowan CJ, Pyne DB. Thompson KG et al. Warm-up strategies for sport and exercise: mechanisms and applications. Sports medicine 2015; 45 (11): 1523–1546. https://doi.org/10.1007/s40279-015-0376-x.
24. Murlasits Z, Kneffel Z, Thalib L. The physiological effects of concurrent strength and endurance training sequence: A systematic review and meta-analysis. Journal of sports sciences 2018; 36 (11): 1212–1219. https://doi.org/10.1080/02640414.2017.1364405.
25. Blüher M. Nur mit Kalorien zu jonglieren, greift bei Adipositas oft zu kurz. Info Diabetologie 2021; 15 (5): 34–41. https://doi.org/10.1007/s15034-021-3752-7.
26. Bischoff SC, Gleißner C, Nieß A et al. Konservative Therapie. In: Bischoff SC (Hrsg.): Adipositas: Neue Forschungserkenntnisse und klinische Praxis. Berlin: De Gruyter; 2018. https://doi.org/10.1515/9783110412802-009.
27. Schröder K, Hamann A. Bewegung und Diabetes mellitus. In: Banzer H. (Hrsg.), Körperliche Aktivität und Gesundheit. Heidelberg: Springer; 2017. https://doi.org/10.1007/978-3-662-50335-5_12.
28. Reimers CD. Gesundheitliche Auswirkungen körperlicher Aktivität und Inaktivität. In: Reimers CD, Straube A, Völker K. (Hrsg.). Patienteninformationen Sport in der Neurologie – Empfehlungen für Ärzte. Berlin, Heidelberg: Springer, 2018 https://doi.org/10.1007/978-3-662-56539-1_2.
29. Casser H-R, Seddigh S, Rauschmann M. Acute lumbar back pain: investigation, differential diagnosis, and treatment. Deutsches Ärzteblatt international 2016; 113 (13): 223–234. https://doi.org/10.3238/arztebl.2016.0223.
30. Reimers CD, Völker K. Bluthochdruck (arterielle Hypertonie). In: Reimers A, Straube H, Völker K (Hrsg.), Patienteninformationen Sport in der Neurologie – Empfehlungen für Ärzte. Berlin, Heidelberg, Springer, 2018, https://doi.org/10.1007/978-3-662-56539-1_15.

KAPITEL

# 6 Praxis der Bewegungs- und Sporttherapie

## 6.1 Sporttherapie – was und wie

Thomas Hilberg, Pia Wittlage

Dieser Teil des vorliegenden Buches ist explizit für Sporttherapeuten gedacht und soll eine Grundlage und Handreichung bieten, auf der individuell angepasste Übungsstunden für Patienten mit Adipositas und metabolischem Syndrom erstellt werden können. Dieser Vorschlag der Praxisstunden erhebt nicht den Anspruch auf Vollständigkeit, er soll eher als Anregung verstanden werden, eigenständige **Trainingseinheiten konzeptionell** zu **erarbeiten.** Es wird im Besonderen darauf hingewiesen, dass alle Übungen, z. B. hinsichtlich Auswahl, Intensität und Umfang, immer individuell auf die Personen bzw. Patienten angepasst werden müssen. Die Angaben im Buch dienen dabei ausschließlich nur als Orientierung.

In wissenschaftlichen Untersuchungen hat sich gezeigt, dass homogene Gruppen größere Trainingserfolge erzielen. Da die Krankheitsbilder Adipositas und metabolisches Syndrom ineinander übergehen können bzw. beide als Leitsymptom Übergewicht haben, entspricht eine Fokussierung auf vollständig homogene Gruppen nicht der praktischen Realität. Um den gesundheitsspezifischen Merkmalen dennoch gerecht zu werden, werden die praktischen Stundenbeispiele an Teilnehmer mit BMI über bzw. unter 40 kg/m$^2$ angepasst. Diese Grenze wurde gewählt, da die schwerste Form der Adipositas (Adipositas Grad 3) nachweislich zu nochmals verstärkten Folgeerkrankungen und damit gesundheitlichen und orthopädischen Einschränkungen führt. Das Trainingsvolumen, die Trainingsintensität und die Sicherheitsaspekte müssen dementsprechend anders gestaltet werden als bei Teilnehmern mit Adipositas Grad 1–2.

Die Sporttherapiestunden verfolgen alle das übergeordnete Ziel der **Gewichtsreduktion** bzw. des Muskelaufbaus zur **Unterstützung** der **Fettverbrennung** und **Stärkung** der **Gelenke.** Um die Stunden jedoch so abwechslungsreich wie möglich zu gestalten, haben die einzelnen Stunden Unterziele, die neben den Inhalten aus Ausdauer- und Krafttrainingsanteilen weitere wichtige Trainingsreize in der Adipositastherapie beinhalten.

## 6.2 Praxisstunden mit Schwerpunkt Adipositas

Thomas Hilberg, Pia Wittlage

Im folgenden Kapitel werden 3 Stundenverlaufspläne für Patienten mit Adipositas mit einem **BMI** von > **40** kg/m$^2$ dargestellt.

- Der Schwerpunkt im **ersten Stundenverlaufsplan** (➤ 6.2.1) liegt auf der Verbesserung der Körperwahrnehmung und der Verbesserung der Gleichgewichtsfähigkeit mit dem Ziel, dass die Teilnehmer ihren eigenen Körper kennenlernen und auf die kommenden Sporteinheiten vorbereitet werden sollen. Das Gleichgewichtstraining dient außerdem der Sturzprophylaxe.
- Der **zweite Stundenverlaufsplan** (➤ 6.2.2) stellt die Verbesserung der Kraftfähigkeit mittels eines Widerstandstrainings in den Vordergrund. Durch das Zirkeltraining soll die Muskelsituation verbessert und eine bessere Körperkomposition, d. h. ein besseres Verhältnis zwischen Muskelmasse und Körperfettanteil, erreicht werden. Bei dem vorliegenden hohen BMI sind Sprünge zu vermeiden, und auch der Wettkampfcharakter ist bis auf ein Minimum zu reduzieren. Es geht darum, miteinander und gemeinsam zu trainieren.
- Die **dritte Praxisstunde** (➤ 6.2.3) spricht die Verbesserung der Koordination und der Ausdauerleistungsfähigkeit an. Dazu werden Übungen durchgeführt, welche die Koordination der Finger und Arme trainieren. Der Ausdaueranteil basiert im Wesentlichen auf Walkingbelastungen mit verschiedenen Aufgabenstellungen und einer spielerischen Umsetzung.

### 6.2.1 Sporttherapiestunde 1: Verbesserung der Körperwahrnehmung und Gleichgewichtsfähigkeit

#### Erwärmung

##### Begrüßung/Organisatorisches (2 Min.)

- Teilnehmer begrüßen und Gesundheitszustand abfragen.
- Stundeninhalt vorstellen: Im ersten Teil geht es vorrangig um die Körperwahrnehmung, wobei das Hauptaugenmerk durch den „kurzen Fuß nach Janda" auf die Füße gelegt wird. Mithilfe des aktivierten Fußgewölbes geht es im zweiten Teil um ein Training auf einem instabilen Untergrund, um dadurch die Gleichgewichtsfähigkeit zu verbessern.

##### Bewegungsformen im Gehen (13 Min.)

**PRAXISTIPP**

- **Durchführung:** Die verschiedenen Bewegungsformen im Gehen werden mit Musik pro Übung 1 bis 1,5 Minuten ausgeführt oder alternativ nach einer bestimmten Gehstrecke (z. B. 3 Bahnen) gewechselt.
- **Belastungssteuerung** – HFmax.: 50–60 %, Borg: 9–11 RPE (als Orientierung).

- Aktives Fußabrollen: Fuß mit der Ferse zuerst aufsetzen und dann bis zur Fußspitze abrollen.
- In großen Schritten durch den Raum gehen, danach in kleinen Schritten durch den Raum gehen (➤ Abb. 6.1).
- Rückwärts durch den Raum gehen und dabei aus Sicherheitsgründen den Schulterblick beachten.
- Während des Gehens die Arme nach vorne und hinten pendeln.
- Schultern vorwärts und rückwärts kreisen, Ellenbogen gebeugt (nach ca. 30 Sek. Wechsel).
- Den Oberkörper mit den Armen „umarmen" und danach Arme seitlich weit öffnen und in die Dehnung gehen.
- Im Stand mit den Zehenspitzen bzw. mit der Ferse vorne auftippen.
- Das Knie in Richtung Oberkörper anheben.

**PROFI**

Das Knie anheben und mit der Hand diagonal auf das Knie tippen.

#### Hauptteil 1 – Körperwahrnehmung

##### Kurzer Fuß nach Janda (9 Min.)

Da der Kontakt mit dem Fuß zum Boden eine wesentliche Funktion im Bereich der Gleichgewichtsfähigkeit darstellt, startet der Hauptteil dieser Stunde mit dem „kurzen Fuß nach Janda" und versucht hierüber „einen Zugang zu finden".

Der „kurze Fuß nach Janda" ist eine Übungsform zur Kräftigung des Fußgewölbes, zur Stabilisierung der Bein- und Körperachse sowie zur verbesserten Ansteuerung der Rumpfmuskulatur und Koordinationsfähigkeit. Mithilfe der Intensivierung des Fußsohlenkontaktes soll reflektorisch die Muskulatur aktiviert werden.

**PRAXISTIPP**

- **Material:** Benötigt wird ein Hocker.
- **Belastungssteuerung:** Übungen 10-mal 3 Sek. halten, 30 Sek. Pause.

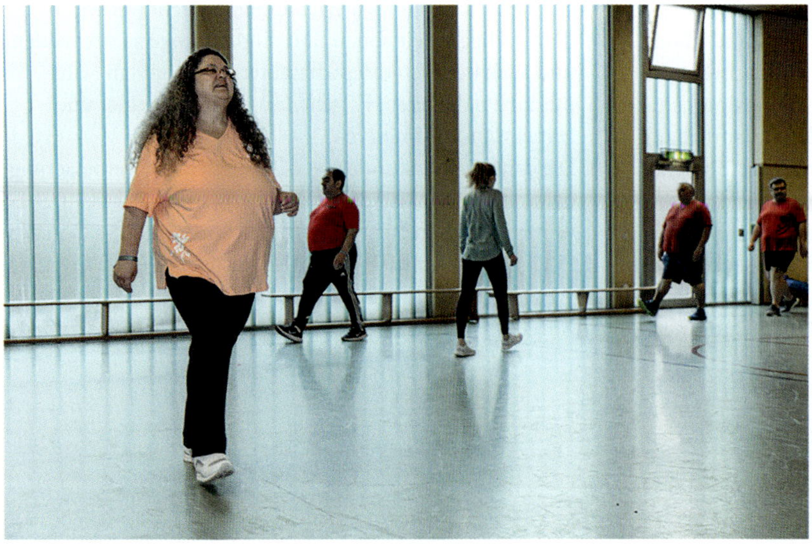

**Abb. 6.1** Bewegungsformen im Gehen: „kleine Schritte" und „große Schritte". [K157]

Bei den nachfolgenden Übungen heißt es, Spannung aufzubauen, sodass gleichzeitig Druck auf den Großzehenballen, den Kleinzehenballen und die seitliche Ferse ausgeübt wird. Zur Orientierung kann man sich vorstellen, dass die Ferse nach vorne geschoben wird und der Vorfuß mittels Großzehenballen und Kleinzehenballen auf dem Boden gehalten wird, sodass sich der Fuß dabei nicht bewegt. Mithilfe dieser drei Spannungspunkte wird das Fußgewölbe aktiviert.

- Übungsausführung im Sitzen: Sitz auf einem Hocker, die Hände befinden sich seitlich neben dem Körper, die Beine sind hüftbreit positioniert, die Fersen sind unter den Knien, die Füße sind flach auf dem Boden und zeigen nach vorn.
  - Rechten und linken Fuß im Wechsel nach dem oben genannten 3-Punkte-Prinzip anspannen.
  - Beide Füße gleichzeitig anspannen, um das Fußgewölbe zu aktivieren.
- Übungsausführung im Stehen: hüftbreiter Stand, Arme neben dem Körper
  - Rechten und linken Fuß im Wechsel nach dem oben genannten Prinzip anspannen, d. h. nacheinander Druck auf den Großzehenballen, den Kleinzehenballen und die seitliche Ferse geben.
  - Beide Füße gleichzeitig anspannen.
  - Beide Füße anspannen und das Körpergewicht abwechselnd auf den rechten und linken Fuß verlagern.
  - Beide Füße im Tandemstand anspannen (Füße stehen wie im Balancierschritt hintereinander).

**ACHTUNG**

Die Zehen während der Anspannung nicht krallen, Übungen werden barfuß durchgeführt.

### Aufrechtes Stehen/Sitzen an der Wand (11 Min.)

**PRAXISTIPP**

**Belastungssteuerung:** Übungen 3-mal 10 Sek. durchführen.

Die Übungen zuerst im Sitzen und dann im Stehen durchführen. Anschließend wird versucht, die Haltung während des Gehens beizubehalten.

- Hüftbreit an der Wand sitzen/stehen und das Becken kippen, d. h. die Lendenwirbelsäule zur Wand bringen (➤ Abb. 6.2).
- Oberkörper aufrichten:
  - Schulterblätter nach hinten an die Wand drücken, dabei die BWS leicht von der Wand nach vorne anheben.
  - Arme, Ellenbogen und Handflächen nach unten neben den Körper führen, sie berühren die Wand.
- Halswirbelsäule strecken, wobei der Kopf leicht gegen die Wand drückt (➤ Abb. 6.3).

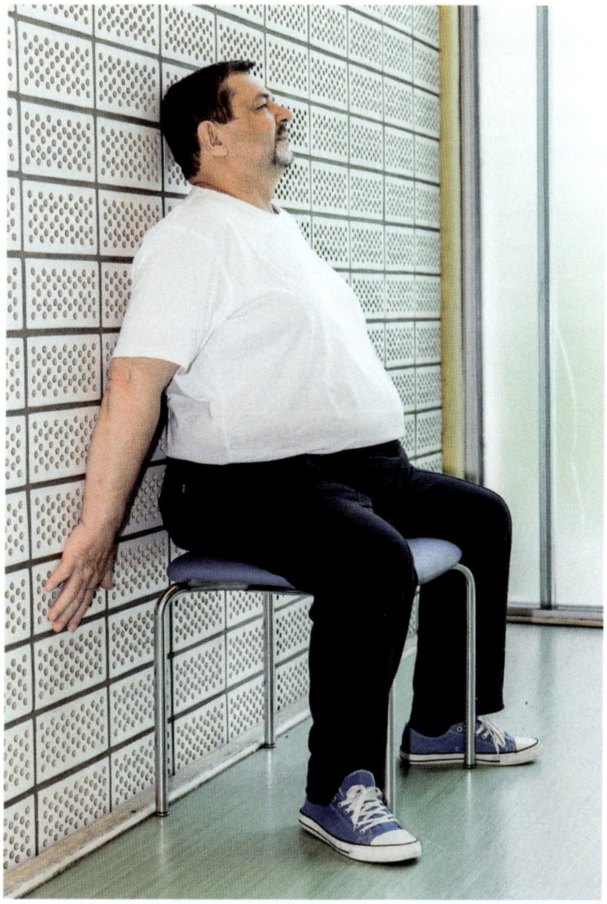

**Abb. 6.2** Aufrechtes Sitzen an der Wand: Füße stehen vor dem Hocker in hüftbreiter Position. [K157]

## Hauptteil 2 – Gleichgewicht

Bei einem Gleichgewichtstraining werden Koordination und in Teilen Kraft und Beweglichkeit mithilfe verschiedener Übungen trainiert, die im Gehen oder Stehen sowie mit unterschiedlichen Hilfsmitteln durchgeführt werden können. Ziel des Gleichgewichtstrainings ist es, dass eine größere Sicherheit und mehr Bewegungskontrolle im Alltag erreicht werden kann.

### Gleichgewichtstraining (15 Min.)

**PRAXISTIPP**

- **Material:** Benötigt wird eine zusammengerollte Matte.
- **Belastungssteuerung:** Dauer der Übung 2-mal 30 Sek., 30 Sek. Pause. Je nach Schweregrad kann die Matte stramm (schwerer) oder locker (leichter) zusammengerollt bzw. andere instabile Unterlagen, wie Therapads oder Therapiekreisel genutzt werden.

Die nachfolgend beschriebenen Übungen werden für einen Durchgang auf stabilem Untergrund durchgeführt und

6

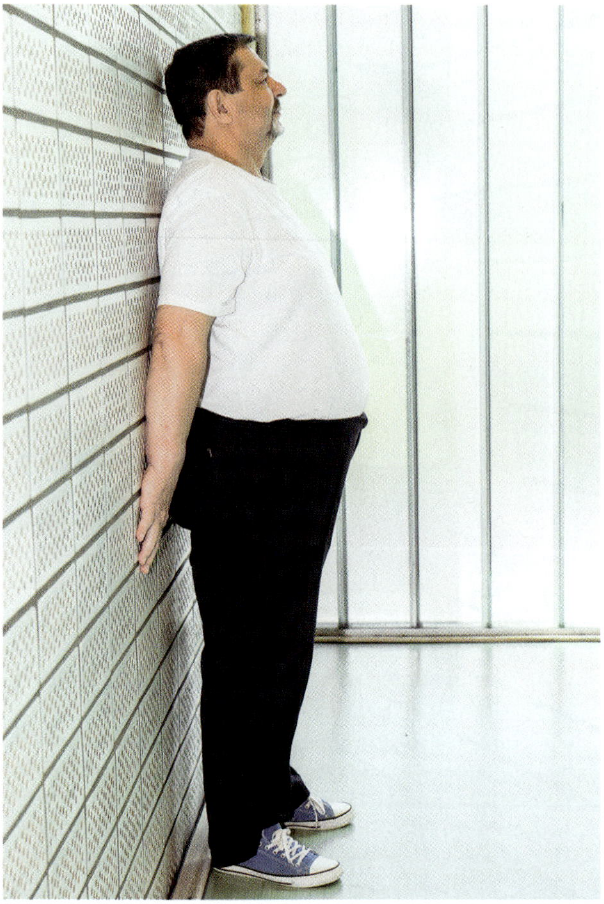

**Abb. 6.3** Aufrechtes Stehen an der Wand: Lendenwirbelsäule, Schulterblätter, Arme und Kopf berühren die Wand. [K157]

danach, je nach Leistungszustand, auf einem instabilen Untergrund wiederholt (➤ Abb. 6.4, ➤ Abb. 6.5).

Beide Füße befinden sich auf einem (in-)stabilen Untergrund.

- Das Gewicht abwechselnd auf den rechten und linken Fuß verlagern.
- Danach auf der Stelle kleine Schritte machen bzw. im Wechsel die Füße anheben.

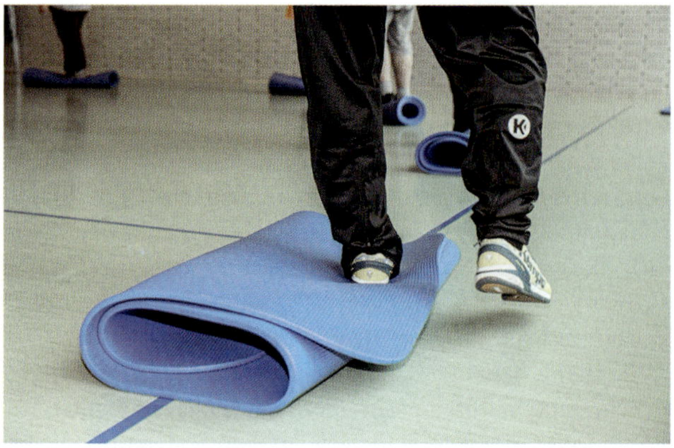

**Abb. 6.4** Gleichgewichtstraining: Um die Übung zu vereinfachen, ist die Matte für Beginner locker zusammengerollt. [K157]

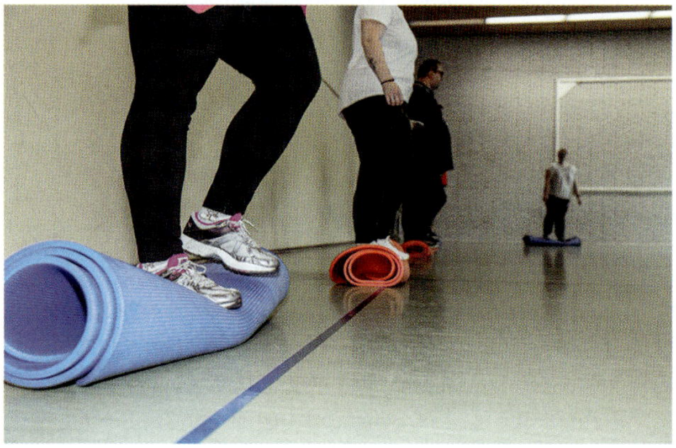

**Abb. 6.5** Gleichgewichtstraining: Um den Schweregrad anzupassen, wird die Matte als Profivariante stärker eingerollt. [K157]

**PROFI**

Ein Bein steht auf dem instabilen Untergrund. Mit dem anderen Bein in der Luft vor und zurück pendeln.

- Einen Fuß auf dem (in-)stabilen Untergrund positionieren, der andere steht seitlich auf dem Boden (➤ Abb. 6.6).
  - Der Fuß auf dem Boden tippt im Wechsel mit der Fußspitze weit vorne und hinten neben dem Untergrund.

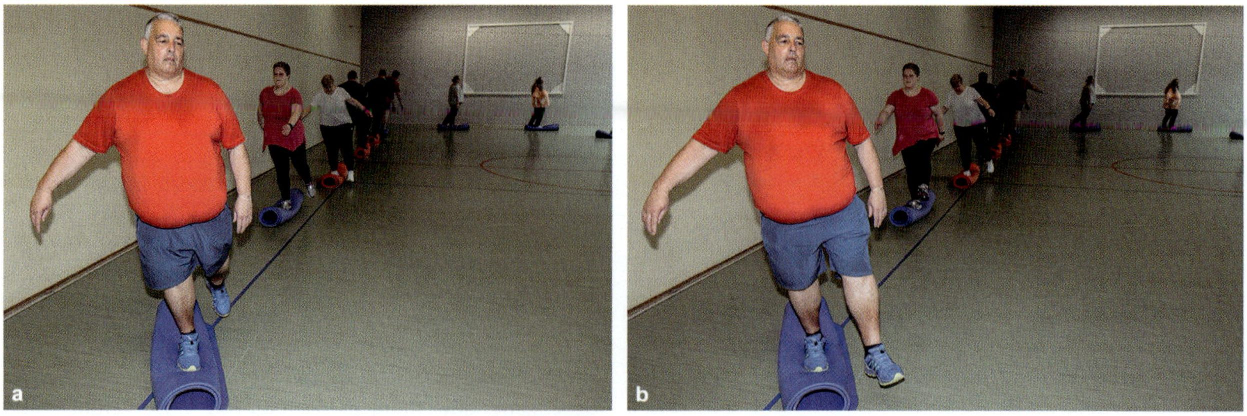

**Abb. 6.6** Gleichgewichtsübung: Ein Bein steht auf dem instabilen Untergrund, das andere Bein pendelt vor und zurück. [K157]

– Danach tippt die Fußspitze von der Ausgangsposition seitlich nach außen und wieder neben den anderen Fuß.
- Vier Schritte im Tandemgang (einen Fuß vor den anderen) auf den instabilen Untergrund zugehen und sich dann mit beiden Füßen auf den (in)stabilen Untergrund stellen.

**PROFI**
Nach den Tandemgang (Füße werden voreinander gesetzt, wie beim Balancieren) wird ein Bein auf den instabilen Untergrund gestellt und das andere Bein bzw. Knie angehoben.

## Cool Down

### Mobilisation (8 Min.)

- Locker durch den Raum gehen, dabei Schultern bzw. Arme von vorne nach hinten kreisen, danach die Richtung wechseln.
- Im Stand den Arm hinter den Kopf anwinkeln, mit der anderen Hand leichten Druck auf den Ellenbogen aufbauen (➤ Abb. 6.7).
- Rechten Fuß vor bzw. über den linken Fuß setzen, Arme gestreckt über den Kopf halten und den ganzen Körper zur linken Seite neigen (beide Seiten) (➤ Abb. 6.8).
- Hüftbreiter Stand, Rücken rund machen und Wirbel für Wirbel langsam nach vorne bewegen, die Arme nach unten ausstrecken und locker nach rechts und links pendeln. Anschließend Wirbel für Wirbel wieder nach oben aufrollen.
- Ein Bein leicht anheben und den Fuß kreisen, anschließend Fußspitze nach oben anziehen und wieder nach unten strecken (beide Seiten).

**ACHTUNG**
Bei Bedarf an der Wand festhalten.

- Einen Ausfallschritt nach hinten machen, beide Fersen berühren den Boden, das Gewicht auf den vorderen Fuß verlagern.
- Die Übung im Wechsel mit gestrecktem und gebeugtem Knie im hinteren Bein durchführen.

### Abschluss (2 Min.)

- Wohlbefinden abfragen und Teilnehmer verabschieden.
- Material wegräumen.

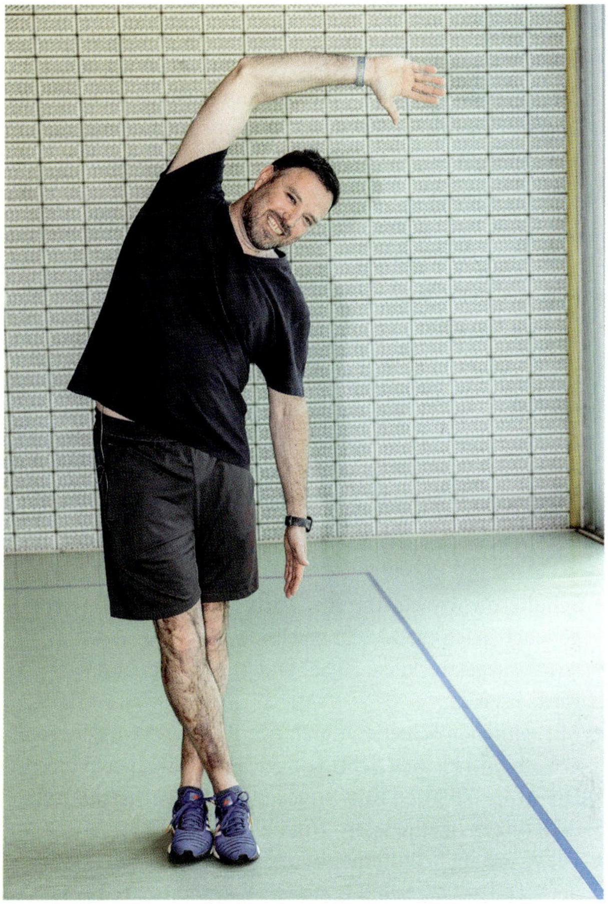

**Abb. 6.8** Mobilisation: Seitliches Rumpfdehnen: Rechten Fuß vor den linken Fuß stellen und den Körper nach rechts neigen, im Wechsel. [K157]

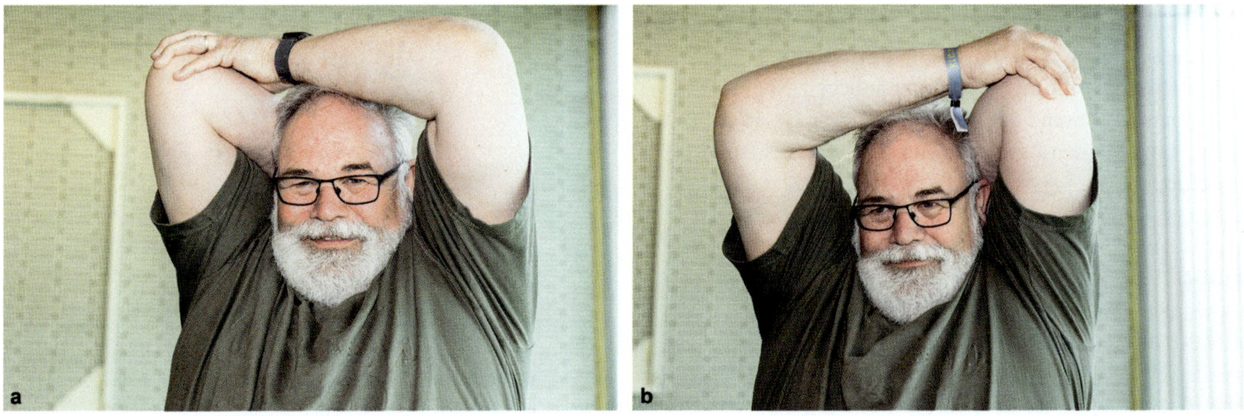


**Abb. 6.7** Mobilisation: Arme/Schultergürtel: Einen Arm hinter den Kopf anwinkeln und mit dem anderen Druck auf den Ellenbogen ausüben. [K157]

### 6.2.2 Sporttherapiestunde 2: Verbesserung der Kraftfähigkeit mittels eines Zirkeltrainings

#### Erwärmung

Begrüßung/Organisatorisches (2 Min.)

- Teilnehmer begrüßen und Gesundheitszustand abfragen.
- Stundeninhalt vorstellen: Das Hauptaugenmerk dieser Trainingseinheit liegt auf der Verbesserung der Kraft, die im ersten Teil mittels Zirkeltraining trainiert wird. Anschließend wird die Stunde mit einem spielerischen Ausdauerteil und einer Mobilisation abgerundet.

Bewegungsformen im Gehen (13 Min.)

**PRAXISTIPP**

- **Durchführung:** Die verschiedenen Bewegungsformen im Gehen werden mit Musik pro Übung 1–1,5 Minuten ausgeführt oder alternativ nach einer bestimmten Gehstrecke (z. B. 3 Bahnen) gewechselt. (Alternative: bei Erwärmung bereits Stab einsetzen und Übungen anpassen; z. B. Knie anheben = Stab vor dem Körper auf Hüfthöhe halten und Knie Richtung Stab anheben).
- **Belastungssteuerung** – HFmax.: 50–60 %, Borg: 9–11 RPE (als Orientierung).

- Schultern vorwärts und rückwärts kreisen, Ellenbogen gebeugt (nach ca. 30 Sek. Wechsel).
- Arme ausgestreckt ca. 30 Sekunden vorwärts und rückwärts kreisen.
- Mit seitlichen Schritten durch den Raum gehen, dabei mit großen und kleinen Schritten zur Seite abwechseln.
- Die Arme über den Kopf strecken und abwechselnd mit dem linken bzw. rechten Arm höher greifen.
- Die Arme auf Schulterhöhe zur Seite ausstrecken und mit der Hand auf die Schulter tippen, dabei wird der Ellenbogen gebeugt. Anschließend die Übung mit frontal ausgestreckten Armen ausführen und auf die jeweilige Schulter der gleichen Seite oder die Schulter der Gegenseite tippen.
- Den Oberkörper mit den Armen „umarmen" und danach Arme seitlich weit öffnen und in die Dehnung gehen.
- Das Knie in Richtung Oberkörper anheben.
- Die Fersen während des Gangs in Richtung Gesäß anheben.
- Im Stand mit den Zehenspitzen bzw. mit der Ferse vorne auftippen.

#### Hauptteil 1 – Kraft

Zirkeltraining (30 Min.)

Das Zirkeltraining ist in mehrere Kraftstationen aufgeteilt, die im Raum verteilt sind. Je nach Teilnehmerzahl können die Übungen alleine, in Partnerarbeit oder in einer Kleingruppe ausgeführt werden. Jede Übung wird eine Minute lang durchgeführt und anschließend gewechselt, wobei eine Pause von einer Minute eingehalten wird. Je nach Leistungszustand der Teilnehmer kann man die Stationen und Übungsintervalle anpassen.

**PRAXISTIPP**

- **Material:** Theraband, Ball, Stepper, Matte, Hantel
- **Belastungssteuerung:** 2 Durchgänge
  - 6 Übungen je 1 min
  - 1 min. Wechselpause
  - HFmax.: 60–80 %, Borg: 12–15 RPE (als Orientierung)

- **Rudern mit Theraband (TB)** (➤ Abb. 6.9, ➤ Abb. 6.10):
  - Ausgangsposition: Schrittstellung einnehmen, d. h. ein Bein vorsetzen, das andere Bein einen Schritt weiter nach hinten setzen. Dabei das Theraband unter den vorderen Fuß klemmen. Beide Hände halten jeweils ein Ende des Therabands.
  - Oberkörper ist vorgeneigt und die Arme gebeugt, sodass die Ellenbogen am Körper vorbei nach hinten geführt werden.

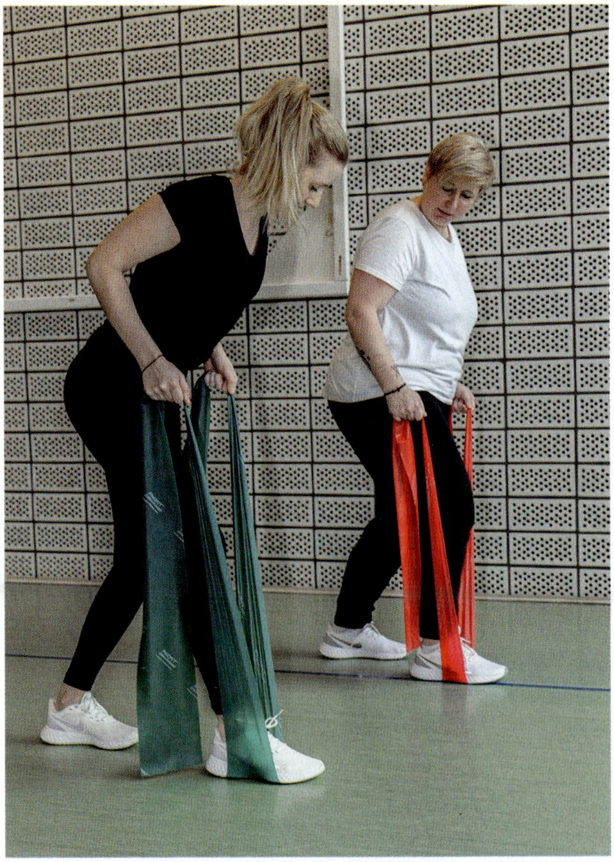

**Abb. 6.9** Zirkeltraining: Rudern mit Theraband: Knie sind gebeugt, Ellenbogen werden eng am Körper nach hinten geführt. [K157]

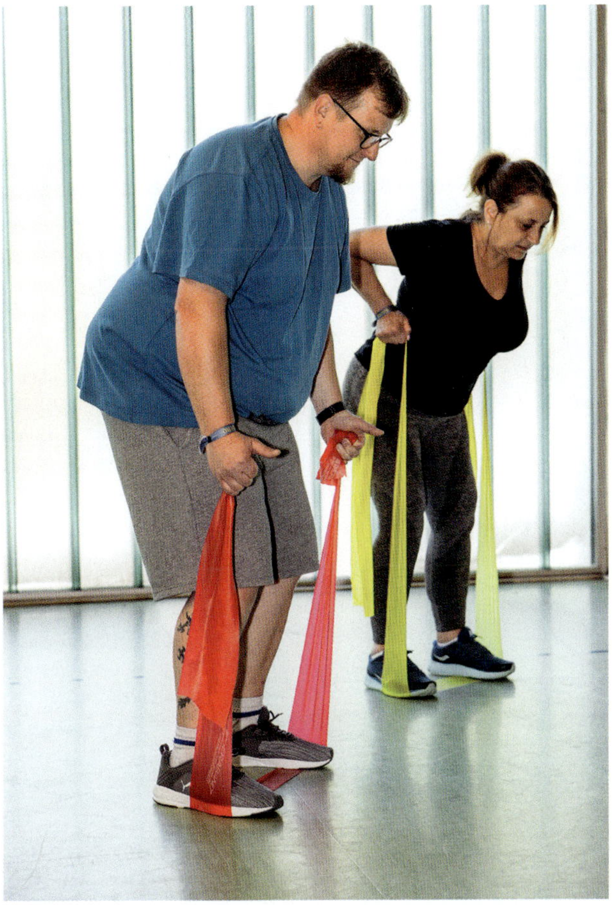

**Abb. 6.10** Zirkeltraining: Rudern mit Theraband: Alternativ im parallelen Stand. [K157]

- Die Schultern sind tief und die Schulterblätter werden Richtung Mitte des Rückens angespannt.

- **Leichte, angepasste Kniebeuge** (➤ Abb. 6.11):
  - Ausgangsposition: Füße stehen hüftbreit, Bauch und Rücken sind angespannt.
  - Ball vor der Brust halten, dann die Knie beugen, das Gesäß nach hinten unten führen (auf einen imaginären Stuhl setzen) und den Ball vor der Brust mit nach unten nehmen.
  - Bei der Aufwärtsbewegung Ball mit den Armen nach vorne ausstrecken und gegen die Wand tippen.
- **Vierfüßlerstand** (➤ Abb. 6.12, ➤ Abb. 6.13, ➤ Abb. 6.15):
  - Ausgangsposition: Vierfüßlerstand auf der Matte einnehmen.
  - Jeweils einen Arm nach vorne gestreckt anheben, die Hand ist mit der Handinnenfläche zur Mitte gedreht, der Daumen zeigt Richtung Decke (nach ca. 10-mal die Seite wechseln).
  - Die Arme bleiben im Vierfüßlerstand. Ein Bein nach hinten strecken – zunächst das rechte Bein nach hinten oben strecken und bei der Abwärtsbewegung das Knie unter dem Oberkörper beugen. Etwa 10-mal, danach die Seite wechseln.

**PROFI**

Im Vierfüßlerstand diagonal einen Arm nach vorne ausstrecken und ein Bein nach hinten anheben (➤ Abb. 6.14, ➤ Abb. 6.16).

- **Stepper (Standardstufenhöhe ca. 17 cm)** (➤ Abb. 6.17):
  - Ausgangsposition: Teilnehmer steht hüftbreit vor dem Stepper, Oberkörper aufrecht, Bauch und Rücken angespannt.
  - Teilnehmer tippen abwechselnd rechts und links mit der Fußspitze auf den Stepper, Arme gegengleich mitbewegen.
- **Armübungen** (➤ Abb. 6.18, ➤ Abb. 6.19):
  - Ausgangsposition: Hüftbreiter Stand, Knie leicht gebeugt und Oberkörper aufrecht.
  - Hantel in beide Hände vor die Brust nehmen, Oberkörper abwechselnd kontrolliert nach rechts und links rotieren.
- **Unterarmstütz** (➤ Abb. 6.20):
  - Ausgangsposition: Die Unterarme und die Hände liegen auf Brusthöhe schulterbreit an der Wand, der Teilnehmer geht mit den Füßen einen Schritt von der Wand weg und spannt den Körper an.
  - Der Körper bildet eine gerade Linie und ist komplett angespannt. Je weiter man von der Wand weggeht, desto schwieriger wird die Übung.
  - Knie unter dem Oberkörper beugen. Etwa 10-mal, danach die Seite wechseln.

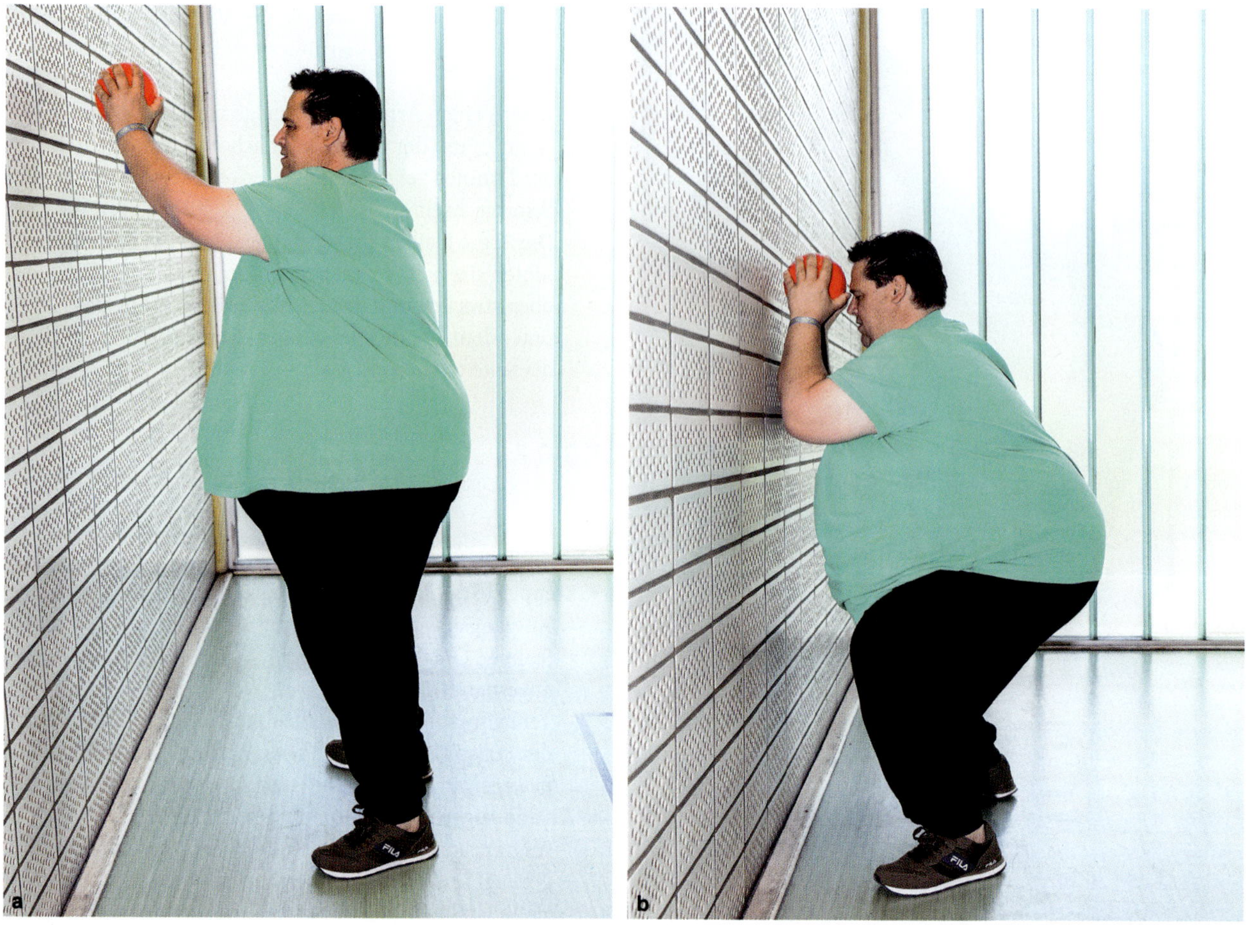


**Abb. 6.11** Zirkeltraining: Kniebeuge mit Ball: Zu beachten: Knie nicht nach vorne über die Zehenspitzen schieben. [K157]

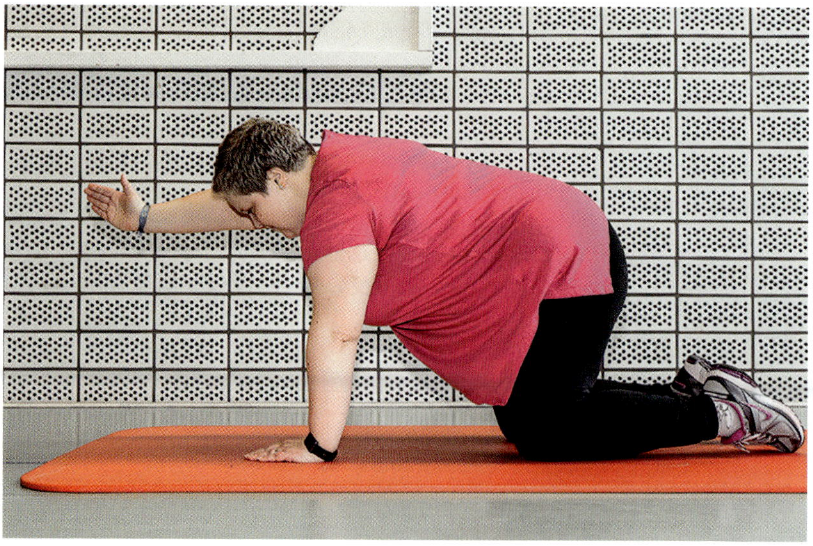

**Abb. 6.12** Zirkeltraining: Im Vierfüßlerstand wird der Arm nach vorne ausgestreckt, wobei der Daumen in Richtung Decke zeigt. [K157]

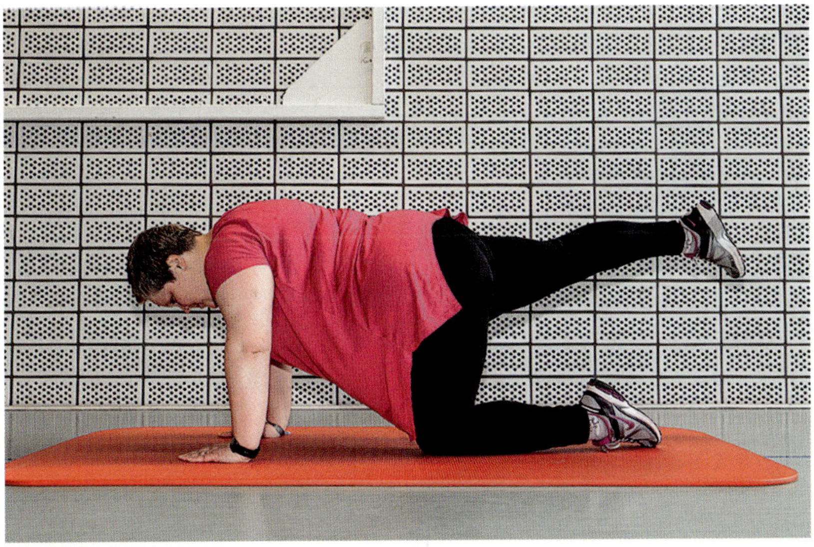

**Abb. 6.13** Zirkeltraining: Im Vierfüßlerstand das Bein nach hinten ausstrecken, dabei nicht mit dem Becken zur anderen Seite wegkippen. [K157]



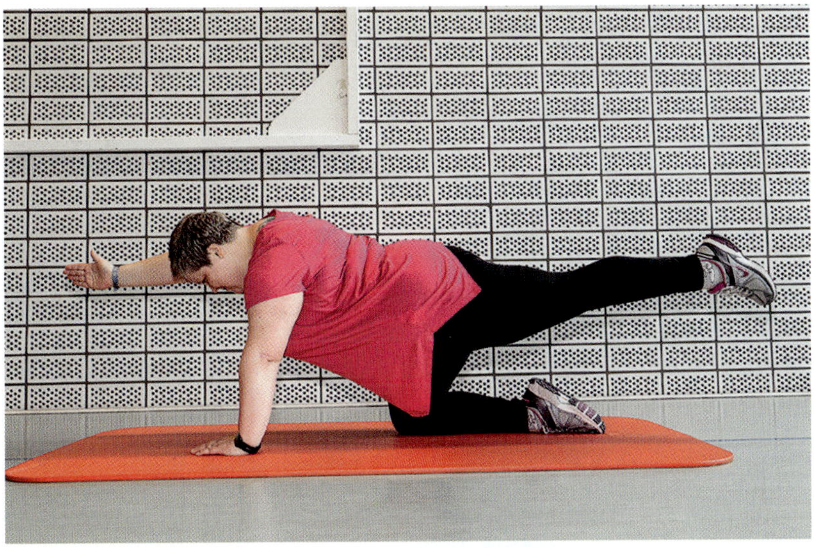

**Abb. 6.14** Zirkeltraining: Im Vierfüßlerstand Arm und Bein diagonal ausstrecken (Profi) [K157]

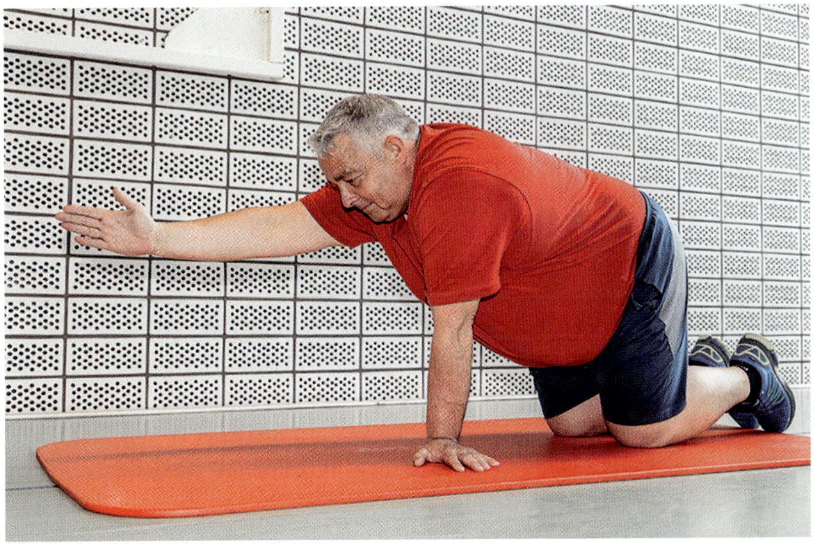

**Abb. 6.15** Zirkeltraining: Im Vierfüßlerstand stehen die Hände schulterbreit unter den Schultern. Beim Ausstrecken des Arms darauf achten, dass der Daumen in Richtung Decke zeigt. [K157]

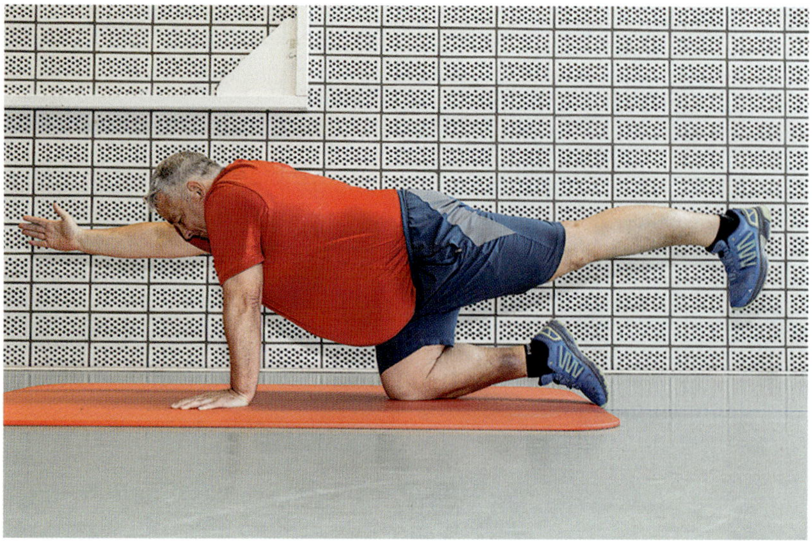

**Abb. 6.16** Zirkeltraining: Den Kopf nicht hängen lassen, sondern in der Verlängerung der Wirbelsäule halten. [K157]



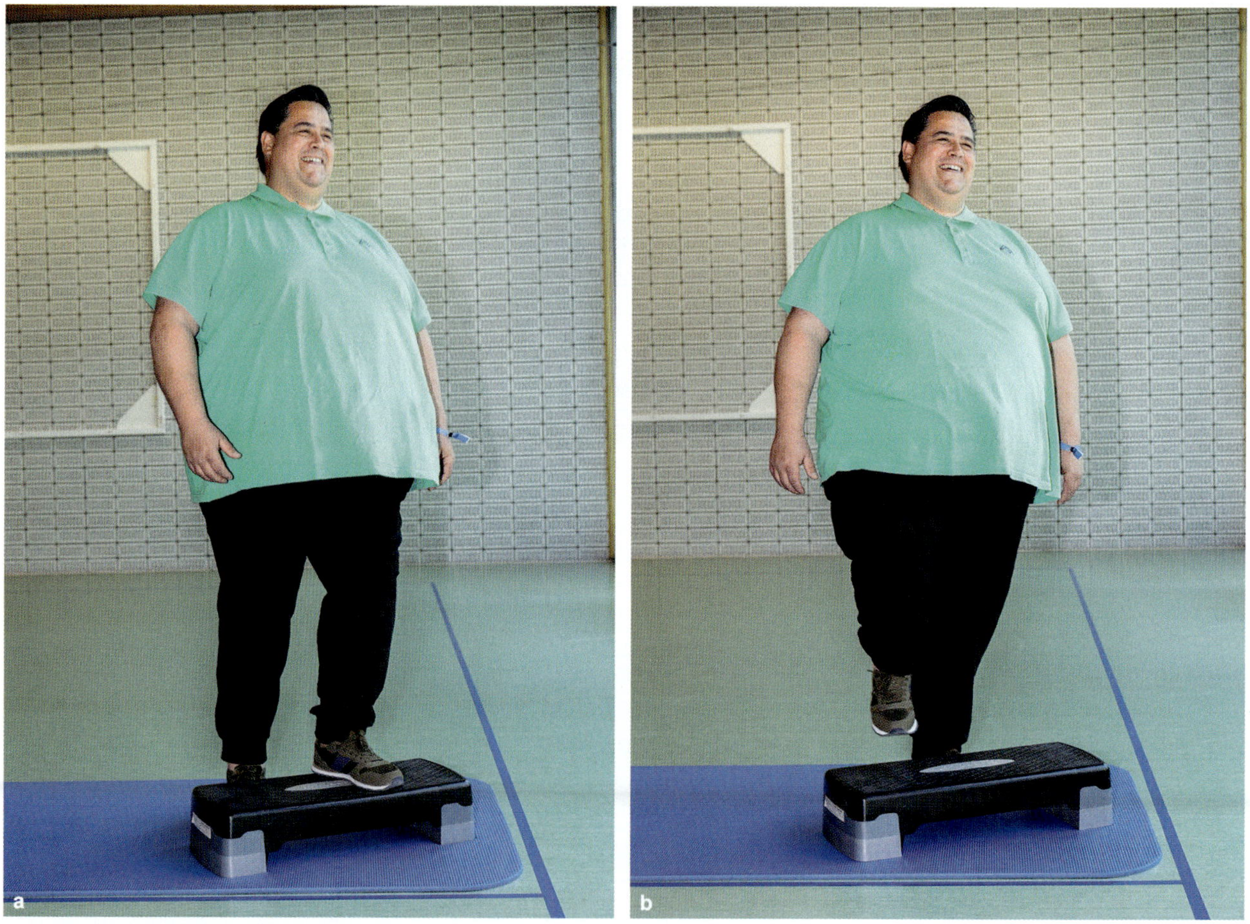

**Abb. 6.17** Zirkeltraining: Auf den Stepper steigen. [K157]

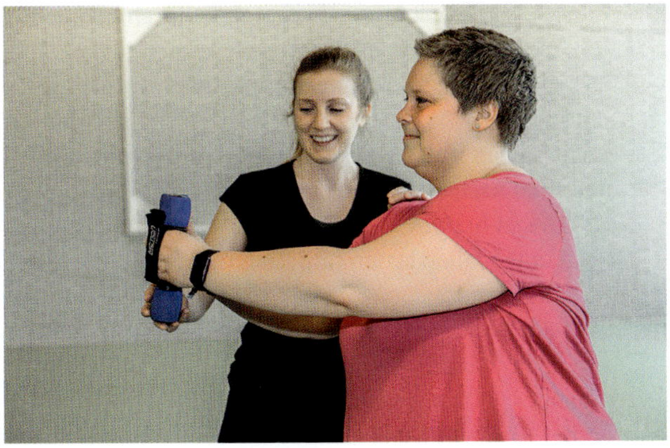

**Abb. 6.18** Zirkeltraining: Armübung mit Hantel – mit gestreckten Armen wird die Übung schwerer. [K157]

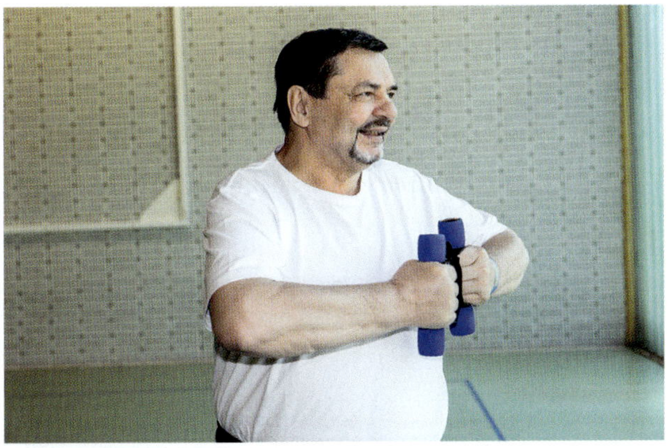

**Abb. 6.19** Zirkeltraining: Armübung mit Hantel (angewinkelte Arme, um die Übung zu vereinfachen). [K157]

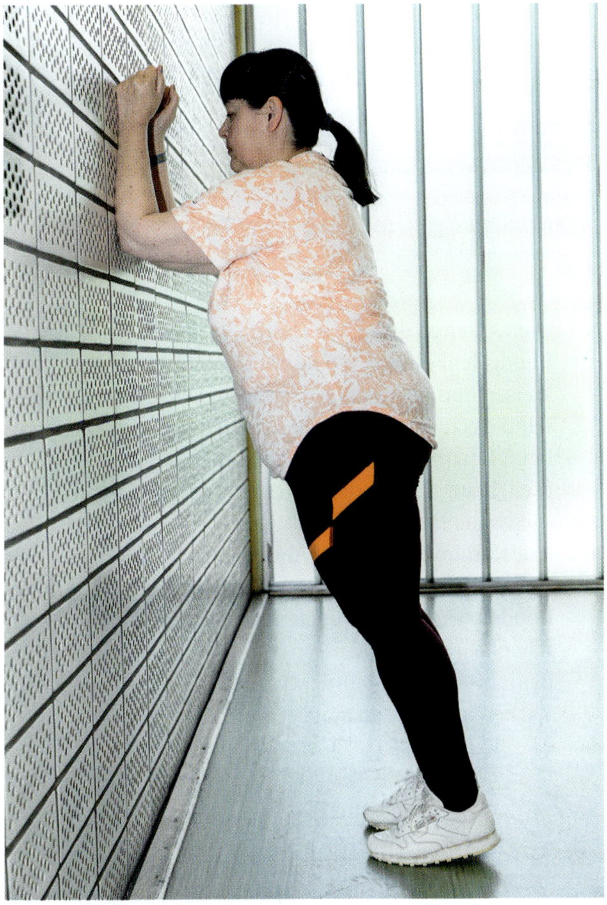

**Abb. 6.20** Zirkeltraining: Unterarmstütz an der Wand (Körperspannung aktivieren, der Körper bildet eine Linie). [K157]

## Hauptteil 2 – Ausdauer

### Erde, Sonne, Wind, Feuer (5 Min.)

Das Spiel **Erde, Sonne, Wind und Feuer** wird eigentlich als Kinderspiel genutzt und mit verschiedenen Begriffen erweitert, wobei jeder Begriff für eine andere Übung steht. Das Spiel kann zur Ausdauersteigerung genutzt werden. Die Teilnehmer gehen dabei durch den Raum und führen nach entsprechendem Kommando eine weitere Übung aus. Ziel des Spiels ist es, die Übungen zügig auszuführen und damit das Herz-Kreislauf-System zu aktivieren.

**PROFI**
Neben den Kommandos kann auch der Gehstil verändert werden.

Die Teilnehmer gehen zügig quer durch den Raum und der Übungsleiter ruft ein Kommando in den Raum (Erde, Sonne, Wind, Feuer). Die Teilnehmer versuchen schnellstmöglich die Aufgabe auszuführen. (Achtung: Wettkampfgedanken ggf. drosseln!)

- **Erde:** Die Teilnehmer suchen sich eine Sitzgelegenheit (z. B. Bank, Hocker) und setzen sich hin.
- **Sonne:** Teilnehmer heben abwechselnd rechts und links die Ferse Richtung Gesäß an und strecken gleichzeig beide Arme nach oben.
- **Wind:** Hampelmänner ohne Sprünge – die Teilnehmer setzen nacheinander einen Schritt nach rechts und links außen, während gleichzeitig die Arme über dem Kopf zusammengeführt werden.
- **Feuer:** Teilnehmer gehen schnell und mit großen Schritten zu einer Ecke des Raums.

## Cool Down

### Mobilisation und Atemübungen (8 Min.)

**PRAXISTIPP**

- **Belastungssteuerung:** Jede Übung ca. 10-mal wiederholen bzw. 30 Sekunden lang ausführen.
- **Durchführung:** Bei der Übung „Katze/Kuh im Stehen" soll jeder Teilnehmer in seinem eigenen Tempo arbeiten.

- Lockeres **Gehen durch die Halle:**
  - Handgelenke abwechselnd nach rechts und links kreisen und zwischendurch stehen bleiben, um abwechselnd das linke bzw. rechte Fußgelenk zu kreisen.
  - Beim Einatmen die Arme langsam über den Kopf strecken, beim Ausatmen die Arme nach unten nehmen, sodass die Hände vor die Brust gehalten werden.
- **Katze/Kuh im Stehen** (➤ Abb. 6.21):
  - Hüftbreiter Stand, Knie leicht beugen und mit den Händen während der gesamten Übung auf den Oberschenkeln abstützen.
  - Beim Einatmen Rundrücken bilden, d. h. unteren Rücken nach hinten rausstrecken.
  - Beim Ausatmen: kontrolliertes Hohlkreuz einnehmen, d. h. unteren Rücken nach vorne bewegen und die Schultern gleichzeitig nach hinten führen zum Aufrichten.
- **Atemübungen:**
  - Beine stehen weit auseinander, die Arme werden über den Kopf nach oben gestreckt (einatmen).
  - Knie leicht beugen und den Körper – samt Armen – nach unten fallen lassen (ausatmen).
- **Intervallatmung:**
  - In kleinen Stößen tief durch die Nase einatmen und in einem Stoß durch die Nase (so lang wie möglich) ausatmen.
  - So tief wie möglich durch die Nase einatmen, anschließend in kleinen Stößen durch die Nase ausatmen.
- **Kontrollierte Atmung:**
  - Durch die Nase einatmen – die Einatmung kurz halten – und in doppelter Länge durch den Mund mit Lippenbremse (Lippen liegen locker aufeinander) ausatmen.

### Abschluss (2 Min.)

- Wohlbefinden abfragen und Teilnehmer verabschieden.
- Material wegräumen.

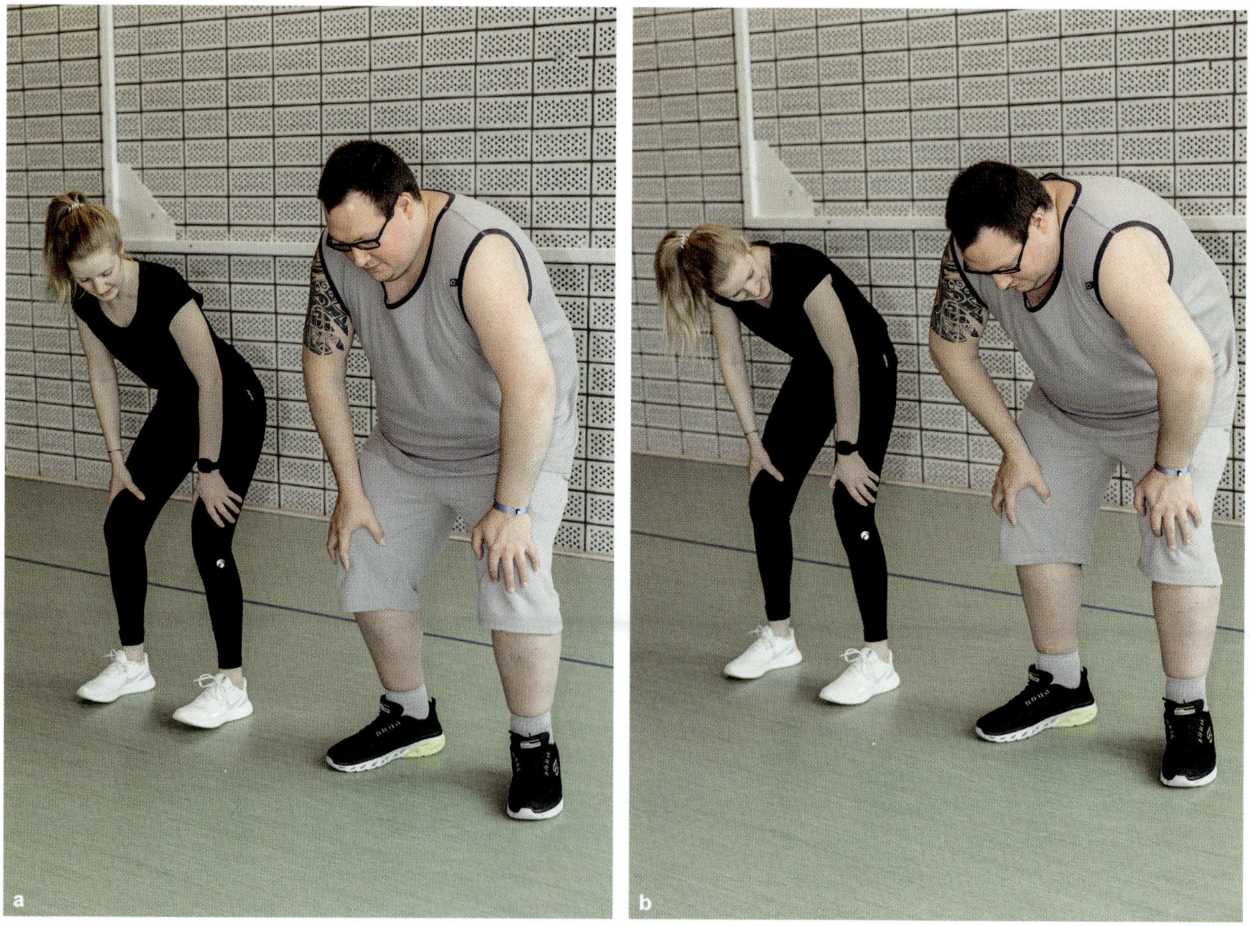


**Abb. 6.21** Mobilisation: Katze/Kuh im Stehen (Therapeutin Katze-Position, Teilnehmer Kuh-Position). [K157]

### 6.2.3 Sporttherapiestunde 3: Verbesserung der Koordination und Ausdauerleistung

#### Erwärmung

Begrüßung/Organisatorisches (2 Min.)

- Teilnehmer begrüßen und Gesundheitszustand abfragen.
- Stundeninhalt vorstellen: Im ersten Teil geht es vorrangig um die Koordination, die durch Finger- bzw. Armkoordinationsübungen trainiert wird. Im zweiten Teil der Stunde werden verschiedene Walking-Techniken erlernt und der Ausdauerteil wird mit einem Spiel abgeschlossen.

Bewegungsformen im Gehen (13 Min)

**PRAXISTIPP**
- **Material:** Hütchen zur Abgrenzung.
- **Durchführung:** Die verschiedenen Bewegungsformen im Gehen werden mit Musik pro Übung 1 bis 1,5 Minuten ausgeführt oder alternativ nach einer bestimmten Gehstrecke (z. B. 3 Bahnen) gewechselt.
- **Belastungssteuerung** – HFmax.: 50–60 %, Borg: 9–11 RPE (als Orientierung).

- Teilnehmer gehen in verschiedenen Gangmustern (z. B. lange Schritte, kurze Schritte, schnelle Schritte) um das mit Hütchen abgegrenzte Quadrat.
- Beim Signalton (z. B. ein Kommando oder eine Pfeife) bleiben die Teilnehmer stehen und führen eine der folgenden Armbewegungen für ca. 30 Sekunden aus.
  - Schultern vorwärts und rückwärts kreisen.
  - Arme vorwärts und rückwärts kreisen.
  - Arme über den Kopf strecken und abwechselnd die linke bzw. rechte Hand nach oben strecken („nach den Sternen greifen").
  - Den Oberkörper mit den Armen „umarmen" und danach Arme seitlich weit öffnen und in die Dehnung gehen.
  - Arme vor den Körper halten, Hände zur Faust ballen und nach vorne boxen.
  - Oberkörper abwechselnd zur rechten und linken Seite drehen, in der seitlichen Position kurz (ca. 3 Sek.) halten.
  - Arme auf Schulterhöhe nach außen ausstrecken, Ellenbogen beugen und auf die Schulter tippen.
  - Arm auf Schulterhöhe nach vorne ausstrecken, Ellenbogen beugen und diagonal auf die Schulter tippen.
  - Knie in Richtung Oberkörper ziehen und diagonal mit der Hand auf das Knie tippen.

#### Hauptteil 1 – Koordination

Fingerkoordination (4 Min.)

**PRAXISTIPP**
- **Belastungssteuerung:**
  - Jede Übung: mind. 30 Sek.
  - Einhändige Übungen: 20 Sek., beidhändige: 45 Sek.
  - HFmax: 50–60 %, Borg: 9–11 RPE (als Orientierung)
- **Durchführung:** Koordinationsübungen können auch im Sitzen durchgeführt werden.

- **Finger berühren:**
  - Die Übung zuerst mit der rechten, dann mit der linken Hand ausführen: Mit dem Daumen alle Finger nacheinander berühren – Zeigefinger, Mittelfinger, Ringfinger, kleiner Finger und dann vom kleinen Finger aus zurück.
  - Die Übung mit beiden Händen gleichzeitig ausführen und in die gleiche Richtung arbeiten (Start: am Zeigefinger).
  - Die Übung mit beiden Händen gleichzeitig, aber in verschiedene Richtungen ausführen – eine Seite startet beim kleinen Finger, die andere Seite beim Zeigefinger.
  - Die Fingerspitzen von beiden Händen zusammenführen (z. B. Zeigefinger berührt Zeigefinger): Dann umkreisen sich die Finger nacheinander (zuerst die Daumen, dann Zeigefinger).
- **Hase und Jäger** (➤ Abb. 6.22):
  - Die Übung zuerst mit der rechten, dann mit der linken Hand ausführen: Jäger: Mit dem Zeigefinger zur Seite zeigen, den Daumen dabei nach oben strecken, dann

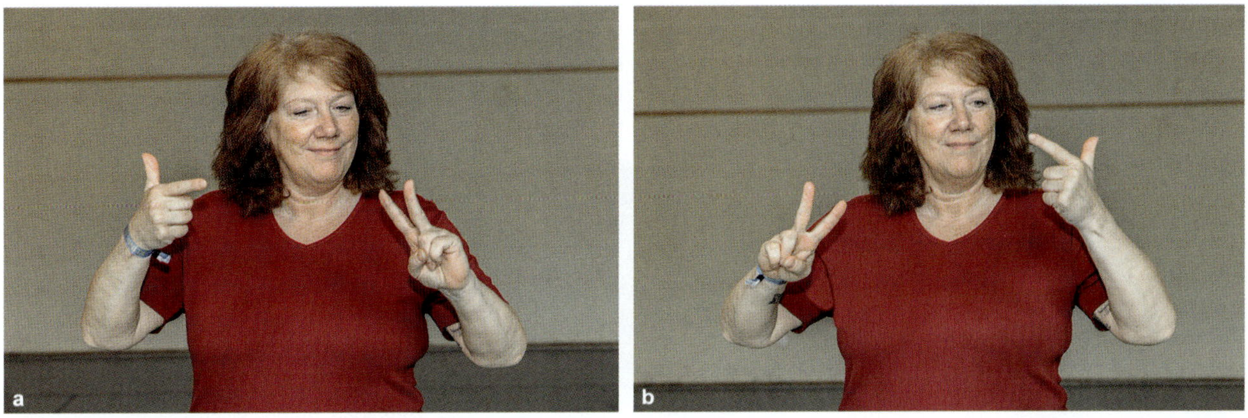


**Abb. 6.22** Fingerkoordination – die rechte Hand ist der Jäger, die linke Hand der Hase. [K157]

6

zum Hasen wechseln, wobei ein „Peace Zeichen“ mit Zeige- und Mittelfinger geformt wird.
  - Die Übung mit beiden Händen gleichzeitig ausführen: Die rechte Hand zeigt den Jäger, wobei der Zeigefinger zur anderen Hand zeigt, die linke Hand zeigt den Hasen → dann wechseln die Symbole (links zeigt den Jäger, rechts den Hasen).

## Armkoordination (6 Min.)

- **Faust vs. geöffnete Hand** (➤ Abb. 6.23):
  - Der rechte Arm ist mit der geöffneten Hand nach vorne gestreckt, der linke Arm ist gebeugt, die Hand bildet eine Faust und liegt auf der Brust → dann wechseln die Arme (links nach vorne geöffnet ausgestreckt, rechts bildet auf der Brust die Faust).
  - Symbolwechsel: Mit der geöffneten Hand die Brust berühren und die Hand bei dem ausgestreckten Arm bildet eine Faust.
- **Armkoordination:**
  - Die Übung abwechselnd mit dem rechten und linken Arm ausführen:
    - Den Arm zur Seite ausstrecken, dann zur Körpermitte anbeugen, anschließend nach oben über den Kopf strecken.
    - Dann wieder nach unten zur Mitte anbeugen und zur Seite ausstrecken.
  - Beide Arme führen die Übung aus: Arm wird zuerst zur Seite ausgestreckt.
  - Beide Arme führen die Übung aus, bewegen sich aber in verschiedene Richtungen (Ein Arm startet zur Seite, der andere nach oben) → nach ca. 30 Sek. Richtungswechsel).
- Den rechten Arm in fließender Bewegung nach unten und oben strecken, den anderen in drei Schritten bewegen (Überkopf strecken, Schultertippen, nach unten strecken) → dann Seitenwechsel.

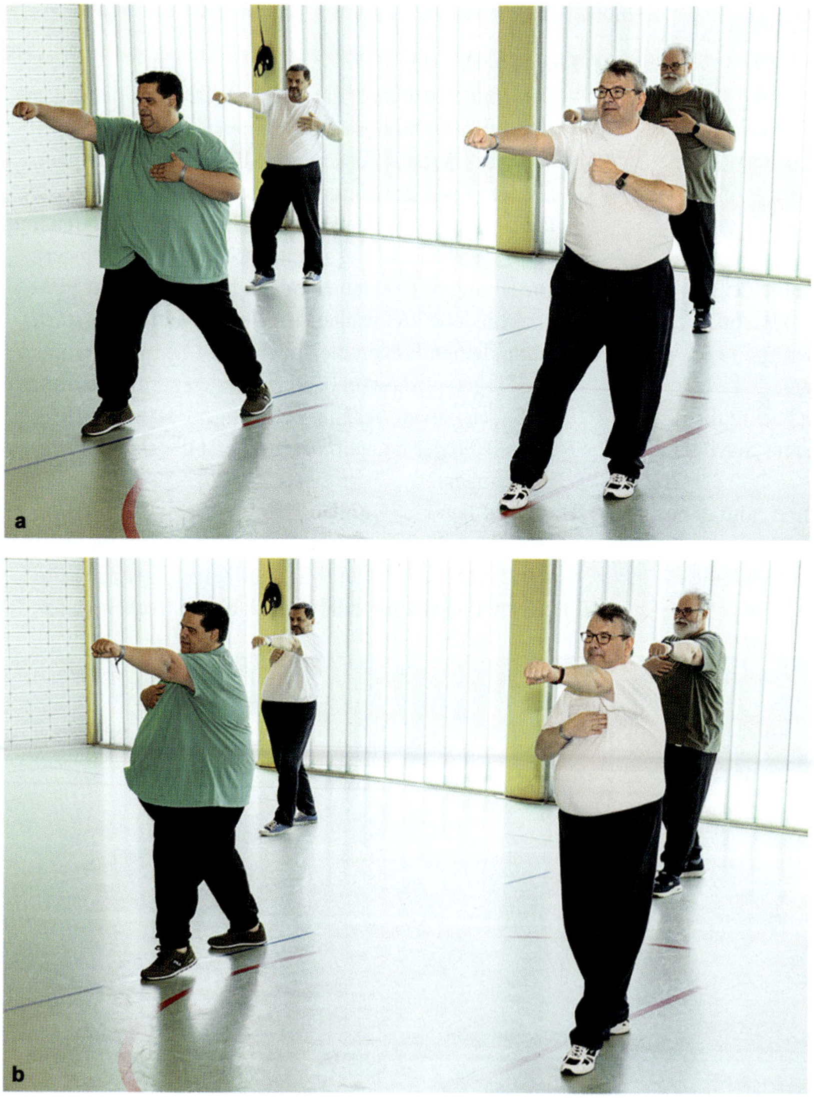


**Abb. 6.23** Armkoordination (vorne Faust, an der Brust die geöffnete Hand). [K157]

**PROFI**

Beine miteinbeziehen: Mit der Fußspitze zur Seite tippen, wieder in der Mitte tippen und vorne tippen.

## Hauptteil 2 – Ausdauer

**PRAXISTIPP**

- **Material:** Nordic-Walking-Stöcke, Hütchen, ABC-Zettel (Zettel festkleben, ansonsten besteht Gefahr des Ausrutschens auf losen Zetteln)
- **Belastungssteuerung** – HFmax.: 60–80 %, Borg: 12–15 RPE (als Orientierung)

### Walking-Technik erlernen (10 Min.)

- Ausgangsposition: Haltung während des Walkings beachten: Die Arme im 90-Grad-Winkel vor und zurück mitpendeln, Oberkörper aufrecht halten.
- Die Teilnehmer gehen durch den Raum und verändern ihre Walking-Technik zeitweise durch folgende Anweisungen (jeweils ca. 1,5–2 Min.):
  - Deutliches Fußabrollen trainieren: Fuß mit der Ferse aufsetzen und dann bis zur Fußspitze abrollen.
  - Paralleler Armschwung: Rechter Fuß geht vor, rechter Arm wird mitgenommen – Robotergang (➤ Abb. 6.24).
  - Walking Technik: Rückwärts gehen (➤ Abb. 6.25).

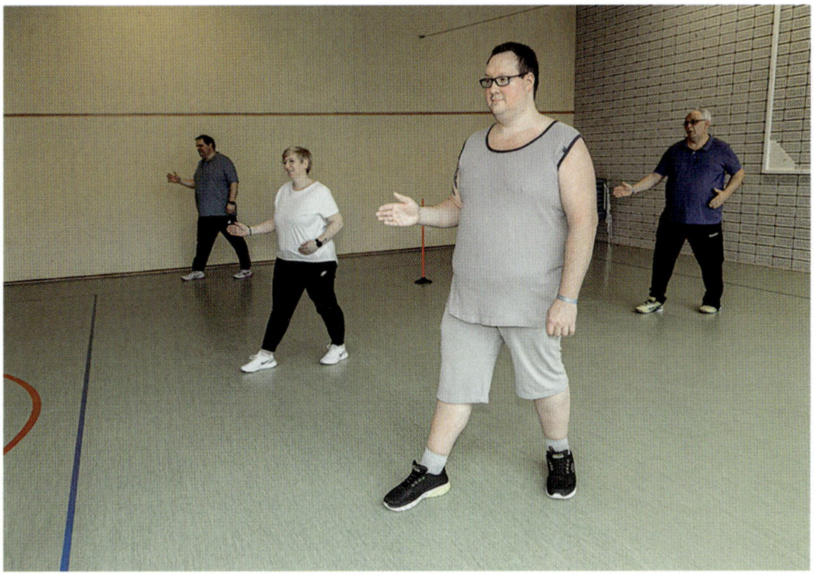

**Abb. 6.24** Walking-Technik: Paralleler Armschwung (Robotergang). [K157]

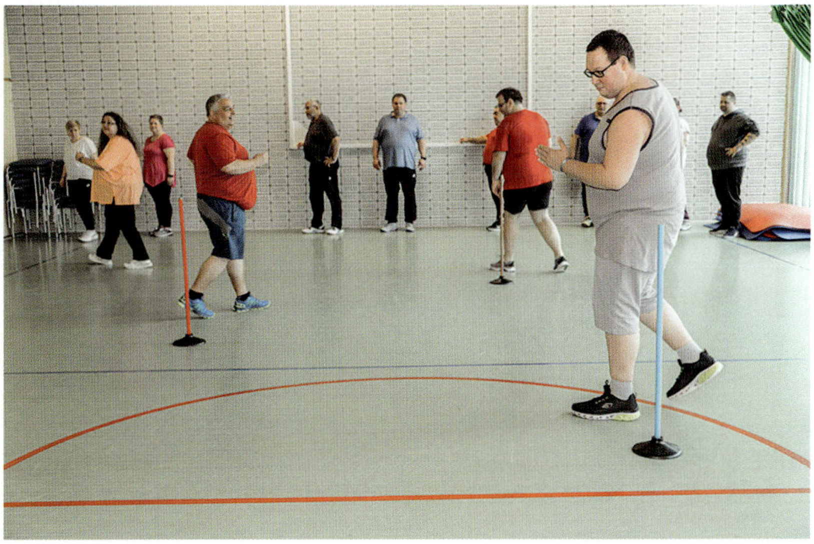

**Abb. 6.25** Walking-Technik: Rückwärts gehen. [K157]

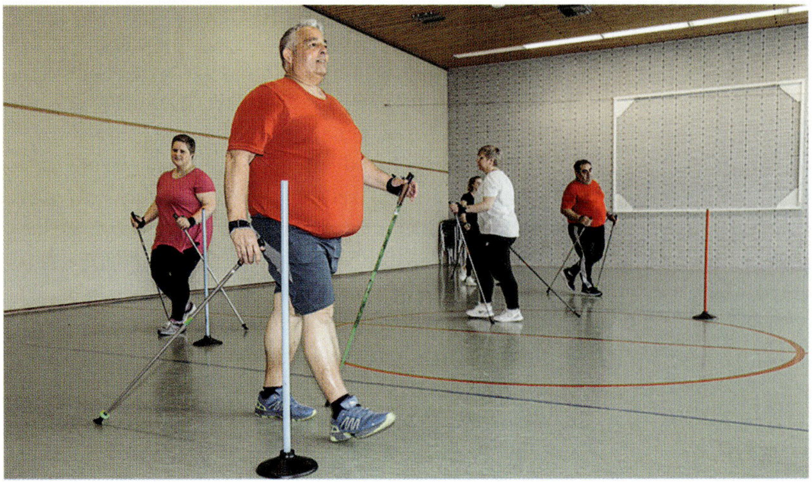

**Abb. 6.26** Nordic-Technik, Arm und Bein bewegen sich diagonal bei aufrechter Körperhaltung (Profi). [K157]

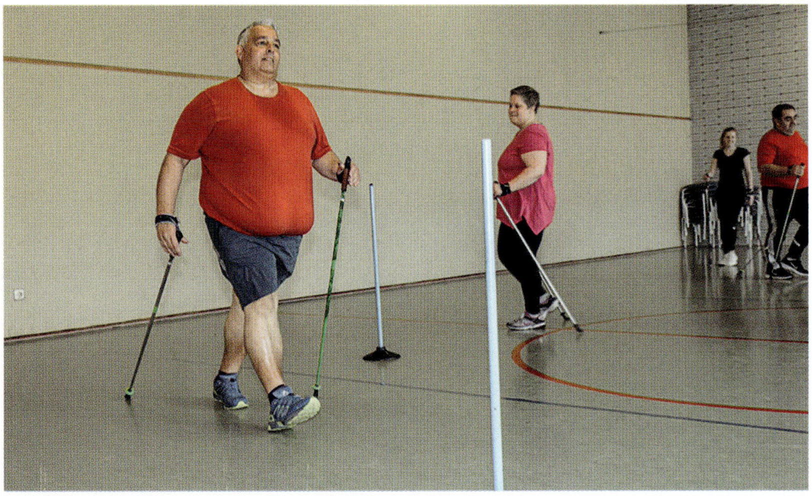

**Abb. 6.27** Beim Nordic-Walking bieten die Stöcke immer die notwendige Sicherheit und dienen außerdem dazu, sich kraftvoll vom Boden abzustoßen. [K157]



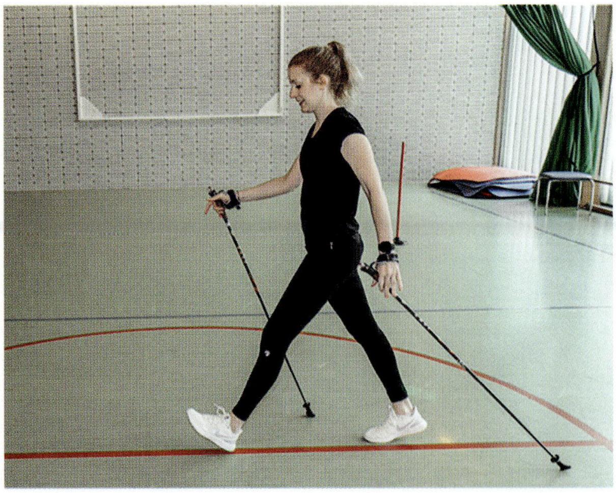

**Abb. 6.28** Um harmonisch und dynamisch zu walken, sollen die Armbewegungen aus dem Schultergelenk und nicht aus dem Ellbogengelenk erfolgen. [K157]

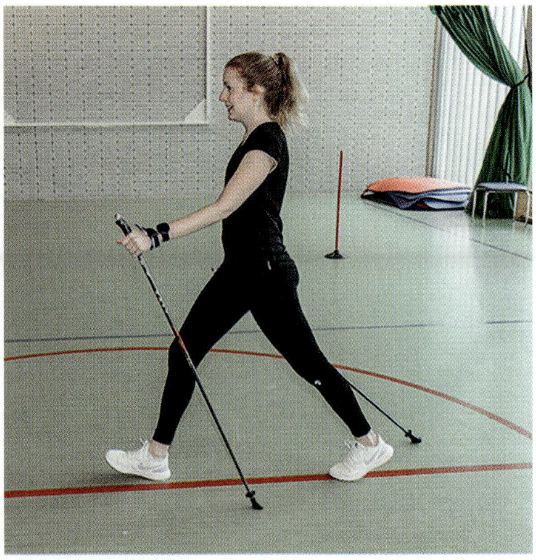

**Abb. 6.29** Mit der Armbewegung wird auch die Schrittlänge bestimmt: Je weiter die Arme nach vorne schwingen, desto größer sind die Schritte. Die Arme sollten nie komplett durchgestreckt sein. [K157]

  - Normaler Gang = diagonaler Armschwung → Bei jedem dritten Armschwung Knie nach oben anheben (➤ Abb. 6.26, ➤ Abb. 6.27, ➤ Abb. 6.28, ➤ Abb. 6.29)

**PROFI**

Nordic-Walking als Walking-Technik erlernen (dann mehr Zeit für die Technik einplanen, Spiel ggf. verkürzen).

## Trinkpause (Umbau, 2 Min.)

## ABC-Walking (13 Min.)

- Im Raum ist ein großes Quadrat mit Hütchen begrenzt, in dem Quadrat sind auf dem Boden Zettel mit den Buchstaben des Alphabetes verteilt (➤ Abb. 6.30).
- Die Teilnehmer gehen um das Quadrat und gehen nach verschiedenen Kommandos in das Quadrat zum jeweiligen Buchstaben, umkreisen ihn einmal und gehen weiter außen um die Hütchen.
  - Übungsleiter: Gehen Sie zum Anfangsbuchstaben Ihres Nachnamens.
  - Übungsleiter: Gehen Sie zum Anfangsbuchstaben Ihres Vornamens.
  - Übungsleiter: Gehen Sie zum Anfangsbuchstaben Ihres Wohnorts.
  - Übungsleiter: Gehen Sie zum Anfangsbuchstaben des Vornamens Ihrer Mutter.
  Übungsleiter: Gehen Sie zum Anfangsbuchstaben Ihres Geburtsmonats.
  - Übungsleiter: Gehen Sie zum Anfangsbuchstaben Ihres letzten Urlaubslands.

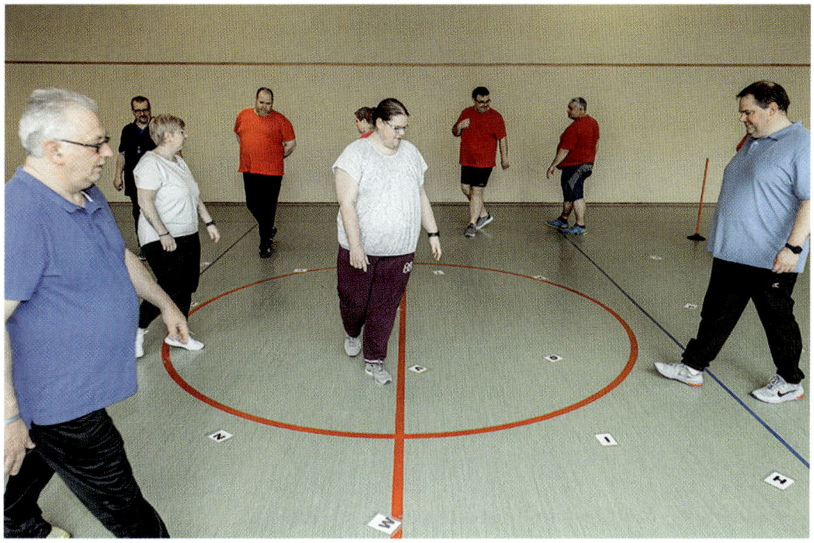

**Abb. 6.30** ABC-Walking. [K157]

## Cool Down

### Mobilisation (8 Min.)

- Die Arme nach vorne strecken und das rechte und linke Handgelenk kreisen (nach ca. 20 Sek. Richtung wechseln).
- Der rechte Arm wird vor dem Körper diagonal zur linken Seite gesteckt, mit der linken Hand wird auf den Oberarm Druck Richtung Körper ausgeübt (nach ca. 20 Sek. Seite wechseln ➤ Abb. 6.31).
- Im Stand den Arm hinter den Kopf anwinkeln, mit der anderen Hand leichten Druck auf den Ellenbogen aufbauen.
- Rechten Fuß vor bzw. über den linken Fuß setzen, Arme gestreckt über den Kopf halten und den ganzen Körper zur linken Seite neigen (beide Seiten ➤ Abb. 6.8).
- Dehnung der hinteren Oberschenkelmuskulatur:
  - Das rechte Bein ist gestreckt, den rechten Fuß mit der Ferse auf den Boden aufsetzen und die Fußspitze Richtung Körper anziehen. Gleichzeitig steht das linke Beinen einen kleinen Schritt weiter hinten und ist im Knie leicht gebeugt (beide Seiten).
  - Einen Ausfallschritt nach hinten machen, beide Ferse berühren den Boden, das Gewicht auf den vorderen Fuß verlagern (➤ Abb. 6.32).
- Ein Bein leicht anheben und den Fuß kreisen, anschließend Fußspitze nach oben anziehen und wieder nach unten strecken (beide Seiten).

**ACHTUNG**
Beim Kreisen des Fußes an der Wand festhalten.

### Abschluss (2 Min.)

- Wohlbefinden abfragen und Teilnehmer verabschieden.
- Material wegräumen.

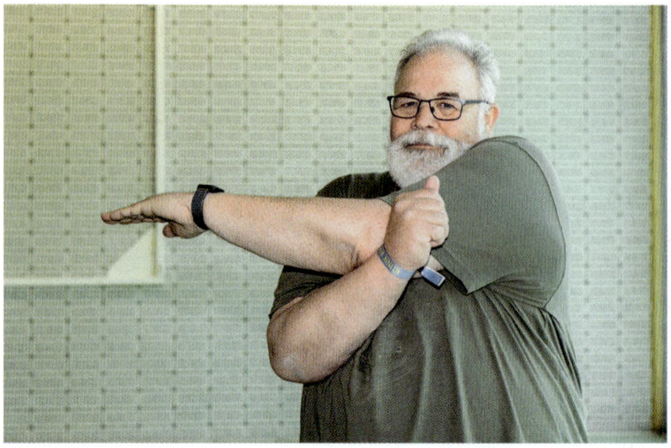

**Abb. 6.31** Mobilisation: Arm diagonal vor dem Körper, mit dem anderen Arm Druck Richtung Körper ausüben. [K157]

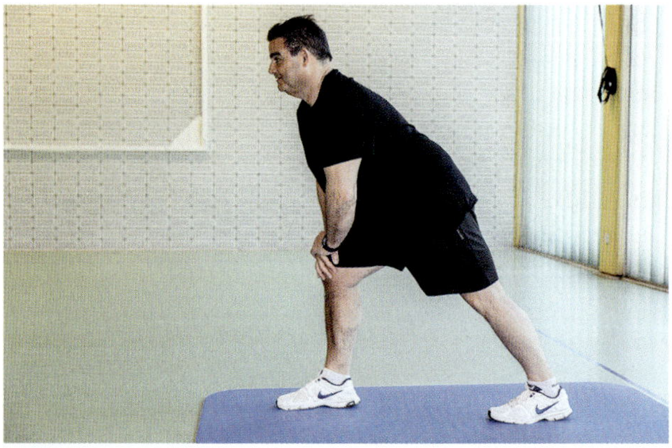

**Abb. 6.32** Mobilisation: Ausfallschritt, beide Fersen bleiben auf der Matte, damit eine Dehnung der Wade entsteht. [K157]

6

## 6.3 Praxisstunden mit Schwerpunkt metabolisches Syndrom

Thomas Hilberg, Pia Wittlage

In Kapitel 6.3 werden weitere drei Stundenverlaufspläne dargestellt. Dabei liegt der Fokus auf Teilnehmer mit metabolischem Syndrom und einem BMI unter 40 kg/m$^2$. Die Praxisstunden wirken sich im Vergleich zu den „Adipositas-Stunden" (➤ 6.2) stärker auf das muskuloskelettale System aus, deshalb muss das Programm bei vorliegenden Gelenkproblemen angepasst werden.

- Die **vierte Praxisstunde** (➤ 6.3.1) zielt auf eine Verbesserung der Ausdauerleistung ab. Als Inhalt wird spielerisch an das Ausdauertraining herangeführt und mit einem Bingo-Ausdauerparcours abgeschlossen. Hierbei werden umfassende ausdauerspezifische Aktivitäten u. a. mit Aspekten des Kraftausdauertrainings durchgeführt.
- In der **fünften Praxisstunde** (➤ 6.3.2) geht es um die Verbesserung der Kraftausdauer mithilfe eines Zirkeltrainings. Hier wird ein klassisches Zirkeltraining mit unterschiedlich angepassten Übungen eingesetzt und die Belastungsdeterminanten auf den Kraftausdauerbereich ausgelegt.
- Im **sechsten Stundenverlaufsplan** (➤ 6.3.3) liegt noch einmal der Schwerpunkt auf einer Verbesserung der Sturzprophylaxe und der Koordinationsfähigkeit, in diesem Fall mit einem im Vergleich zum ersten Stundenverlaufsplan höheren Anspruchsniveau.

### 6.3.1 Sporttherapiestunde 4: Verbesserung der Ausdauerleistung

#### Erwärmung

##### Begrüßung/Organisatorisches (2 Min.)

- Teilnehmer begrüßen und Gesundheitszustand abfragen.
- Stundeninhalt vorstellen: In der Sporttherapiestunde geht es vorrangig um das Ausdauertraining, welches durch spielerische Formen den Teilnehmern leichter fallen soll. Nach einem Zeitschätzlauf treten die Teilnehmer in Teams bei einem Kraftausdauer-Bingo gegeneinander an und können sich zum Abschluss der Stunde bei einer Muskelentspannung nach Jacobson erholen.

##### Bewegungsformen im Gehen (7 Min.)

- Schultern vorwärts und rückwärts kreisen (nach ca. 30 Sek. Wechsel).
- Arme vorwärts und rückwärts kreisen (nach ca. 30 Sek. Wechsel).
- Aktives Fußabrollen: Fuß mit der Ferse zuerst aufsetzen und dann bis zur Fußspitze abrollen.
- In seitlichen Schritten durch den Raum gehen (nach ca. 30 Sek. Seite wechseln)
- Die Arme über den Kopf strecken und mit den Händen über dem Kopf greifen („Kirschen pflücken").
- Während des Gangs das Knie in Richtung Oberkörper anheben und diagonal mit der Hand auf das Knie tippen.

### Schattenlauf (6 Min.)

**PRAXISTIPP**

**Belastungssteuerung** – HFmax.: 50–60 %, Borg: 9–11 RPE (als Orientierung).

- Die Teilnehmer suchen sich einen Partner und gehen mit ihm zusammen durch den Raum, wobei eine Person vorgeht und Übungen vormacht und die andere Person diese nachmacht (➤ Abb. 6.33, ➤ Abb. 6.34).
- Die Übungen denken sich die Teilnehmer selbst aus.
- Wenn der Übungsleiter 1-mal klatscht, geht der andere Partner vor und denkt sich Übungen aus.
- Wenn der Übungsleiter 2-mal klatscht, suchen sich die Teilnehmer einen neuen Partner.

## Hauptteil 1 – Ausdauer

**PRAXISTIPP**

- **Material:** Stoppuhr
- **Belastungssteuerung** – HFmax.: 60–80 %, Borg: 12–15 RPE (als Orientierung)

**PROFI**

Bei geringerem BMI kann auch gejoggt werden.

### Zeitschätzlauf (10 Min.)

- Der Übungsleiter gibt eine Zeit vor und die Teilnehmer gehen quer durch die Halle, sie müssen stehen bleiben, wenn sie denken, dass die Zeit um ist.
- Wenn alle Teilnehmer stehen, löst der Übungsleiter auf, wer richtig bzw. falsch geschätzt hat und es startet das nächste Intervall.
- Intervalle, z. B. 1,5 Minuten, 30 Sekunden.

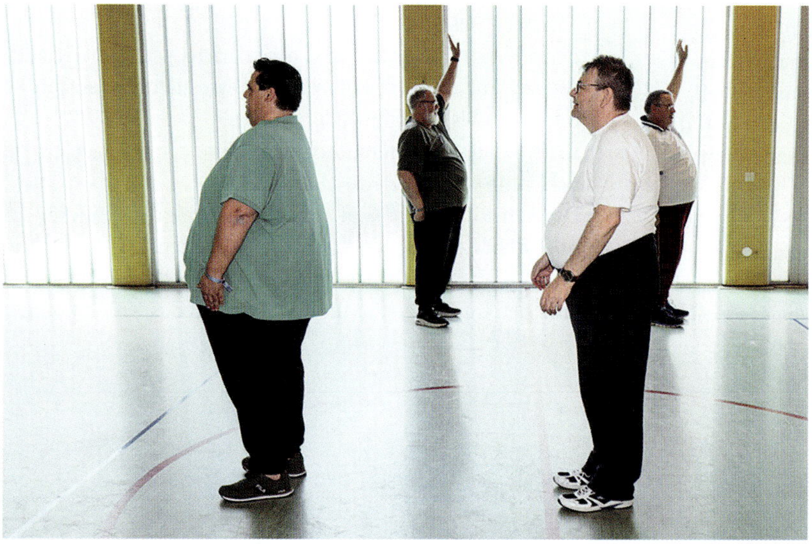

**Abb. 6.33** Schattenlauf (jedes Paar denkt sich eigene Aufwärmübungen aus) [K157]

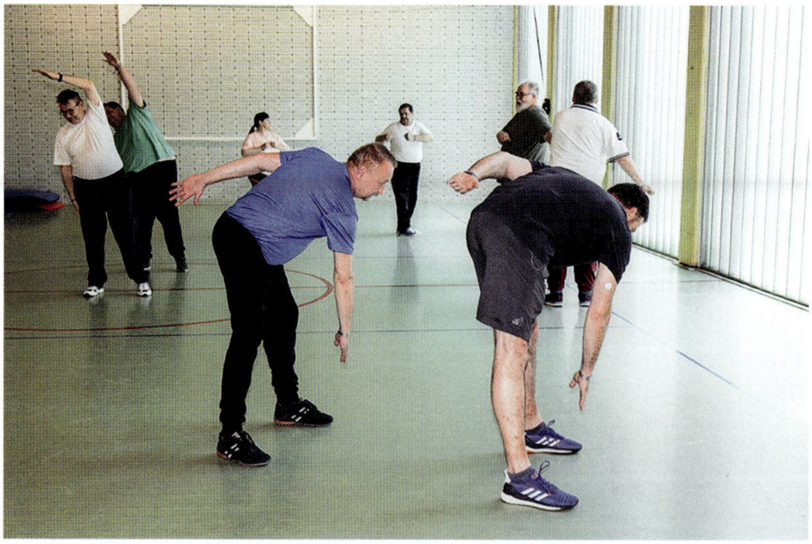

**Abb. 6.34** Während des Schattenlaufs wird die Fähigkeit trainiert, auf die Bewegungen eines anderen zu reagieren. Dabei ahmt der Verfolger den vorausgehenden Läufer nach. [K157]

### Bingo-Ausdauerparcours (25 Min.)

**PRAXISTIPP**

**Material:** 2 Stifte, Zettel, Würfel, Hütchen.

**ACHTUNG**

Wettkampfgedanken ggf. drosseln!

Der Bingo-Ausdauerparcours ist ein Spiel, bei dem verschiedene Ausdauerübungen durchlaufen werden. Mit einem Team wird eine Zahl gewürfelt und die entsprechende Aufgabe ausgeführt. Ist diese erledigt, kann die Zahl auf dem Zettel abgehakt werden.

- Die Augenzahlen der Würfel sind mit folgenden Aufgaben versehen (der Übungsleiter kann Hilfestellung leisten, falls eine Anweisung vergessen wurde).
  - 1: 6-mal abwechselnd ein Knie in Richtung Oberkörper ziehen und diagonal mit der Hand auf das Knie tippen.
  - 2: Bis zum Hütchen im Tandemschritt (Balancierschritt – einen Fuß vor den anderen setzen) vorwärts gehen (> Abb. 6.35).
  - 3: Bis zum Hütchen in normalen Schritten rückwärtsgehen.
  - 4: In Seitwärtsschritten bis zum Hütchen gehen und mit der anderen Seite zurück gehen.
  - 5: 6-mal Skater: Die Beine so weit wie möglich zur Seite auseinanderstellen und das Gewicht 3-mal auf das linke bzw. 3-mal auf das rechte Bein verlagern.
  - 6: 6 Hampelmänner ohne Springen: Arme von außen über dem Kopf zusammenführen, gleichzeitig mit den Beinen nacheinander einen Schritt nach rechts und links machen.

**PROFI**

Beide Varianten dürfen nur bei geringerem BMI durchgeführt werden.

- **Skater-Übung:** Statt das Gewicht zu verlagern, zur Seite springen.
- **Hampelmann-Übung:** Diese darf springend ausgeführt werden.

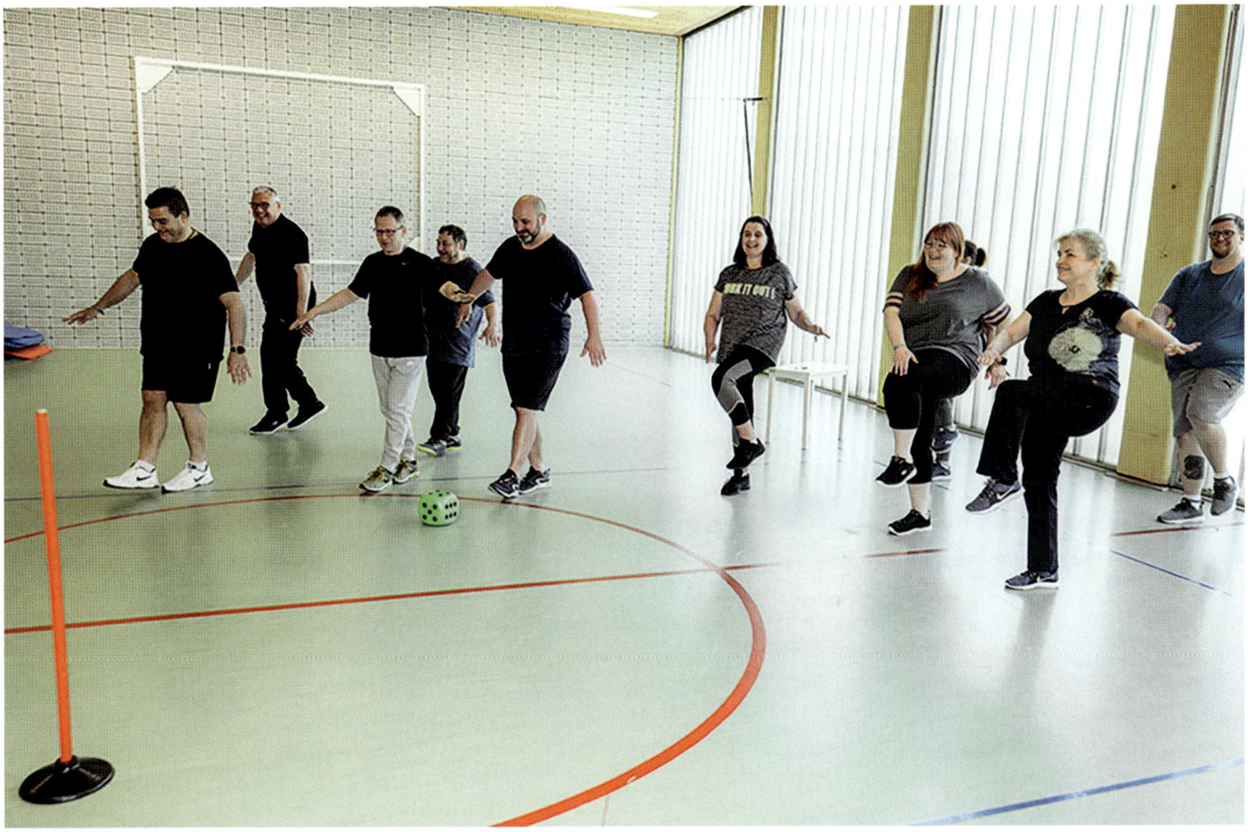


**Abb. 6.35** Bingo-Ausdauerparcours: Die eine Gruppe hat gerade eine 2 (Tandemgang) gewürfelt, die andere Gruppe eine 1 (Knie anheben). [K157]

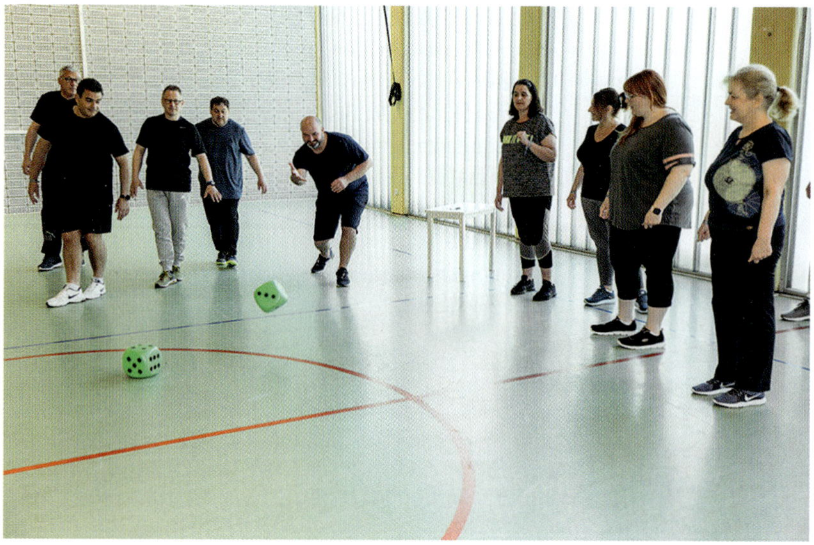

**Abb. 6.36** Bingo-Ausdauerparcours: Erneutes Würfeln, um alle Übungen zu absolvieren. [K157]

- Die Aufgabe muss jeder Teilnehmer der Gruppe durchführen, anschließend muss die gesamte Gruppe eine Runde um die Hütchen gehen/(joggen). Die erledigte Zahl wird auf dem Zettel abgehakt, danach würfelt die Gruppe erneut (➤ Abb. 6.36).
- Ziel ist es, als erste Mannschaft ein Bingo zu bekommen, d. h. eine komplette Zahlenreihe (waagerecht, senkrecht oder diagonal) ist abgehakt (➤ Abb. 6.37).



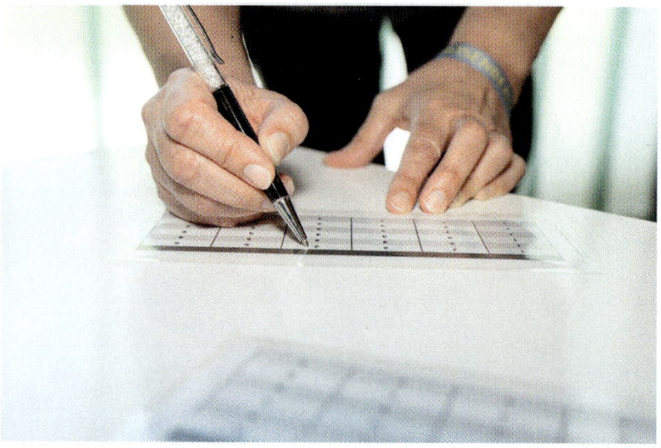

**Abb. 6.37** Bingo-Ausdauerparcours: Erledigte Zahlen auf dem Zettel ankreuzen. [K157]

## Cool Down

**PRAXISTIPP**
- **Material:** Matte, optional Musik
- **Belastungssteuerung:** Anspannung 5 Sek. halten, zwischen den Muskelgruppen 30 Sek. Pause

### Progressive Muskelentspannung nach Jacobson (8 Min.)

- Die Teilnehmer liegen in Rückenlage auf der Matte und spannen nacheinander verschiedene Muskelgruppen an (➤ Abb. 6.38, ➤ Abb. 6.39).
- Der Übungsleiter führt die Teilnehmer durch die Muskelgruppen und gibt mit dem Wort „Jetzt" das Signal zum Anspannen, mit dem Begriff „Anspannung lösen" das Signal zum Lockern. Nach jeder Anspannung soll der Unterschied zwischen Anspannung und Entspannung wahrgenommen werden.
  - Arme liegen ausgestreckt neben dem Körper und die Hände werden zu Fäusten geballt.
  - Oberarme anspannen, indem der Ellenbogen Richtung Schulter angebeugt wird.
  - Gesichtsmuskulatur nacheinander anspannen.
    - Augenbrauen Richtung Stirn hochziehen.
    - Nase rümpfen.
    - Kiefer anspannen, indem die Lippen aufeinander gelegt und nach außen gezogen werden.
  - Kopf wie an einem Marionettenfaden nach oben ziehen, wobei der Nacken gestreckt wird, anschließend den Kopf zur linken und rechten Seite drehen.
  - Beinmuskulatur nacheinander anspannen:
    - Beide Fußspitzen gleichzeitig anziehen.
    - Beide Fußspitzen gleichzeitig nach unten strecken.

### Abschluss (2 Min.)

- Wohlbefinden abfragen und Teilnehmer verabschieden.
- Material wegräumen.

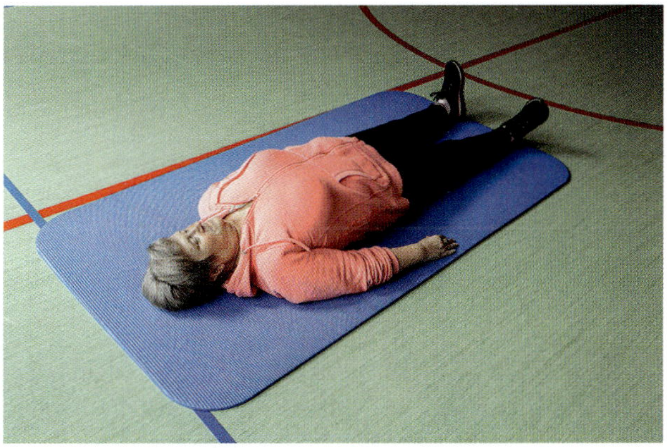

**Abb. 6.38** Progressive Muskelentspannung in Rückenlage. [K157]

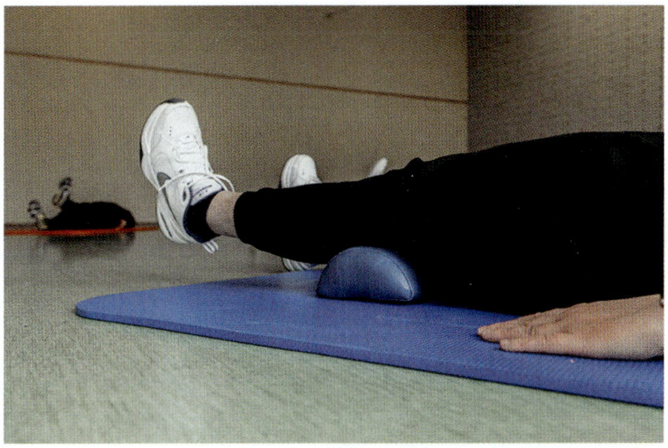

**Abb. 6.39** Progressive Muskelentspannung mit Hilfsmittel zur Unterlagerung der Beine. Die Rolle kann auch in den Nacken gelegt werden. [K157]

6

## 6.3.2 Sporttherapiestunde 5: Verbesserung der Kraftausdauer mithilfe eines Zirkeltrainings

### Erwärmung

#### Begrüßung/Organisatorisches (2 Min.)

- Teilnehmer begrüßen und Gesundheitszustand abfragen.
- Stundeninhalt vorstellen: Nach einem ausdauerorientierten Aerobic-Mix zur Erwärmung liegt das Hauptaugenmerk der Stunde auf einem Kraftausdauertraining. Mithilfe eines Zirkeltrainings wird der komplette Körper trainiert und im Cool Down auf der Matte mobilisiert.

#### Aerobic-Mix (13 Min.)

Die Teilnehmer stehen in einer Blockaufstellung, d. h. versetzt in Reihen, damit sie den Übungsleiter sehen können. Um Ausdauer, Koordination und Beweglichkeit zu stärken, werden verschiedene Schritte zur Musik ausgeführt. Die Übungen werden ca. eine Minute lang ausgeführt, gehen aber fließend zur Musik ineinander über.

**PRAXISTIPP**
- **Material:** Musik
- **Belastungssteuerung** – HFmax.: 50–60 %, Borg: 9–11 RPE (als Orientierung)

- Die Teilnehmer marschieren auf der Stelle und führen mit den Armen verschiedene Übungen aus (➤ Abb. 6.40, ➤ Abb. 6.41).



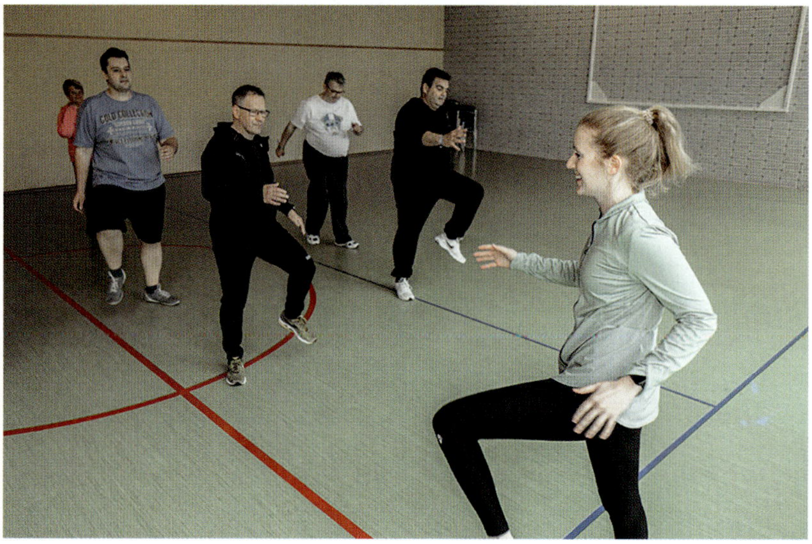

**Abb. 6.40** Aerobic-Mix: Gruppe mit Trainerin (Marschieren). [K157]

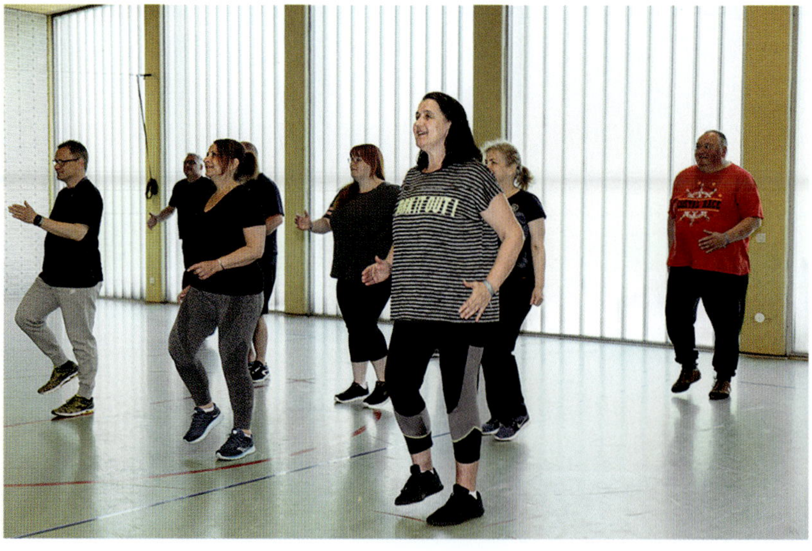

**Abb. 6.41** Aerobic-Mix (Marschieren mit Armpendeln) [K157]

  - Arme parallel im Gehrhythmus mitbewegen.
  - Schultern nach hinten kreisen.
  - Arme über den Kopf strecken und mit den Händen nach oben greifen.
  - Arme abwechselnd rechts und links zur Seite strecken.
- Knie nach oben Richtung Oberkörper anziehen, währenddessen …
  - Arme abwechselnd nach vorne ausstrecken.
  - Arme abwechselnd seitlich strecken.
- Die Beine stehen mehr als hüftbreit auseinander, die Fersen nacheinander vom Boden in Richtung Gesäß nach oben anziehen.
  - Hände an der Hüfte halten.
  - Mit den Händen diagonal die Fersen berühren, die rechte Hand berührt die linke Ferse, die linke Hand die rechte Ferse.
  - Hände über den Kopf strecken und von oben nach unten runterziehen.
- **Step touch:** Mit dem rechten Bein einen großen Schritt zur Seite gehen und mit dem linken auf der gleichen Seite mit der Fußspitze auftippen, dann geht das linke Bein einen großen Schritt zur linken Seite und das rechte Bein tippt an (➤ Abb. 6.42).
  - Schultern währenddessen nach hinten kreisen.
  - Arme nach vorne ausstrecken und auf Schulterhöhe Ellenbogen nach außen hinten ziehen.
- **Side to Side:**
  - Breiter Stand, die Fußspitzen tippen abwechselnd auf der Stelle, das Gewicht wird also von einer zur anderen Seite verlagert, indem Beine gebeugt und gestreckt werden.
  - Arme vor dem Körper diagonal nach vorne auf die andere Seite ausstrecken.
  - Arme diagonal nach oben ausstrecken.

## Hauptteil 1 – Kraft

**PRAXISTIPP**

- **Material:** Theraband, Stab, Matte
- **Belastungssteuerung:**
  - 7 Übungen (45 Sek. Übungen, 30 Sek. Pause) 3 Sätze, nach jedem Satz 2 min. Pause
  - HFmax.: 60–80 %, Borg: 12–15 RPE (als Orientierung)
- **Durchführung:** Stationskarten an der Wand anbringen, Bewegungsausführungen beachten

### Zirkeltraining (35 Min.)

Das Zirkeltraining benötigt mehrere Kraftstationen, die im Raum verteilt sind. Je nach Teilnehmerzahl können die Übungen alleine, in Partnerarbeit oder in einer Kleingruppe ausgeführt werden. Jede Übung wird 45 Sekunden lang durchgeführt und anschließend gewechselt, wobei eine Pause von ca. 30 Sekunden eingehalten wird. Je nach Leistungszustand der Teilnehmer kann man die Stationen und Übungsintervalle anpassen. Angedacht sind in diesem Fall 3 Runden.

- **Breites Rudern** (➤ Abb. 6.43):
  - Beine in Schrittstellung bringen, das Theraband befindet sich unter dem Vorderfuß.
  - Band mit breiten Ellenbogen nach oben ziehen, darauf achten, dass die Schultern nicht zu den Ohren angehoben werden.
- **Leichte Kniebeuge** (➤ Abb. 6.44):
  - Hierzu Gesäß nach hinten unten bewegen, die Knie ragen nicht über die Fußspitzen, der Rücken ist gerade und der Bauch angespannt.
  - Stab nehmen, auf Brusthöhe halten.
  - Fortgeschrittene mit gestreckten Armen den Stab während der gesamten Übung über den Kopf halten.

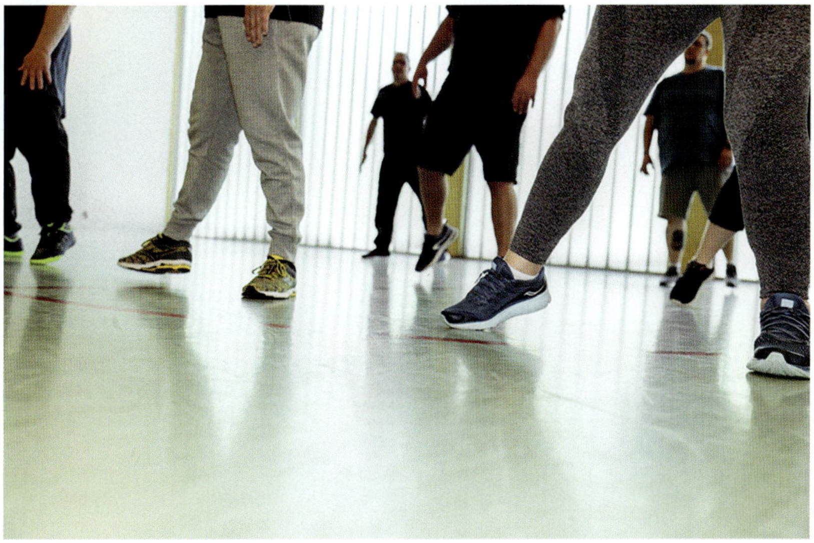

**Abb. 6.42** Aerobic-Mix: Seitschritt mit Tippen. [K157]

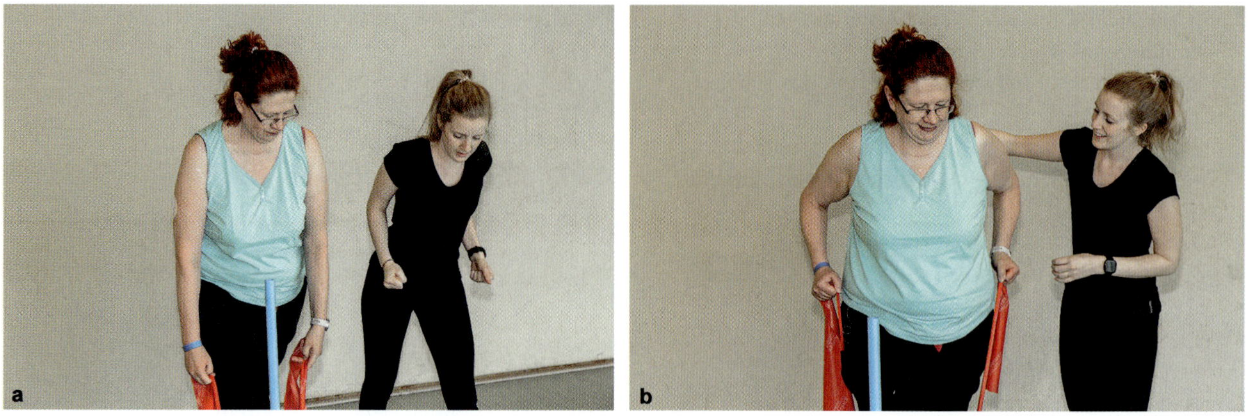

**Abb. 6.43** Zirkeltraining: Rudern (Schulterblätter werden zusammengeführt, angespannt). [K157]

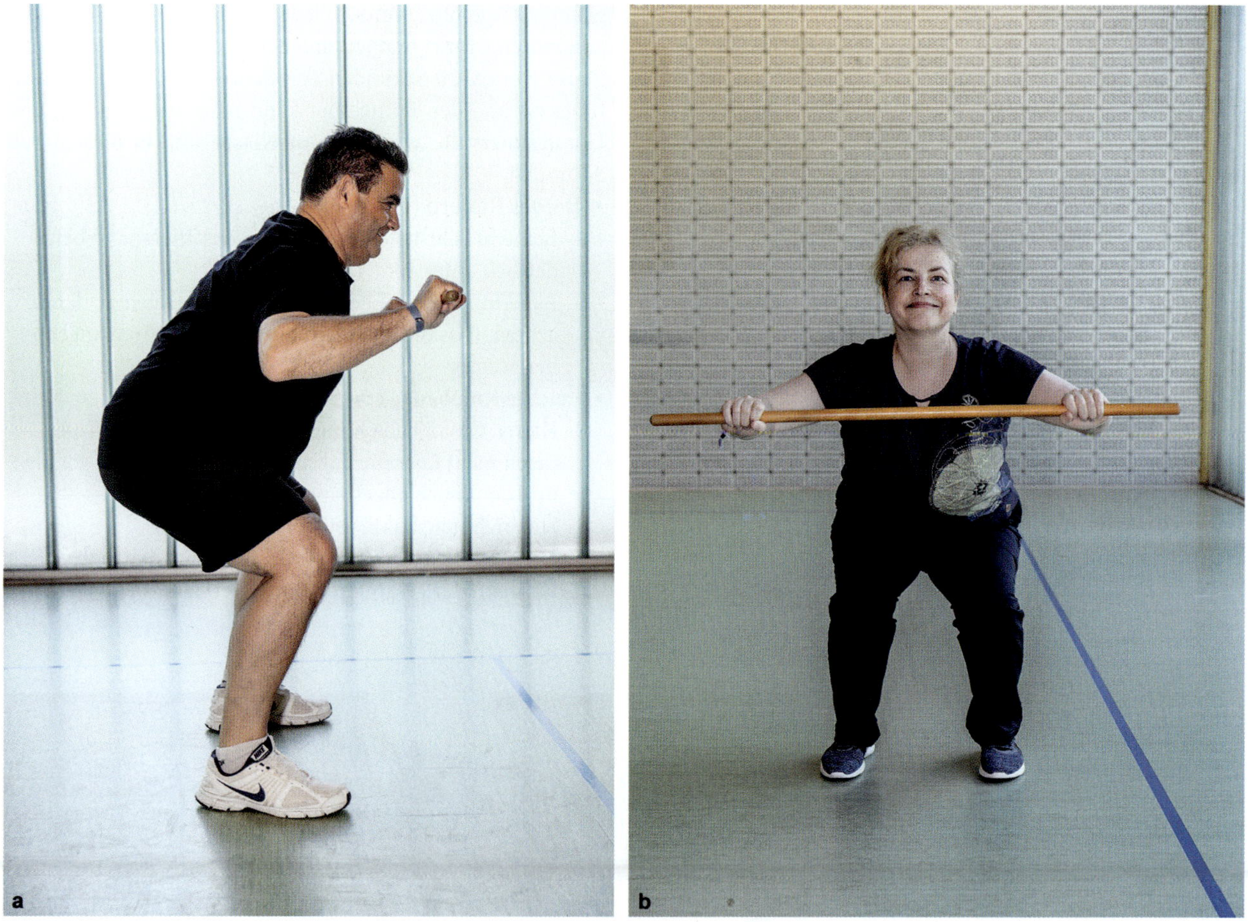

**Abb. 6.44** Zirkeltraining: Kniebeuge mit Stab (Seitansicht). [K157]

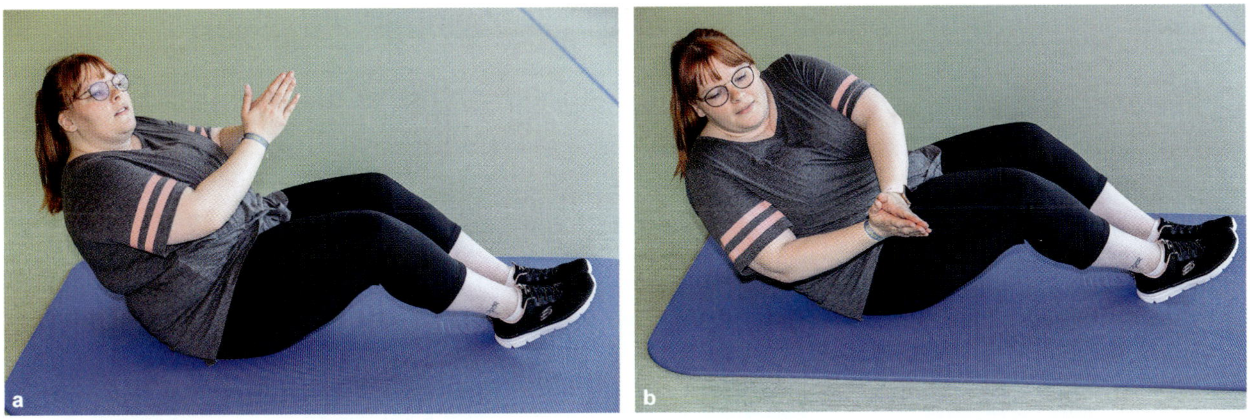

**Abb. 6.45** Zirkeltraining: Russian Twist (nur so weit zur Seite rotieren, wie der Körper es zulässt, keine reißenden Bewegungen). [K157]

- **Russian Twist** (➤ Abb. 6.45):
  - Mit angewinkelten Beinen auf der Matte sitzen.
  - Beide Hände vor der Brust zusammenführen und den Oberköper abwechselnd nach rechts und links drehen, keine reißenden Bewegungen durchführen.
- **Ausfallschritt nach hinten** (➤ Abb. 6.46):
  - In Schrittstellung gehen, wobei ein Bein einen weiten Schritt nach hinten macht, stabilisieren und dann das hintere Knie Richtung Boden führen.
  - Beide Fußspitzen zeigen nach vorne und das Knie bleibt in einer Linie mit den Beinen (nicht nach innen/außen drehen).
  - 1. Runde rechts, 2. links, nach ca. 20 Sek wechseln.

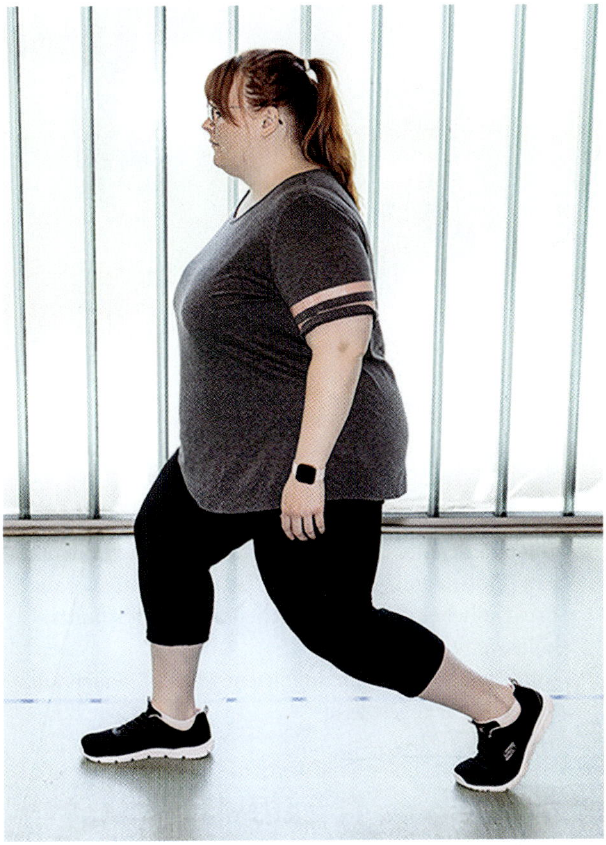

**Abb. 6.46** Zirkeltraining: Ausfallschritt nach hinten. [K157]

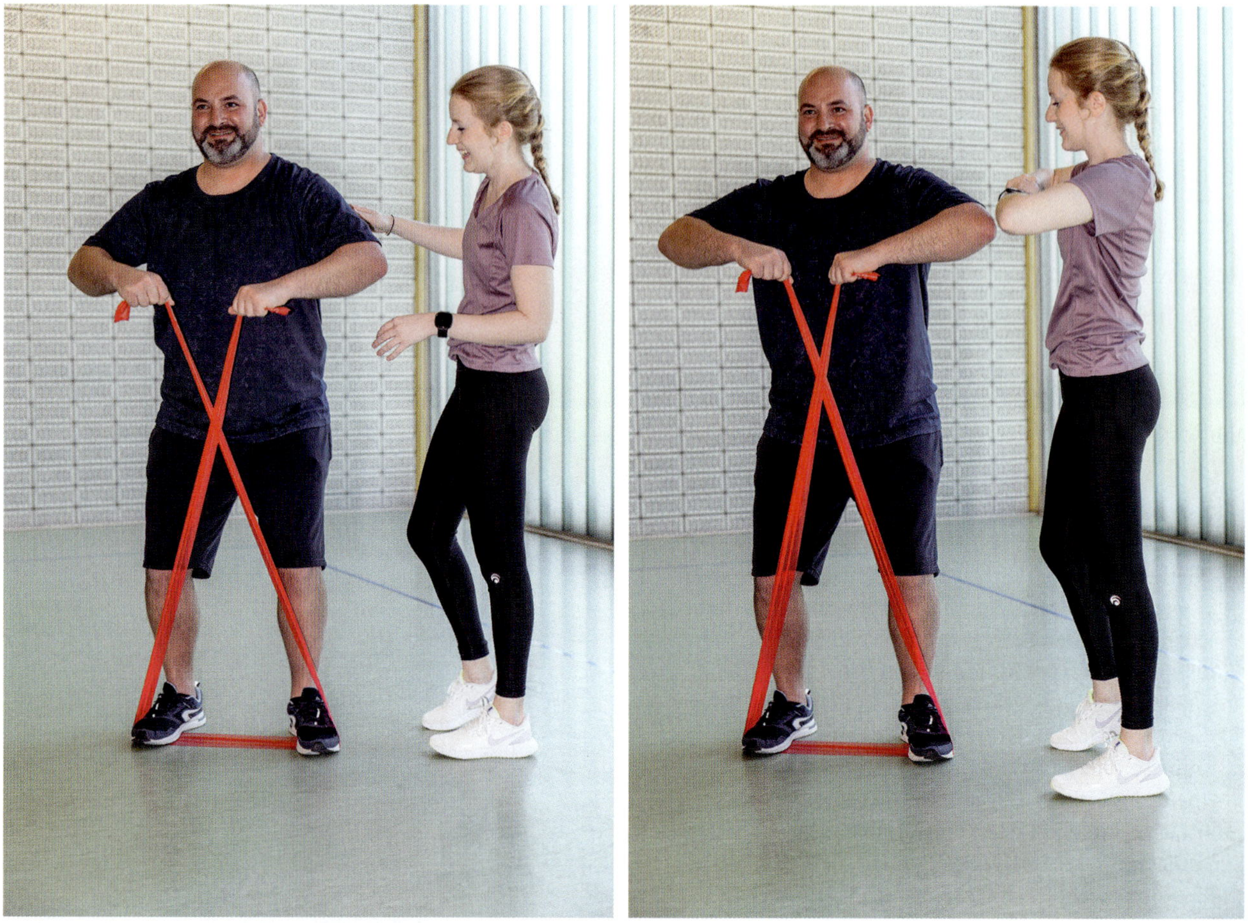

**Abb. 6.47** Zirkeltraining: Arme heben mit Theraband (Schultern tief halten, aufrechte Körperhaltung). [K157]

- **Armheber** (➤ Abb. 6.47):
  - Theraband unter beide Füße klemmen, beide Enden mit den Händen greifen und dann das Band mittig vor die Brust anheben, Ellenbogen gehen dabei auf Schulterhöhe weit nach außen.
  - Hüftbreiter Stand, Knie sind leicht gebeugt, Bauch und Rücken sind angespannt.

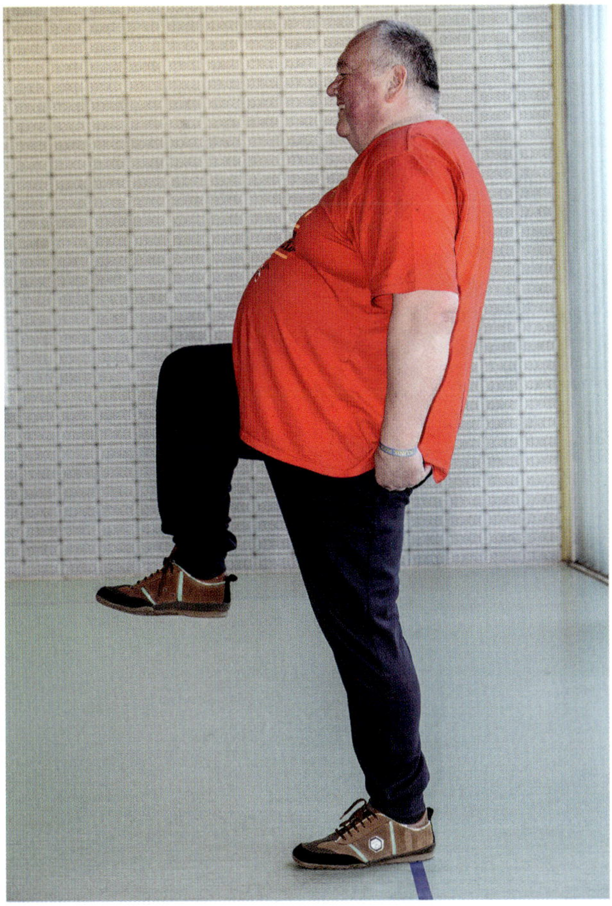

**Abb. 6.48** Zirkeltraining: Knie Richtung Oberkörper anheben. [K157]

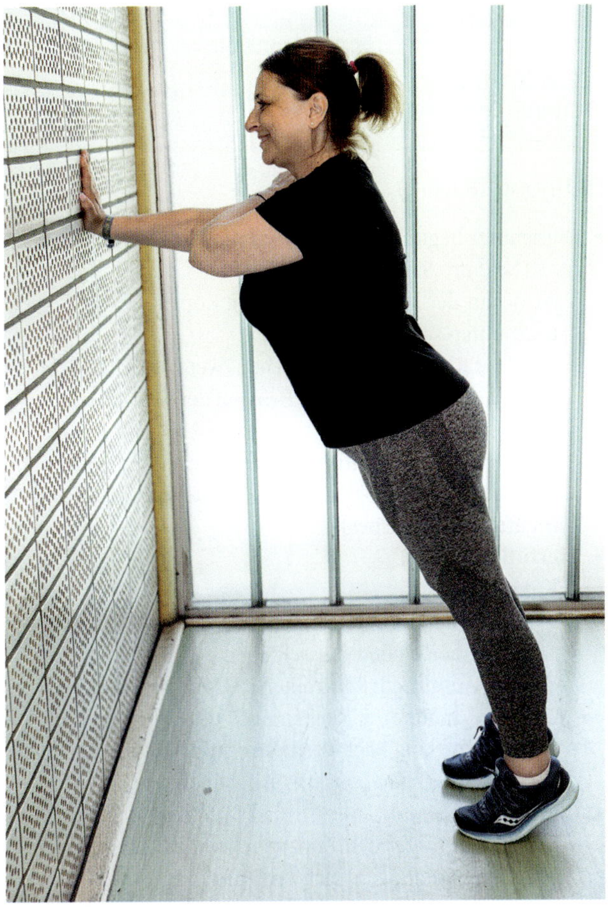

**Abb. 6.49** Zirkeltraining: Schulter tippen an der Wand (Körperspannung halten). [K157]

- **Knie hochziehen** (➤ Abb. 6.48):
  - Knie im Wechsel kontrolliert in Richtung Bauch anziehen.
  - Rücken gerade halten und Bewegungen langsam und kontrolliert ausführen.
  - Zur Sicherheit u.U. mit der Hand seitlich an der Wand abstützen.

- **Schulter tippen** (➤ Abb. 6.49):
  - Mit den Händen auf Brusthöhe an der Wand abstützen, mit den Beinen einen Schritt nach hinten von der Wand weggehen, auf die Zehenspitzen stellen und Körperspannung aufbauen.
  - Die rechte Hand von der Wand lösen und diagonal auf die linke Schulter tippen, danach wechseln.

## Cool Down

**PRAXISTIPP**

**Material:** Matte, evtl. Nackenkissen

### Dehnung (8 Min.)

- Teilnehmer liegt in Rückenlage auf der Matte, jede Übung ca. 30 Sek. pro Seite ausführen.
  - Arme auf der Matte lang über den Kopf strecken, Fersen nach unten schieben.
  - Ein Knie Richtung Brust anziehen (wenn möglich Schienbein umfassen), das andere Bein auf der Matte nach unten strecken.
  - Ein Bein lang in Richtung Decke strecken, Fußspitze anziehen (wenn möglich Oberschenkel umfassen und Richtung Oberkörper).
- **Vierfüßler-Stand:**
  - **Katze/Kuh:**
    - Beim Einatmen: Rundrücken bilden, d. h. unteren Rücken nach oben rausschieben.
    - Beim Ausatmen: kontrolliertes Hohlkreuz einnehmen, d. h. unteren Rücken nach unten bewegen.
  - Kind (Arme lang nach vorne strecken und Gesäß auf die Fersen zurückschieben) (➤ Abb. 6.50).
- **Übungen im Stand:**
  - Einen Arm hinter den Kopf strecken, mit der anderen Hand am Ellenbogen leichten Druck nach unten aufbauen.
  - Hüftbreiter Stand, Rücken rund machen und Wirbel für Wirbel langsam nach vorne bewegen, die Arme nach unten ausstrecken und locker nach rechts und links pendeln. Anschließend Wirbel für Wirbel wieder nach oben aufrollen.

### Abschluss (2 Min.)

- Wohlbefinden abfragen und Teilnehmer verabschieden.
- Material wegräumen.

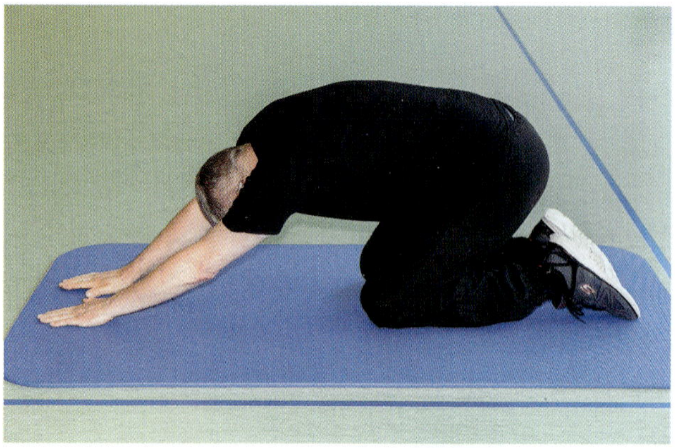

**Abb. 6.50** Dehnübung Kind (Arme nach vorne strecken, Gesäß Richtung Fersen). [K157]

6

### 6.3.3 Sporttherapiestunde 6: Verbesserung der Koordinationsfähigkeit

#### Erwärmung

Begrüßung/Organisatorisches (2 Min.)

- Teilnehmer begrüßen und Gesundheitszustand abfragen.
- Stundeninhalt vorstellen: In der Trainingseinheit geht es um die Ausdauer- bzw. die Koordinationsfähigkeit. Es wird ein Koordinationsparcours aufgebaut und danach Indiaca gespielt. Beide Formen verbinden spielerisch ein Koordinations- und ein Ausdauertraining. Abschließend gibt es beim Cool Down eine Fantasiereise zur Entspannung.

Aerobic-Mix (13 Min.)

**PRAXISTIPP**
- **Material:** Musik
- **Belastungssteuerung** – HFmax.: 50–60 %, Borg: 9–11 RPE (als Orientierung)
- Weitere Aerobic-Elemente können einfügt werden.

Die Teilnehmer stehen in einer Blockaufstellung, d. h. versetzt in Reihen damit sie den Übungsleiter sehen können. Die verschiedenen Übungen werden jeweils ca. eine Minute ausgeführt, gehen aber fließend zur Musik ineinander über.
- Die Teilnehmer marschieren auf der Stelle und führen mit den Armen verschiedene Übungen aus.
  - Arme parallel im Gehrhythmus mitbewegen.
  - Schultern nach hinten kreisen.
  - Arme über den Kopf strecken und mit den Händen nach oben greifen.
  - Arme abwechselnd rechts und links zur Seite strecken.
  - Lift Step: Während des Marschierens Knie nach oben Richtung Oberkörper bewegen.
- **Push Touch:**
  - Das linke Bein steht fest auf dem Boden, das rechte Bein tippt nach vorne bzw. nach hinten mit der Fußspitze auf – dann Seitenwechsel vornehmen mit dem rechten Bein als Standbein, das linke Bein tippt nach vorne bzw. hinten
- **Step Touch:**
  - In seitlichen Schritten die Fußspitzen kurz aufsetzen:
  - Mit dem rechten Bein einen großen Schritt zur Seite gehen und mit dem linken auf der gleichen Seite mit der Fußspitze auftippen, dann geht das linke Bein einen großen Schritt zur linken Seite und das rechte Bein tippt an (➤ Abb. 6.42).
  - Schultern währenddessen nach hinten kreisen.
  - Währenddessen Arme nach vorne ausstrecken und auf Schulterhöhe Ellenbogen nach außen hinten ziehen.
- **Side to Side:**
  - Gewicht von der einen Seite zur anderen verlagern.
  - Breiter Stand, die Fußspitzen tippen abwechselnd auf der Stelle.
  - Arme vor dem Körper diagonal nach vorne auf die andere Seite ausstrecken.

#### Hauptteil 1 – Koordination

Koordinationsparcours (25 Min.)

**PRAXISTIPP**
- **Material:** Parcourselemente
- **Belastungssteuerung** – Borg: 11–14 RPE (als Orientierung)

Beim Koordinationsparcours werden verschiedene Bewegungsaufgaben in einem abgesteckten Feld durchgeführt, z. B. einen Slalomparcours absolvieren, durch Ringe gehen oder mit einem Ball dribbeln. Die Übungen verbessern Geschicklichkeit, Reaktion, Balance und Rhythmus.
- Der Übungsleiter baut **vor Trainingsbeginn** für die Teilnehmer in einer Hälfte der Halle (damit es während der Erwärmung nicht stört) einen Parcours auf (➤ Abb. 6.51).

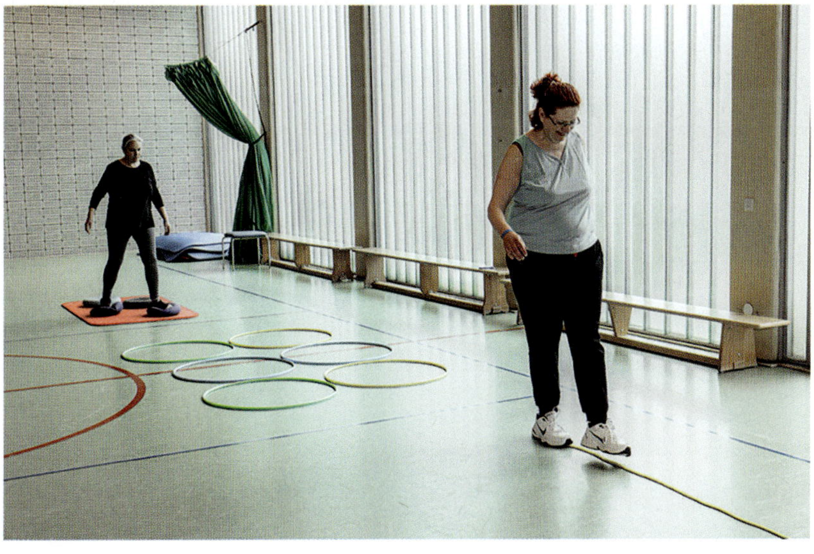

**Abb. 6.51** Der Koordinationsparcours kann insgesamt so aufgebaut sein. [K157]

6

Die Teilnehmer absolvieren folgende Übungen:

- Im Slalom um die Hütchen gehen. Die Anzahl und der Abstand der Hütchen kann variiert werden, um die Schwierigkeit zu erhöhen (➤ Abb. 6.52).
- Mit einem Fuß auf dem Seil stehen und versuchen das Gleichgewicht zu halten. Dann den anderen Fuß vor den ersten Fuß auf das Seil setzen und so langsam vorwärtsgehen. Wenn möglich, nicht vom Seil absteigen oder wackeln (➤ Abb. 6.53).
- Mit einem Fuß auf den Stepper steigen, dann mit dem anderen Fuß darauf steigen, mit dem ersten Fuß runtergehen. Dann folgt der zweite Fuß.
- 6 Reifen paarweise hintereinander auf den Boden legen, dann jeweils mit einem Fuß durchsteigen.
- Eine dünne Matte auf den Boden legen, auf der verschiedene Gegenstände mit unebenen Untergründen, z. B. Therapads, Balancekissen, verteilt werden (➤ Abb. 6.54).

**PROFI**

Verschiedene Gehtechniken anwenden, z. B. seitwärts, rückwärts.

**VORSICHT**

Gegenstände sichern, evtl. die Gruppe in 2 Gruppen einteilen, damit nicht zu viele Teilnehmer auf einem Parcours sind.

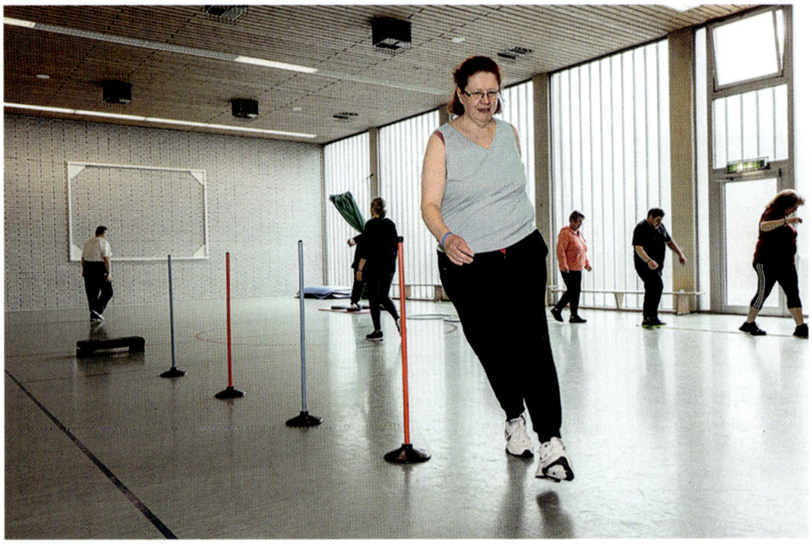

**Abb. 6.52** Koordinationsparcours: Slalom um die Stangen/Hütchen laufen. [K157]

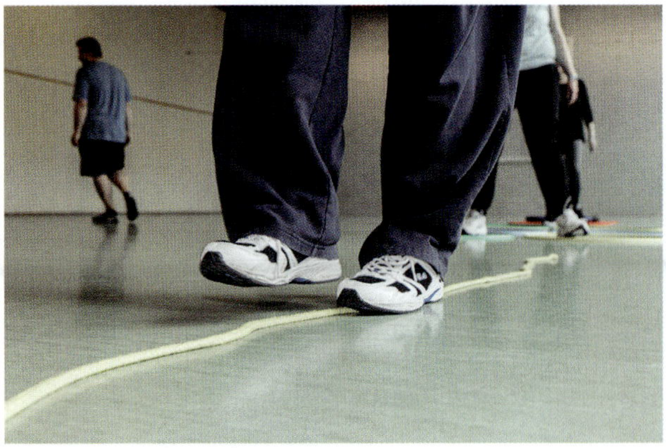

**Abb. 6.53** Koordinationsparcours: Balancieren auf einem Seil. [K157]

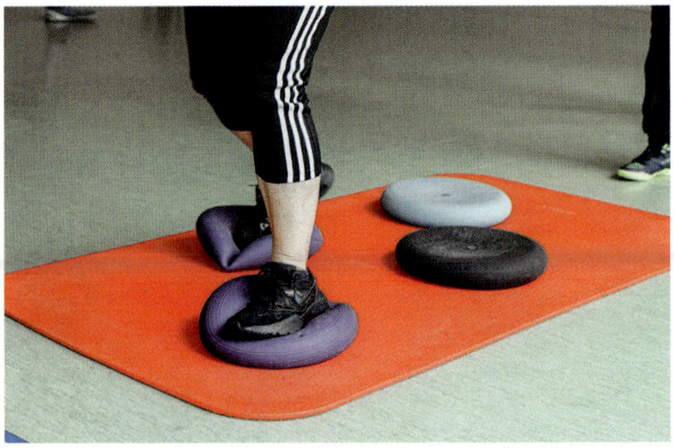

**Abb. 6.54** Koordinationsparcours: Balancekissen (nacheinander auf die unebenen Untergründe steigen). [K157]

6

## Indiaca (10 Min.)

**PRAXISTIPP**

- **Material:** Indiaca, Hütchen
- **Belastungssteuerung** – HFmax.: 60–80 %, Borg: 12–15 RPE (als Orientierung)

Indiaca ist ein Koordinations- und Ausdauerspiel, das vorzugsweise am Strand bzw. im Freizeitbereich gespielt wird. Die Indiaca wird mit der ausgestreckten und angespannten Handinnenfläche gespielt, im Teamsport kann man sich an einem Volleyballfeld bzw. den dazugehörigen Regeln orientieren.

- Ein Teilnehmer wirft die Indiaca, der andere spielt sie mit der flachen Handfläche zurück, nach ca. 10 Würfen werden die Aufgaben getauscht.
- Die Teilnehmer spielen sich gegenseitig die Indiaca mit der flachen Hand zu (➤ Abb. 6.55).
- Teambildung: 2 Teams (Anzahl je nach Teilnehmer, ggf. 2 Spielfelder) spielen im Volleyballfeld (ohne Netz) gegeneinander (➤ Abb. 6.56).

Die Indiaca muss im eigenen Team mind. 2, max. 3 Kontakte haben, bevor sie ins andere Feld gespielt wird.

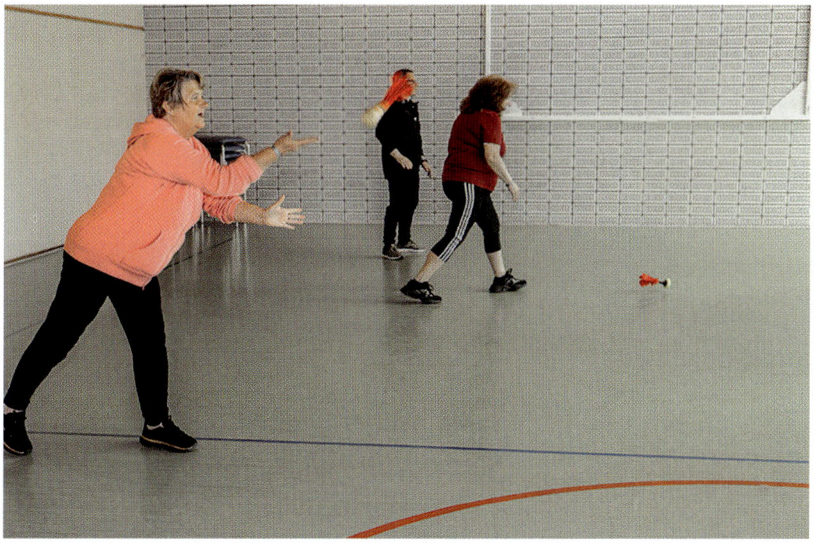

**Abb. 6.55** Indiaca 2 vs. 2 (mit der angespannten Handinnenfläche spielen). [K157]

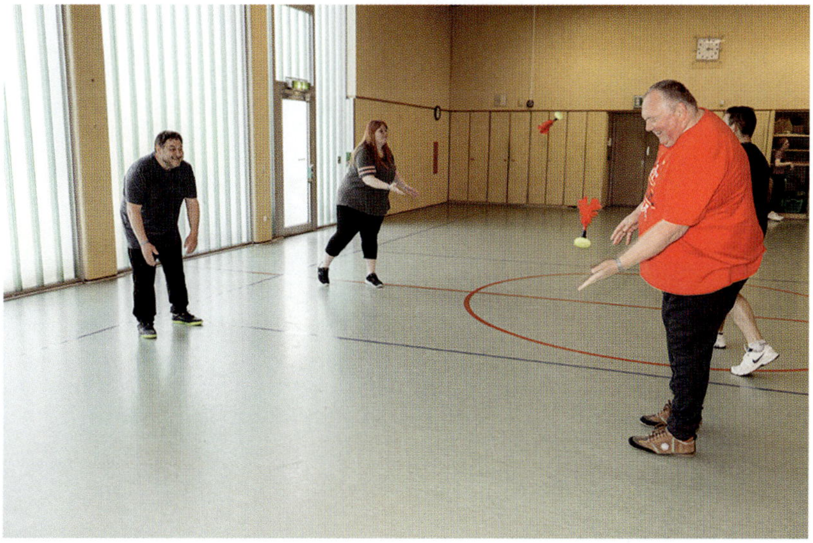

**Abb. 6.56** Indiaca als Team mit mind. 2 Ballkontakten in der Gruppe. [K157]

6

## Cool Down

**PRAXISTIPP**
**Material:** Matte, evtl. Musik

### Fantasiereise – Die Feder [1] (8 Min.)

- Die Teilnehmer legen sich in Rückenlage auf die Matte, der Übungsleiter liest die Fantasiereise vor.
  - „Schließe bitte die Augen und achte auf deinen Atem. Spüre ihn in deinem Körper nach. Fühle nach, wo du ihn bemerkst.
  - Dein Atem ist wie ein warmer Lufthauch, der sanft durch deinen ganzen Körper strömt.
  - Stelle dir vor, wie dieser warme Luftstrom langsam deinen ganzen Körper füllt und sich überall eine wohlige entspannte Wärme ausbreitet.
  - Stelle dir dann eine zarte, weiße Feder vor, die von einem leichten warmen Windhauch getragen wird. Folge der Feder in deinen Gedanken, wie sie über eine grüne Wiese fliegt: Immer wieder sinkt sie langsam nach unten und kurz bevor sie den Boden, das Gras oder eine Blume berührt, wird sie vom warmen Wind wieder hochgehoben und fliegt ein Stück weiter.
  - Nimm dir jetzt die Zeit, um dich auf diese Wiese zu legen und die Feder eine Weile zu beobachten. Beobachte, wie sie sanft und sacht durch die Luft tanzt.
  - Genieße eine Weile diese meditative Szene (10 Sek. Pause).
  - Stelle dir dann vor, dass die Feder zu dir herunterschwebt. Öffne deine Hand und lass sie sanft darin landen. Fange sie behutsam auf. Spüre ihren zarten Flaum in deiner Handinnenfläche. Betrachte sie eine Weile – und übergib sie dann mit einem leichten Pusten wieder dem Sommerwind. Beobachte, wie die Feder sich langsam wieder von dir entfernt.
  - Komme dann mit deiner Aufmerksamkeit wieder zurück, nimm nochmal bewusst deinen Atem wahr. Atme dann einmal tief ein und öffne wieder die Augen."

### Abschluss (2 Min.)

- Wohlbefinden abfragen und Teilnehmer verabschieden.
- Material wegräumen.

**LITERATUR**

1. Adams S. Die Feder: 5-Minuten-Fantasiereise. Aus: https://www.donbosco-medien.de/die-feder-5-minuten-fantasiereise/b-1/174 (letzter Zugriff: 10.06.2022).

# Register